联合国粮食及农业组织
用于推荐食品和饲料中最大残留限量的
农药残留数据提交和评估手册

第三版

联合国粮食及农业组织　组编

刘丰茂　叶贵标　主译

罗马,2015

由联合国粮食及农业组织授权农业农村部农药检定所出版

中国农业大学出版社
·北京·

内 容 简 介

本手册是 submission and evaluation of pesticide residues data for the estimation of maximum residue levels in food and feed FAO Plant Production and Protection Paper Series, Issue 225, Third edition 的中文译本。主要介绍了联合国粮食及农业组织(FAO)用于推荐食品和饲料中农药最大残留限量的数据提交和评估所需资料,用于指导国际通用的国际食品法典农药最大残留限量的制定。具体包括 JMPR 进行资料评估工作的背景、目的、评估程序、资料要求、评估原则等内容。

本手册可为我国农药残留限量标准制定提供国际通行做法的参考,也是农药领域相关管理部门、科研单位、高等院校及企业了解国际农药最大限量制定以及进行农药残留研究的重要参考资料。

图书在版编目(CIP)数据

联合国粮食及农业组织用于推荐食品和饲料中最大残留限量的农药残留数据提交和评估手册:第三版/联合国粮食及农业组织组编;刘丰茂,叶贵标主译. —北京:中国农业大学出版社,2020.11
书名原文:Submission and evaluation of pesticide residues data for the estimation of maximum residue levels in food and feed FAO Plant Production and Protection Paper Series, Issue 225, Third edition
ISBN 978-7-5655-2483-7

Ⅰ.①联… Ⅱ.①联…②刘…③叶… Ⅲ.①食品-农药允许残留量-评估-世界-手册②饲料-农药允许残留量-评估-世界-手册 Ⅳ.①R155.5-62②S816.1-62

中国版本图书馆 CIP 数据核字(2020)第 238901 号

著作权合同登记国字 01 - 2021 - 0658

书　　名	联合国粮食及农业组织用于推荐食品和饲料中最大残留限量的 农药残留数据提交和评估手册　第三版
作　　者	联合国粮食及农业组织　组编　刘丰茂　叶贵标　主译

策划编辑	司建新	责任编辑	司建新
封面设计	郑　川		
出版发行	中国农业大学出版社		
社　　址	北京市海淀区圆明园西路 2 号	邮政编码	100193
电　　话	发行部 010-62733489,1190	读者服务部	010-62732336
	编辑部 010-62732617,2618	出　版　部	010-62733440
网　　址	http://www.caupress.cn	E-mail	cbsszs@cau.edu.cn
经　　销	新华书店		
印　　刷	涿州市星河印刷有限公司		
版　　次	2020 年 12 月第 1 版　　2020 年 12 月第 1 次印刷		
规　　格	889mm×1194mm　　16 开本　　14.75 印张　　435 千字		
定　　价	60.00 元		

图书如有质量问题本社发行部负责调换

译者名单

主　译　刘丰茂　叶贵标

副主译　段丽芳　朴秀英　李　莉　徐　军

译　者（按姓氏拼音排序）

卞艳丽　陈　非　陈晓初　陈增龙　董丰收　段丽芳
高木田苑　葛　静　李富根　李　莉　李　雪　梁　林
廖先骏　刘丰茂　刘新刚　穆　兰　彭庆蓉　朴秀英
齐艳丽　宋稳成　王　婧　王文卓　吴小虎　徐　军
徐　启　叶贵标　尤祥伟　袁龙飞　赵慧宇　张昌鹏
张峰组　张红艳　张　薇　郑尊涛　周启圳　朱光艳

主　审　季　颖　乔雄梧　杨永珍　潘灿平　李义强

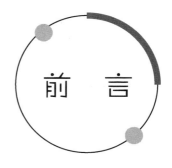

前 言

对科学新发现和指南文件进行持续评价是 FAO/WHO* 农药残留专家组联席会议（JMPR）专家组开展工作的基本原则。JMPR 专家组凭借自身经验对这些创新性成果进行解读，并在数据评估中采用这些新的原则和方法。这样可以最大限度地利用所有可用资料进行评估，向国际食品法典农药残留委员会（CCPR）和食品法典成员推荐标准，从而确保消费者安全，并为国际贸易提供便利。

FAO 手册第三版收录了 FAO 专家组目前使用的农药残留数据评估原则，以及推荐最高残留水平、STMR 和 HR 值，并对消费者的膳食暴露进行评估的工作原则。

除对原手册的一般性文本进行修订之外，本手册第三版新增加了以下内容：

- 将"CCPR 应用的风险分析原则"列入 JMPR 工作程序；
- 规范残留试验应用的分析方法确认和性能判定标准，包括样品制备和处理，以及对残留量低于 LOQ 的数据处理；
- 应用毒理学关注阈值方法（TTC）对农药代谢物和降解产物进行风险评估；
- 用于推荐农产品组最高残留水平的作物分组原则；
- 利用残留比例外推原则来调整残留值以匹配最大 GAP（cGAP）；
- 全球良好农业规范（Global GAP）概念的应用；
- 基于 OECD MRL 计算器获得的结果对最高残留水平的评估；
- 更新再残留限量（EMRL）和香辛料最高残留水平的评估程序；
- 应用 GEMS/Food 中 17 个膳食群组评估农药残留的长期膳食摄入。

规范残留试验的评估报告以及 Excel 模板和电子表格可以在 FAO 主页下载。（http：//www. fao. org/agriculture/crops/thematic-sitemap/theme/pests/jmpr/jmpr-docs/en/）

为确保充分利用所有可获得的资料，JMPR 将考虑继续完善评估方法。当认为需要对现行做法做出修改时，将会对此类变更的理由在该年度的 JMPR 报告中予以详细阐述。建议读者可查阅 JMPR 评估报告以获取相关进展的资料。（http：//www. fao. org/agriculture/crops/core-themes/theme/pests/jmpr/jmpr-rep/en/）

此中文翻译由中华人民共和国农业农村部农药检定所安排，并对翻译的准确性及质量负全部责任。如有出入，应以英文原版为准。

---

* 全书相关缩略语见附件 1

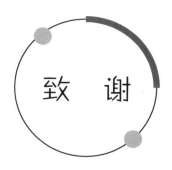

致　谢

本手册第三版由 FAO 顾问 Árpád Ambrus 教授起草。

近年来，FAO 专家组积极参与评估工作原则的建立，这些在本版手册和以前版本中均有所体现。

Trijntje van der Velde-Koerts 女士对本手册第三版的内容结构方面提出了修改建议，提高了手册的实用性，更便于查找相关资料。感谢 Eloisa Dutra Caldas 教授、Makato Irie 先生、Dugald MacLachlan 博士、Mi-Gyung Lee 博士、David Lunn 先生、Samuel Margerison 博士、Christian Sieke 先生、Anita Strömberg 博士、Yukiko Yamada 博士和叶贵标博士对提升手册内容的条理性和相关性提出的诸多建议。感谢 Mi-Gyung Lee 博士起草了附件 X 中的附件 2。感谢 Christian Sieke 先生提供了计算动物负荷的 Excel 模板。

FAO 联合秘书杨永珍女士，对手册起草提供了诸多有益的意见和建议，衷心感谢其对手册出版做出的贡献和帮助。

感谢 FAO 编辑 Kevin Bodnaruk 先生对本手册文本编辑和版面设计方面给予的帮助。

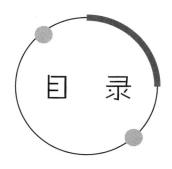

目 录

第一章 导 论 1

1.1 本手册适用范围 1
1.2 历史背景 1
1.3 JMPR 工作目标 2
1.4 JMPR 评审程序 3
1.5 JMPR 评估所要求的数据和资料 4
    1.5.1 新农药和周期评审 4
        1.5.1.1 新制定和已有 MRL 6
        1.5.1.2 GAP 信息 6
        1.5.1.3 支持性研究 6
    1.5.2 再评估 7

第二章 JMPR FAO 专家组评估所需数据资料的准备 8

2.1 资料文件的组织 8
2.2 资料目录 9
2.3 工作文件 10

第三章 JMPR 评估的要求和做法 11

3.1 导论 11
3.2 化学成分信息和理化性质 12
    3.2.1 化学成分信息 12
    3.2.2 理化性质 12
3.3 代谢和环境归趋 13
    3.3.1 植物代谢 16
    3.3.2 轮作作物试验 16

3.3.3　家畜(禽)代谢　18
3.3.4　土壤、水和水−沉积物系统的环境归趋　19
3.4　残留分析　20
3.4.1　分析方法　20
3.4.2　残留分析方法的提取效率　23
3.4.3　分析样品中农药残留的储藏稳定性　24
3.5　使用方式　26
3.5.1　国家或地区主管部门在重新登记中的周期评审农药　29
3.5.2　GAP 信息的表述　30
3.6　作物中规范残留试验结果　31
3.6.1　规范残留试验的设计与实施　32
3.6.1.1　试验点数　33
3.6.1.2　不同农药剂型和有效成分衍生物　34
3.6.2　采样和分析方法　34
3.6.3　试验结果报告　35
3.7　农产品产后用药处理和加工过程中农药残留归趋　36
3.7.1　农产品产后用药处理试验的资料和数据　36
3.7.2　农产品加工过程中农药残留归趋　37
3.7.2.1　加工过程中农药残留性质的试验实施指南　38
3.7.2.2　加工过程的试验条件　40
3.8　动物产品中的农药残留　40
3.8.1　动物饲喂试验　41
3.8.2　动物饲喂试验报告　42
3.8.3　动物及其圈舍的直接使用　43
3.9　贸易和消费食品中的残留　43
3.9.1　EMRL 评估的数据要求　43
3.9.2　评估香辛料农药残留 MRL 应提交的资料　44
3.9.2.1　监测数据的提交　44
3.9.2.2　用以获得香辛料中残留数据的选择性田间调查的设计和报告　45
3.10　国家或地区残留物定义　46

第四章　残留物定义　47

4.1　残留物定义　47
4.1.1　一般原则　47
4.1.2　农药代谢物和降解产物的膳食风险评估　49
4.1.3　用于 MRL 符合性监测的残留物定义应遵循的原则　50
4.2　脂溶性　53

第五章　JMPR 评估农药最高残留水平和用于计算膳食摄入残留水平的做法　56

5.1　导论　56

5.2　试验条件与 GAP 的比较　57
　　5.2.1　一般原则　57
　　5.2.2　施药剂量　58
　　5.2.3　采收间隔期　59
　　5.2.4　施药次数　60
　　5.2.5　制剂　60
　　5.2.6　规范残留试验资料解释表　61
5.3　独立的规范残留试验的定义　61
5.4　残留数据的选择和报告　62
　　5.4.1　离群值的处理　62
　　5.4.2　低于 LOQ 的残留值　62
　　5.4.3　残留值的修约　62
5.5　数据集的合并　62
　　5.5.1　植物源农产品组最高残留水平、STMR 和 HR 的评估　63
　　5.5.2　不同地点规范残留试验残留数据的合并　66
5.6　植物农产品中最高残留水平的评估　67
　　5.6.1　评估最高残留水平应考虑的信息　67
　　5.6.2　评估 MRL 的残留数据的选择原则　68
5.7　评估单个农产品最高残留水平的特殊考虑　69
　　5.7.1　水果和蔬菜　69
　　5.7.2　谷物和种子　69
　　5.7.3　鲜饲料和干饲料　69
5.8　针对小作物的残留数据外推　70
5.9　基于规范残留试验资料评估植物源农产品 MRL 的统计学方法　70
5.10　加工产品　71
　　5.10.1　一般原则　71
　　5.10.2　对干辣椒的特殊考虑　72
5.11　基于监测数据评估最高残留水平　72
　　5.11.1　香辛料中最高残留水平、HR 和 STMR 的评估　72
　　5.11.2　最高再残留水平的评估　73
5.12　动物产品的最高残留水平、STMR 和 HR 的评估　74
　　5.12.1　因进食饲料引起的农药残留　74
　　5.12.2　家畜直接使用农药所产生的残留　80
　　5.12.3　来自直接使用和动物饲料残留 MRL 建议值的协调　80
　　5.12.4　动物产品中的最高残留　80
5.13　最大残留限量（MRL）的表示　82
5.14　最大残留限量的推荐　85
　　5.14.1　临时 MRL 的推荐　85
　　5.14.2　指导水平　85

第六章　农药残留膳食摄入量的评估　86

　　6.1　背景　86
　　6.2　长期膳食摄入　87
　　6.3　短期膳食摄入　89
　　6.4　急性参考剂量　91
　　6.5　国际估算短期摄入量计算表　91
　　6.6　JMPR 对膳食摄入量超过 ADI 或 ARfD 的情形处理　93

第七章　国家或地区监管机构对 JMPR 建议的采纳　94

　　7.1　导论　94
　　7.2　农药的安全性评价　94
　　7.3　残留试验和推荐 MRL　95
　　7.4　残留分析结果与 MRL 比较的说明　96

参考文献　98

附件 I　缩略语　103

附件 II　术语　105

附件 III　农药剂型标准代码　110

附件 IV　CCPR 对 MRL 的周期评审程序　112

附件 V　规范田间试验的推荐采样方法　116

　　1.一般建议　116
　　2.污染控制　117
　　3.对照样品　118
　　4.消解试验和正常收获期采样　118
　　5.动物组织、牛奶和鸡蛋采样　122
　　6.加工产品采样　124
　　7.储藏农产品采样　124
　　8.样品缩分　125

9. 样品包装和储藏　125

附件 Ⅵ　食品法典农药最大残留限量适用和分析的农产品部位²²　127

附件 Ⅶ　提交评估资料目录(索引)的标准格式　134

1. 背景信息　135
2. 代谢和环境归趋　135
3. 残留分析　136
4. 使用方式　136
5. 来自作物规范残留试验的残留结果　136
6. 储藏及加工过程中残留归趋　137
7. 动物产品中的残留　137
8. 在农产品或消费食品中的残留　137
9. 国家或地区残留物定义　137

附件 Ⅷ　提交 CCPR 优先列表工作组的农药信息ª　138

附件 Ⅸ　农产品在动物饲料中所占的最大比例　139

表Ⅸ.1　肉牛和奶牛　139
表Ⅸ.2　家禽的膳食比例　144
表Ⅸ.3　羊的膳食比例　150

附件 Ⅹ　FAO 专家 JMPR 手册　161

1. 导论　161
2. 总则　161
3. 格式　163
　3.1　表格　163
　3.2　图表　166
4. JMPR 报告　166
5. FAO 专家组主席及记录员的职责　167
6. 会前准备　167
7. 残留评估报告(文件草案)　168
8. 起草评估报告　181
附件 Ⅹ 的附件 1　所有国家或地区的 2 位数代码列表(ISO 3166-2)　188
附件 Ⅹ 的附件 2　水果类农产品的分类,包括代表性农产品的选择(2012 年 CAC 通过)　192
附件 Ⅹ 的附件 3　泡茶和加工茶的试验条件　199
　　1　中国人泡茶的步骤　199

　　2　日本人泡茶的步骤　　199

　　3　绿茶中的农药残留试验标准　　199

附件 XI　　表格和电子数据表模板　　203

　　表 XI.1　灭菌丹在番茄上的残留解释表　　203

　　表 XI.2　农药使用 GAP 汇总表　　205

　　表 XI.3　规范残留试验资料汇总　　206

　　表 XI.4　长期膳食摄入量计算表格格式　　207

　　表 XI.5　长期膳食摄入量计算表格格式(以腈菌唑为例)　　208

　　表 XI.6　普通人群 IESTI 计算表格格式(示例)　　209

附件 XII　　OECD 要求的田间试验点数　　210

　　表 XII.1　根据作物种植地区计算田间试验最小点数的示例　　210

　　表 XII.2　最大 GAP 下田间规范残留试验所需最少试验点数　　211

附件 XIII　　MANN-WHINEY 和 KRUSKAL WALLIS 的检验法则　　216

　　1　Mann-Whitney U-检验　　216

　　表 XIII.1　举例计算 Mann-Whitney U-验证　　216

　　2　Kruskal-Wallis H-检验　　217

　　表 XIII.2　Kruskal-Wallis 检验 举例计算多个独立样本　　217

　　MANN-WHITNEY U-检验的临界值($A_2=0.05$)　　220

附件 XIV　　电子附件[1]　　221

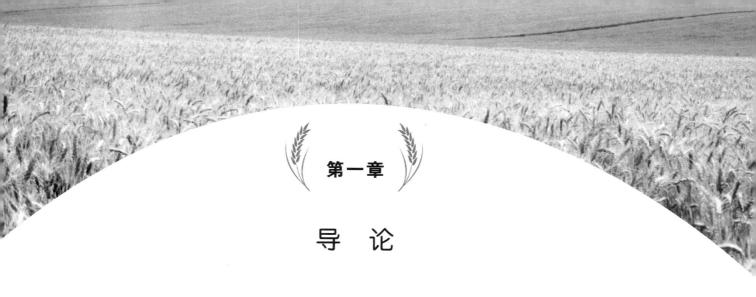

第一章

导　论

内━容

本手册适用范围
历史背景
JMPR 工作目标
JMPR 评估程序
JMPR 评估所要求的数据和资料

1.1　本手册适用范围

本手册主要介绍了 JMPR 工作的历史背景,描述了 JMPR 工作目标,评估农药和最高残留水平所需资料要求的选择程序,以及评估试验结果和资料所应遵循的原则。

本手册所使用的术语定义见附件Ⅱ。手册制定过程中所参考的相关文件见"参考文献"。

1.2　历史背景

第二次世界大战后,农业生产中农药的使用迅速增长,为避免具有不可接受特性的化学品进入市场,不同国家或地区加强了对农药销售和使用的管理。为了保护农药使用者、食品消费者、家畜以及环境,化学品的使用均应在监管下进行。

为此,不同国家或地区要求农药制造商和其他资料提交者提交有关农药的产品特性和目标用途的资料。鉴于不同国家或地区对提交资料的内容和范围的要求差别较大,一些国际组织开始尝试对相关要求进行统一。

1959 年 4 月,FAO 总干事组织农业生产中农药使用专家在罗马召开专门会议,评估了多个与农药使用有关的问题。关于农药残留的问题,专家组认为应敦促不同国家或地区在公众卫生管理机构以及其他有关农药和动植物保护的机构内设立专门机构,制定控制农药残留水平的法规,加强对有关食品和饲料中农药残留分析问题的研究。此外,专家组还建议,由 FAO 和 WHO 就部分问题开展联合研究,如食品和饲料中农药残留引起的危害、确定农药残留允许水平的指导原则、起草关于国际上农药安全使用的毒理学和残留资料评估的指南等。

为此,FAO 专家组与 WHO 农药残留专家委员会于 1961 年 10 月在罗马召开了一次联席会议。在致参会人员的信中,FAO 和 WHO 的总干事强调,除其他事项外,该次会议应考虑食品中农药残留允许量制定的基本原则。该次会议对许多术语给出了定义,奠定了 JMPR 当前使用的"术语表"的基础。会议不仅制定了由每日允许摄入量(ADI)、食品因子和消费者平均体重来计算"允许水平"的概念,还同时接受了"遵循良好农业规范的前提下,考虑直接消费食品中实际农药残留水平"为基础推测得到的"允许量",相当于现在的 MRL。会议建议 FAO 和 WHO 总干事推动有关毒理学试验和评估方法的研究,制定 ADI;推动合作研究,建立国际上接受的农药残留分析方法。但会议未能就国际上接受的允许量的评估达成共识,原因是不同国家或地区可能会就同一农药在相同作物上制定不同的允许量,不过只要它不超过允许水平,就不会阻碍食品在国际贸易中的自由流通。

1962 年 11 月,FAO 在罗马召开了关于农业生产使用农药的会议。会议密切关注到在不同地区甚至在同一地区的不同国家或地区之间存在残留允许量差异的问题。会议强烈敦促 FAO 调查产生不同残留允许量的原因,如有可能,寻找协调一致的方法。因此,大会建议成立农药残留工作组,重点关注:(a)农药的毒性和试验方法;(b)统一允许量的可能性;(c)分析方法的一致性;(d)残留数据的收集调查;(e)建立有利害关系的不同国家或地区应优先开展研究的农药列表。会议支持食品中的农药残留量不应该超过良好农业规范(GAP)条件下产生的残留量原则,但是建议不同国家或地区在该议题达成国际一致之前暂通过该农药允许量。

1963 年 9 月 30 日至 10 月 7 日在日内瓦召开了 FAO 农业农药委员会和 WHO 农药残留专家组委员会的联席会议。该会议对许多农药的毒理学特性进行了首次研究,并建立了一些化合物的 ADI。但在残留领域没有取得进展。

根据 1962 年 FAO 大会建议,FAO 农药残留工作组于 1963 年 12 月召开第一次会议。工作组研究了推荐农药残留允许水平的途径和方法。其中的关键点如下:

a. FAO 应能够从政府和农药生产商获得 GAP 条件下的残留试验结果。这些数据应交 FAO 农药残留工作组进行评估。结合 ADI 和 FAO 膳食平衡表中不同国家或地区营养模式,工作组应就单个作物上农药残留允许量提出建议,供行政部门和国际食品法典农药残留专家组委员会参考。

b. 从市场调查中得到农产品的残留结果。

c. 由 FAO 农业农药委员会和 WHO 农药残留专家组委员会联席会议推荐的 ADI。

d. 国家或地区的营养模式。

e. 可接受的残留分析方法。这些方法也应被国际食品法典农药残留委员会采纳。

对待确定 ADI 的农药,工作组可以建议临时允许量,只有在 FAO 工作组收集和评估所需资料并提出允许量建议后,国际食品法典农药残留专家组委员会(CCPR 的前身)才可以召集会议。此程序能够保证由不同国家或地区代表组成的国际食品法典委员会开展评估的技术资料,是由以个人身份参加活动的专家提供的。

1.3 JMPR 工作目标

JMPR 主要负责开展膳食风险评估并推荐最高残留水平,在此基础上国际食品法典农药残留委员会

(CCPR)及国际食品法典委员会(CAC)和其他相关方,做出基于最大残留限量(MRL)的膳食风险管理决策。JMPR 基于 GAP 或登记的用途条件下的残留数据推荐最高残留水平,特定情况下,可基于监测数据提出再残留限量(EMRL)和香辛料中 MRL 的建议。

JMPR 向 CCPR 及其他相关方提供基于科学的风险评估,包括 CAC 定义的风险评估的四个组成部分,即危害识别、危害特征描述、膳食暴露评估和膳食风险特征描述,这是 CCPR 讨论的基础。

JMPR 目前由 WHO 核心评估组和 FAO 食品与环境中农药残留专家组构成。它是由 FAO 和 WHO 总干事根据两个组织的章程召集成立的独立科学专家组机构,主要任务是提供有关农药残留的科学建议。

WHO 核心评估组负责审查农药毒理学及相关资料,确定农药的未观察到有害作用剂量水平(NOAEL),制定人类食品中农药残留的每日允许摄入量(ADI)。另外,根据资料和具体情形要求,该评估组还负责急性参考剂量(ARfD)的制定和非膳食暴露等其他毒理学指标的确定。

FAO 专家组负责审查农药的使用方式(GAP)、农药产品的化学和组成、环境归趋(它可能会影响食品和饲料中的残留)、家畜和作物中的代谢、农药残留分析方法等。基于这些资料,专家组提出食品和饲料中农药残留物定义,确定农药最高残留水平、最高残留值(HR)和规范残留试验中值(STMR)。结合 WHO 核心评估组对有效成分及其代谢物的毒性评价,确定残留是否会引起公共健康问题。推荐国际食品法典农药残留委员会(CCPR)评议的最高残留水平,并提交国际食品法典委员会(CAC)采纳后成为国际食品法典最大残留限量标准(Codex MRL)。依据 JMPR 提出的科学建议,CCPR 推荐 MRL 作为农药残留的国际食品标准。因此,JMPR 会议提供客观公正的科学评估是非常重要的,这就要求 JMPR 专家组对提供的所有资料进行独立的评估。

JMPR 在其评估中确定并与 CCPR 交流有关普通人群和特定人群风险评估的适用性以及任何限制因素,并尽可能寻找和确认对可能更敏感人群的潜在风险,例如儿童的长期和短期膳食暴露风险。

JMPR 与 CCPR 交流膳食暴露评估和/或农药危害特征描述中可能存在的不确定性来源;如可能,会优化膳食风险评估结果。

FAO 专家组起草的化合物评审报告中会对评估农药最高残留水平所需的所有资料进行总结。此外,他们还会提供农药的物理和化学性质、残留物在各种组织中的分布、残留物的储藏稳定性、加工和烹饪对残留水平的影响以及在环境中的归趋等支持性辅助资料。

1.4　JMPR 评审程序

本手册给出的是仅限于 FAO 专家组应遵守的程序。

JMPR 所做的评审主要包含以下三类:
- 新化合物评审(JMPR 首次进行评审的化合物)
- 根据周期评审程序进行的化合物评审
- 对于非首次或周期评审的化合物,对新获得的相关资料的评审

下面介绍 FAO 专家组[1] 开展评审工作的主要内容。

- 国际食品法典成员或观察员提名某农药,由 JMPR 开展评估,启动 Codex MRL 的制定程序。在考虑提名的化合物时,CCPR 经向 JMPR 联合秘书咨询,确定农药优先评审列表。

- WHO 核心评审专家组对各种可用毒理学最终资料评估,在资料充分的前提下,根据需要制定每日允许摄入量(ADI)和急性参考剂量(ARfD)。

- FAO 食品和环境领域的农药残留专家组评估登记使用方式、残留归趋、动植物代谢、分析方法以

及规范残留试验获得的残留数据,用于推荐食品和饲料中的农药残留物定义和最高残留水平。

● JMPR 风险评估包括短期(某天)和长期(终身)膳食暴露评估,并与相关健康指导值(毒理学基准)进行比较。食品和动物饲料中的最高残留水平是以良好农业规范(GAP)信息为基础进行推荐的,也考虑膳食摄入信息,以及由符合 MRL 标准的农产品进一步加工生产的食品消费信息,同时推荐的最高残留水平在毒理学上的风险应是可以接受的。

● CCPR 根据 JMPR 提供的残留和毒理学评估报告,考虑 JMPR 推荐的最高残留水平。CCPR 审议通过的最高残留水平推荐值,提交 CAC 审议通过后成为 Codex MRL(CXL)。进行周期评审是对这一过程的补充完善。

● 接受或拒绝 JMPR 这些建议是 CCPR 的职权,包括建议撤销之前提议的最高残留水平。CCPR 有权提出它认为合适的保留 MRL 的其他因素。

新化合物和周期评审化合物的评估原则相似。当获得某种化合物新的使用和残留量信息时,例如使用方式改变或新增了使用方式、新的代谢或残留行为资料,就需要对其进行再评估。再评估通常是为了回应、澄清 CCPR 提出的个别问题。周期评审和再评估的范围和深度存在较大区别。

JMPR 会议议程取决于优先列表以及是否可获得评估所需的充足资料等因素,由 FAO 和 WHO 联合秘书根据 CCPR 提议并经 CAC 批准。当进行首次或周期评审时,通常情况下最好在同一年度同时开展毒理学和残留评估。数据资料目录应在 9 月 1 日前提交至 FAO 联合秘书。

一旦 JMPR 议程获得批准,JMPR 的 FAO 联合秘书会把需要审查的化合物分配给 FAO 专家组,并通知相应的资料提交者。资料提交者应在计划评估前一年度的 11 月 30 日前提交完整残留资料。对于那些用于回应 CCPR 会议问题(通常以"CCPR 关注表"提出)的资料,通常提交的实质性资料较少,可在当年的 5 月 31 日前提交给 JMPR 专家组考虑和讨论。

成员方、农药企业和其他资料提交者应在指定截止日期前向 JMPR 的 FAO 联合秘书和指定专家提交所有相关资料,包括化学成分信息、代谢与环境归趋、残留分析方法、使用方式(登记和官方批准的用途)、规范残留试验、家畜饲喂试验、储藏和加工中残留的归趋、发生在食品贸易和消费过程中农药残留的特殊案例信息、国家或地区残留物定义等。

指定的专家对提交的资料以及在会前通过 FAO 联合秘书从成员方那里收到的资料一起进行评估,准备起草包含实验数据总结及相关信息的报告以及包含评估结果和建议草案的评估报告。

在联席会议期间,FAO 专家组讨论化合物评价报告(Monograph or Evaluation)和评估报告(Appraisal or Report)草稿,并就推荐结果达成一致意见。JMPR 的建议是在对提供的资料进行科学评估的基础上提出的。在缺乏充分的毒理学和残留资料时,会议不会做出最高残留水平建议。FAO 和 WHO 专家组统一协调活动,如需要,他们会共同讨论残留化学和毒理学方面的问题,例如代谢特征、代谢物水平和毒理学意义。联合专家组共同澄清或解决疑难问题,最后发布含评估结论和化合物建议的联合报告。

1.5 JMPR 评估所要求的数据和资料

1.5.1 新农药和周期评审

新农药和周期评审农药所要求的残留数据和资料非常相似,一并在本节中予以概述。建议资料提交者在整理资料时遵循本章中的指南。

在资料所有者支持有效成分的情况下,JMPR 期望并要求提交本手册所述的所有相关且具有足够质量保证的研究报告用于评估。会议会评估农药的使用、残留和环境行为的所有方面,因此只要是与这些资料相关的研究都有必要提供。只有 JMPR 有权决定哪些资料是相关的,哪些是无关的。

JMPR 不是管理机构,因此严格意义上说,它不能提出资料提交的要求。但当提交的数据资料不够充分时,可能导致最高残留水平评估的中止。在此类情况下,评估报告中会标注所缺资料。当提交的资料中缺失必要的数据或者在某些研究方面不够充分时,JMPR 也会在评估报告中以需要补充资料的形式予以列出。

JMPR 评估的目的之一是为了充分利用已提交的研究结果,不论研究的年限如何均会予以考虑。因此,不论研究资料是否之前已经提交过,成员方和生产商应提供包括原始报告在内的所有相关资料。但经验表明,一些周期评审提交的资料对于评估最高残留水平作用有限。例如:

● 残留资料缺乏足够的田间试验细节、样品处理条件、运输、储藏条件、样品测试前的储藏时期或分析细节(包括相关的回收率)等资料;

● 残留数据是采用非选择性分析方法获得的,例如比色分析或者生物测定方法;

● 缺少关键性支持研究报告,例如代谢、家畜饲喂、加工、分析方法和冷藏稳定性研究。

若提交的残留资料或试验具有明显缺陷,即使作为补充材料,其有效性也只能根据现有数据情况具体分析。

提交材料(数据集)的内容和格式应遵循 JMPR 评估的格式:化学成分信息、理化性质、植物代谢、轮作作物试验、家畜代谢、环境归趋、分析方法、储藏稳定性、使用方式、规范残留试验获得的残留数据、储藏和加工中残留归趋、动物饲喂试验、贸易食品中残留、国家或地区残留物定义、参考文献清单等。

农药产品通常由农药生产企业等商业机构提供,这些企业应完成并提供必要的资料以便建立相应的健康指导值和 MRL。

然而,对老农药而言可能会出现如下情况:得不到原始资料提供公司的支持,或现有资料不完整,或不符合现在的标准。也就是说,这些之前的报告可能遵循的是过时的指南或规范,因而在当前的评估中可用性有限。尽管如此,CCPR 可能会要求 JMPR 在周期评审的背景下考虑推荐这些活性成分的最高残留水平。

在进行风险评估时,需要解决如下一些问题:

1. 资料所有者是否支持该农药?

2. 该农药或其异构体是否已登记,或已被评审,或可能在某个国家或地区已登记?

3. 是否有足够的资料来进行有意义的评估?

4. 有哪些特别关注点(暴露过程,暴露人群,食物中残留来源)?

5. 哪种形式的建议对风险管理者最有帮助?

6. 如无法提供此类对风险管理者有帮助的建议(例如由于资料有限),是否有其他有价值的替代建议?

当委托方不再登记或支持某农药的情况下(通常是早期的有效成分),可能无法获得完整的数据集。在这种情况下,为了保持评估质量的一致性,JMPR 将遵循以下原则:

● 提出评估要求的国家或地区应负责提供有关农药预期使用的资料,在申请者使用的农药原药规格,以及要求 JMPR 评估的理由;

● 所需资料应有助于解决与人类健康评估有关的关键问题。包括在需要时建立基于健康的指导值,如可接受的每日允许摄入量(ADI)和/或急性参考剂量(ARfD),以及用于 MRL 符合性监测和用于膳食风险评估残留物定义。此外,为了评估农药最高残留水平、规范残留试验中值(STMR)和最高残留值(HR),需要根据相关标签上指定的现行使用方式,提交足够数量的规范残留试验资料,也可以提交相关的选择性市场调查残留数据作为补充。第三章中有所需资料的完整清单的介绍;

● 提出评估要求的国家或地区有责任提供现有的数据和其他相关资料,例如区域或各行政管理机构

的评估结果以及近期通过文献检索得到的出版物;

● 如果依靠文献报道的研究结果进行评估,JMPR 将权衡这些研究的质量和设计是否合理。由于不太可能获得原始数据,因此研究报告需要包括足够的方法和结果信息,以便重建研究结果;

● 如果缺少关键资料,JMPR 仍可能决定进行评估;但在这种情况下,可能会采用保守的假设来处理相关缺失的资料。

对那些已公告周期评审,但一些国家或地区农药主管机构正在重新登记的农药,应向 FAO 联合秘书提供下列资料:

● 目前已登记的用途;

● 将来会得到资料支持目前已登记的用途;

● 可预见新的或修订的用途;

● 登记状态和预计的新的或修订的用途将变成正式 GAP 的时间;

● 预计已登记用途被撤销的时间;

● 明确说明与规范残留试验获得的数据有关用途(新的、修订的或当前没有获得支持的用途)。

周期评审与对化合物补充资料信息进行再评估的程序不同,周期评审是正常的评估过程,因而在评估计划中必须事先明确。

正如新化合物评审一样,JMPR 从化学成分信息、代谢、环境归趋、残留分析方法、使用方式(登记和官方授权使用)、规范残留试验、家畜饲喂试验和残留物在储藏和加工过程中的归趋等方面对周期评审的农药所有信息进行评估。然而,周期评审和新农药评估的结论和建议会略有不同。

如将周期评审农药的资料与正常的再评估(向 JMPR 提供的某些特定信息后的再评估)进行比较,具有较大的差异。

1.5.1.1 新制定和已有 MRL

不同于新的化合物,周期评审的化合物通常已有推荐的 MRL。

如果不存在单个农产品或相关农产品组的 MRL,常规评估或周期评审提交的资料差别不大。

对接受评估的单个农产品,在 MRL 已经存在的情况下,如果有新的资料提供且对资料进行评估,那么该 MRL 可能需要修订也可能不需要修订。

如果提供了有关某农产品的充分评估资料,根据最新的 GAP,可能会对该 MRL 进行修订,或进行确认。

当已有农产品组 MRL 中仅收到一种农产品的评估资料时,有必要撤销该农产品组的 MRL,并同时推荐其中提交资料的单个农产品的 MRL。

1.5.1.2 GAP 信息

正常情况下,如果没有提供新的 GAP 信息,将保留 MRL。如果有新的 GAP 信息,可对以前的残留数据进行再分析,以评估新的最高残留水平。

在正常情况下对新的残留数据进行评估,需要在逐一评估的基础上决定先前的 GAP 是否仍然有效。多年前记录的化合物 GAP 信息可能仍然可以接受。

在周期评审计划中,GAP 和残留信息如果缺失,会非常明显。例如,如果未提供某一具体农产品的 GAP 信息,JMPR 专家只能认为该农产品没有 GAP。只有符合目标应用条件且为再评估目的所提供的 GAP 才是有效的。如果没有提供 GAP 信息,将建议撤销 MRL。同样,如果有 GAP 信息但缺乏足够的支持性田间试验残留数据,JMPR 也可能撤销之前推荐的 MRL。

1.5.1.3 支持性研究

对关键支持性研究(代谢、家畜饲喂、加工、分析方法和分析样品的储藏稳定性)进行评估,可帮助解释规范残留试验的残留数据,目的是:

● 得出新化合物的残留物定义

- 修订或确认周期评审化合物的残留物定义
- 验证残留试验和其他试验
- 提供消费食品中残留物的进一步信息

在缺乏关键的支持性研究时,如果不能充分说明其缺失的理由,FAO 专家组可不推荐首次或周期评审农药 MRL。

1.5.2　再评估

当农药扩大使用或对残留有补充资料时,需要对农药进行再评估。在这种情况下,应提交所有的新资料和补充或者勘误的资料。

新资料和数据应该主要是与补充的 GAP、规范残留试验得到的新数据等相关的资料。这些资料将有助于 JMPR 专家组评估农药最高残留水平,从而最终为新作物推荐 MRL、修订或者确认已制定的 MRL。此外,还可能提供其他相关资料,例如新增的在首次评估时未提交的个别代谢物的试验报告;在新增基质中母体化合物和代谢物的比例和数量;新增的动物饲喂试验资料;优化的分析方法(具有更低的定量限并能够更好地区分母体化合物和代谢物)。

当开发出转基因作物品种时,需要按照新用途的数据要求提供常规资料,同时提供与转基因作物相关的代谢试验和分析方法的补充资料。

需要强调的是,FAO 专家组必须基于 JMPR 收到的数据资料进行推荐。如果 CCPR 要求或建议修改推荐结果,应清晰地阐明缘由,同时提供必要的资料供 JMPR 对该问题进行考虑。

根据以往的 JMPR 会议经验,提供给国家或地区农药管理机构的资料有时并没有提交给 JMPR。提交给国家或地区农药管理机构的所有文件也应提供给 JMPR,以解决评估中可能涉及的问题。

只有当一种农药的所有相关资料都齐备时,才能评估 STMR 和 HR。也就是说,新化合物和周期评审化合物都需要提交化合物的全套完整数据资料。对于与化合物新用途或其残留新增信息相关的评估,可以修订最高残留水平,但是可能无法计算修订后的国际估算每日摄入量(IEDI),原因在于计算 IEDI 需要考虑先前评估过的所有农产品的残留数据。

通常如果收到的 GAP 和相关资料与之前评估的资料类型相同且不冲突,评估通常不会遇到太多困难。然而,有关化合物代谢试验的最新进展可能会带来一些评估问题。如果新的代谢信息可能改变原来的残留物定义,将可能导致新旧资料评估复杂化。除非在特殊情况下,当所有相关资料均可获得,且残留物定义比较明确,只能在周期评审时才对新增代谢试验结果和包括母体化合物与重要代谢物残留比例的规范残留试验资料进行恰当评估。

当原来的残留物定义中包含两个农药,其中一个是另一个的代谢物,出于毒理学或其他原因决定对其农药残留分别予以测定。在这种情况下,旧的残留数据往往不适用。

分析方法的改进也可能会造成评估困难。如果新的资料中 LOQ 降低了,那么基于原 LOQ 得到的旧残留数据将难以解释,可能对以后的评估就不适用或无法获得。对此类有新的化合物代谢资料的情况,JMPR 需考虑有关化合物的整套资料,根据具体情况逐一做出决定。

然而在上述大多数情况下,JMPR 均无法获得科学进行再评估所需的全部资料。因此,在对化合物进行周期评审时,要求提供所有相关的原始报告,是考虑和处理这些复杂问题的最好时机和最有效的方式。

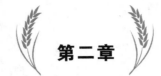

第二章

JMPR FAO 专家组评估所需数据资料的准备

内　容

资料文件的组织
数据资料目录
工作文件或报告

2.1 资料文件的组织

　　向 JMPR 提交资料并进行评估的化合物必须是已经商品化的农药,也就是说该农药应完成了登记所需的科学试验,且经过某一国家或地区或多个国或地区联合的登记体系评审。国家或地区登记所要求的试验资料通常足够满足 JMPR 评估的要求,并且现代登记体系所准备的报告资料也基本符合 JMPR 评审要求。但由于 JMPR 并不评估如药效、部分环境归趋和生态毒理等资料,因此这些相关资料不必提交。即使提交了这些资料,JMPR 专家组也不会将其用于参考或者汇总在评估报告中。

　　应按照如下主题和顺序向 JMPR 专家组提交材料,包括支持工作报告和摘要的技术报告。

0.　　　　数据资料目录(参见附件Ⅶ)
1.　　　　化学成分信息和理化性质
2.　　　　代谢和环境归趋
3.　　　　残留分析
4.　　　　使用方式
5.　　　　作物上的规范残留试验结果
6.　　　　农产品产后用药处理和加工过程中的残留归趋
7.　　　　动物产品中的残留
8.　　　　贸易或消费环节食品中的残留
9.　　　　国家或地区残留物定义
10.　　　　提交所有试验的参考文献

每卷的开始部分都应包含一个内容目录。各卷应按照下面的例子标记清楚：

公司名称

日期

有效成分的通用名称

卷号和总卷数

章节题目

该卷的相关农产品列表（涉及残留试验、家畜饲喂试验、加工和储藏稳定性）和动物、植物、土壤和水的列表（适用于代谢资料）

应根据专家组的要求直接向其提交一份纸制文件和电子版文件，并将电子版抄送 FAO 联合秘书。如果原始资料无电子版，可将报告扫描成 pdf 格式。

JMPR 至少需要可以通过 CD、DVD 光盘或安全的文件传输系统提交的电子版报告。这些电子版报告应该包括可复制相关部分内容的 pdf 文件（包括代谢机理路线）。部分 JMPR 专家可能会要求提交特定试验的纸质文件和生产商准备的总结摘要的 Word 文件。没有电子版的旧报告，可提交扫描文件。

提交文件的框架结构可以参照上文例子。为快速查找，相关报告最好用 MS Word 文档编制索引，索引应包括完整报告的题目和报告编号，最好含报告的超链接。

工作文件或报告应以 MS Word 文件撰写并提交。与规范残留试验相关的资料总结应该按照 FAO 评估所需格式（模型，无合并单元格）撰写，按照附件Ⅶ中的例子，最好以 Excel 文件格式撰写。工作报告、GAP 总结和残留资料的汇总应以 MS Word 格式文件提交，代谢路径图应该用商用化学结构式画图软件制作，便于以图表形式插入文件中。

2.2　资料目录

参见附件Ⅶ"提交评估资料目录的标准格式"。

生产商应在计划评估上一年的 9 月 1 日前向 FAO 联合秘书提交一份用于残留评估的详细资料索引或者目录。

目录可使资料提交者能够对提交的全套资料进行简要地评估，确认不符合现有标准的试验或缺失的试验，以确保 FAO 专家组得到的是一套可接受的评估资料。

评估资料提交前，对资料目录进行评估，有利于 JMPR 制订工作计划，确保合理地分配专家工作。尤其在材料较多的情况下，一个综合的资料目录能够简化评估中查询相关资料或试验的过程。此外，这些目录将为提交的资料做永久记录。

对 FAO 联合秘书来说，不可能单从目录来判断那些与使用方式有关的残留资料的可接受性，以及重要的支持试验或报告的有效性。提交和评估这些资料的可接受性和有效性最初是资料提交者的责任，最终是 FAO 专家组的任务。

为便于 FAO 专家编写评估报告，提交给 FAO 专家的详细报告须根据目录标准化格式（附件Ⅶ）编写。向国家或地区农药管理机构提交的报告或资料也可以按照该格式进行核对整理。

为方便查询文件和在评估中引用参考文献，应该以 Word 格式提交电子版的资料目录。

资料提交者在准备提交评估材料时，可以参考 FAO 专家使用的 JMPR 评估手册（附件Ⅹ）。

2.3 工作文件

生产商应在计划评估上一年的 11 月 30 日前,与原始报告一起提交一份以 MS Word 格式撰写的工作文件或报告,总结试验结果及结论。

工作文件应适当把残留数据与残留物定义、分析方法、GAP、动物试验中的剂量水平等进行关联,并清楚地说明推荐 MRL 的依据。汇总规范残留试验结果的部分应按照食品法典农产品分类顺序,并根据提供的资料提出评估结论。

对于新制定或修订 MRL 的情况,评估可能由于原有残留数据和 GAP 信息的评估过于简单而受限,此时应提交新的重要支持试验资料。之前已经评估的试验没有必要重新提交,但是相关的试验应作为参考。

准备工作报告草案是为了方便评估者对资料进行评估,以及方便专家组整体工作。它不能替代 FAO 专家组对单独试验报告的评估。

提交给登记主管机构,例如美国和欧洲等登记机构的报告(英文版本),通常是可以接受的。但如果此类报告不是按照下文规定的格式撰写,就必须提供一个目录,以方便评估者找到单独的技术报告。也可能还需要补充其他材料,例如:

- 按食品法典术语描述农产品;
- 良好农业规范的汇总概要;
- 田间规范残留试验资料的汇总概要;
- 残留物定义的概要。

JMPR 评估需要的数据和资料以及准备总结摘要的推荐格式在第 3 章"JMPR 评估要求和实践"里有详细的描述。单个试验的资料应根据建议目录的副标题与各小结可得的数据评估一起安排。在不同的副标题下,应对可能会影响残留数据或试验有效性评估的任何试验细节进行解释。

文件中需包括电子的代谢路径示意图。

加工试验应该根据研究的农药产品或关注的基质予以分组,并且用表格的形式汇总数据。这些表格应该仔细制作,以便可以清楚地表明处理过程中哪个样品是源自哪部分农产品,还应按照处理样品的重量明确样品处理规模,每个试验评估均应描述试验的田间处理和施药剂量。

还需包括流程图以解释复杂的商业化农产品加工过程。

国家或地区评审结果的应用

国家或地区农药管理机构进行的化合物评审工作对 JMPR 专家组的评估很有帮助。

在向 JMPR 提交文件资料时,提交者应同时提交区域、国家或地区主管机构评估的复印件。但生产商仍需提交所有相关原始试验的第一手资料。

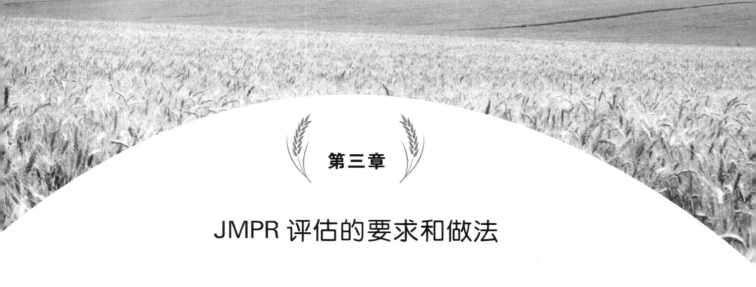

第三章

JMPR 评估的要求和做法

内　容

> 导论
> 化学成分信息和理化性质
> 代谢和环境归趋
> 残留分析
> 使用方式
> 作物中规范残留试验结果
> 农产品产后用药处理和加工过程中农药残留归趋
> 动物产品中的残留
> 贸易和消费食品中的残留
> 国家或地区残留物定义

3.1 导论

　　JMPR 联席会议考虑所有可得到的资料并开展科学评估。与仅对数据进行经验性处理相比,对残留行为过程的充分理解,可以做出更好的评估。此外,这些可获得的资料存在很大程度的差异。因此,JM-PR 在其评估过程中并非严格遵循固定的规则,而应根据具体情况去考量提交的资料。在可行及可能的前提条件下,应尽量遵循本章列出的基本原则。

　　作为评估过程的一部分,FAO 专家要起草一份针对农药所有资料的评估文件,以及一份总结主要发现、结论和建议的评定文件,并给予充分的解释。两份文件按照附件 X 的统一格式编写,以方便读者查阅所需信息。评估与评定文件由 FAO 出版,并收录在 JMPR 系列文件"食品中农药残留-评估"(Evaluation)的第一部分"残留"中。此外,JMPR"食品中农药残留-报告"(Report)中会收录对每种化合物的结论性建议以及其他讨论过的问题。

　　JMPR 一直以来充分认识到提出建议的依据进行全面合理解释的必要性。为了使读者能够理解JMPR 提出建议的依据,JMPR 在评估文件中对 GAP 的信息和规范残留试验资料以及结论与建议背后的原因都有详细的描述。从 20 世纪 90 年代早期和中期以来,评估文件内容有所增加,包括更多更详细的注解,这也反映出评估工作所需要的资料来源也更多。

为了确定残留物的组成和分布,所需研究应包括有效成分的理化性质、化合物在动物、植物、土壤和水中的代谢和降解。对环境中残留物的归趋进行研究,是为了评估作物吸收残留物的可能性。例如,下茬作物从连续几年多次施用的土壤处理中吸收残留物的可能性,通过轮作作物很可能导致在食物或饲料中的农药残留以及环境中的持久性残留污染。基于以上资料以及考虑现有的分析方法、代谢物和降解物的毒理学意义,JMPR 专家组推荐用于 MRL 符合性监测和用于膳食摄入评估的两种残留物定义。

分析方法的评价应该包括相关色谱图和样品在储藏过程中残留稳定性数据,以便专家组对试验资料的可靠性进行评价,并估计在常规实验室可以达到的残留分析方法的定量限。

批准农药登记使用不属于 JMPR 的职责范围。需要强调的是,只有田间试验条件与国家或地区批准的标签上 GAP 相匹配,获得的残留数据才可以用于评估最高残留水平。评估的最高残留水平应基于已经批准的国家或地区最大使用规范(最大 GAP),通常,法典 MRL(最大残留限量)所对应的农产品部位(附件Ⅵ)导致最高农药残留。一个例外是,如果最高的残留量可能引起急性摄入问题,JMPR 可选择替代 GAP,以确保残留量在可接受的范围内。

评估动物产品中的农药最高残留水平,主要基于动物饲喂研究和饲料中的残留水平。有时也考虑动物代谢研究中获取的数据。动物产品中的 MRL 也可能与动物直接给药处理产生的残留有关。

在估算膳食摄入量时,也要考虑加工和烹饪过程中残留物的归趋,以及可食部位的残留量。

国家或地区监测计划的结果可提供实际使用条件下的有用残留资料,这些资料可用于估计再残留限量(EMRL),或作为特殊情况下推荐香辛料中的最高残留水平(5.11.1)。

3.2 化学成分信息和理化性质

3.2.1 化学成分信息

ISO 通用名称

化学名称

    (IUPAC)

    (化学文摘命名法)

CAS 登记号

CIPAC 号

其他名称

结构式

分子式

相对分子质量

3.2.2 理化性质

为新评估和周期评审农药提供详细的物理和化学特性,可对解释现有试验资料提供指导。

有效成分纯品:

    外观

    蒸气压(MPa,在一定温度下)

正辛醇-水分配系数(在一定 pH 和温度下)

溶解度(在一定温度下的水和有机溶剂中)

密度(g/cm³,在一定温度下)

黑暗条件下在无菌水中水解(在一定 pH 和温度下)

在无菌水中光解

电离常数

热稳定性

原药:

最低纯度(%)

熔程

稳定性

相关的 FAO 原药(TC)或母药(TK)规格

制剂:

提供可得到的商品化制剂产品清单

相关的 FAO 制剂规格

对提交的关于有效成分纯品的理化性质的资料进行评估,以确定这些特性对植物或者动物施药过程中或者施药后对农药环境行为的影响。理化性质的资料对于评价分析方法的科学性是有必要的。

农药的挥发性及其在水中和紫外光照射下的稳定性,可能对化合物使用后在作物上的残留和归趋有很大影响。

农药的溶解度尤其值得关注,因为农药在植物和动物组织中的渗透能力取决于其在水中和有机溶剂中的溶解度,农药在农产品加工中的变化也受影响。

3.3　代谢和环境归趋

化学降解和代谢是农药施用于植物、动物和土壤后的主要消解途径。农药的降解和代谢速率取决于农药化学性质和其他因素,如温度、湿度、光照、作物表面、作物 pH 和土壤组成等。农药代谢试验可以提供农药归趋的基础资料,提供残留物组成的定性和半定量描述,确定可能的残留行为和推荐在不同组织中的残留分布。残留物在植物中的具体部位和水平取决于农药能否被植物的根或叶吸收,是否在植物中转移及其在土壤中的持久性和移动性。除化学性质外,农药在动物体内的代谢也取决于动物种类和给药条件。

在评估农药的毒理学和残留特性时都会用到代谢资料。FAO 专家组评估农药在实验动物中的代谢资料,并将其与实际用药的动物和植物中的代谢资料进行比较,确定动物毒理学数据应用于人体的相关性,明确植物和家畜产品中的残留物。只有当其代谢途径在定性和半定量上相似时,主要基于实验哺乳动物毒理学研究估算出的 ADI 和 ARfD 才可用于食品的评估。如果植物和畜禽动物中的某些代谢物没有在实验室哺乳动物代谢试验中被发现,那么评估毒理学终点可以不考虑这些代谢物。如果在食品中残留显著,那就需要用这些代谢物开展单独试验评估其毒理学特性。

代谢试验中获得的最终残留物组成信息用于评价规范残留试验中分析方法的适用性,并用于确定残留物定义。

需要的资料包括:

● 植物代谢;

- 轮作作物研究;
- 动物代谢;
- 土壤和水-沉积物系统中的环境归趋。

这些研究可以提供总残留量大致水平的信息,确定最终残留物的主要组成,揭示残留物的分布及移动(土壤吸收、植物及其表皮吸收、动物排泄、土壤降解)途径,以及确定不同残留组分的提取效率。

另外,这些离体试验资料可用于判断农药是否有可能经历水解(酸、碱、酶)、氧化还原、光解或其他变化,例如初级农产品加工过程中就可能存在这些变化。

剂量水平和用于鉴定和描述残留物组分(包括不可提取残留物)的标准,与登记管理机构试验指南中的描述相似。为了指导资料提交者和帮助评估实验结果,下面对这些重要原则进行总结。

开展代谢试验是为了定性确认有效成分代谢归趋并阐明代谢途径。施用于植物、土壤、水和畜禽的许多农药在使用过程中或施药后会发生变化。因此,在开发残留分析方法和进行残留物定量分析前,必须确定最终残留物的组成。

用放射性同位素标记的有效成分开展试验,可定量描述总的、可提取和不可提取残留物的放射水平。标记有效成分,还可以尽可能追踪农药的降解途径。应在农药分子结构上进行放射性同位素标记,应能追踪所有重要的代谢物。如果农药存在多环结构和明显的支链,并且这两者间都有可能发生断裂,通常需要在每个环和支链结构上分别单独标记,单独开展试验。如果没有断裂的可能性,也应提交替代多位置放射性同位素标记的代谢试验的科学合理的解释。

应选择稳定的位置进行放射性同位素标记。优先选择 ^{14}C 同位素,如果分子中没有 C 原子或 C 原子只存在于分子支链结构中,可以用 ^{32}P、^{35}S 或其他合适的放射性同位素标记。由于 H 极易在分子内部交换,不推荐使用 ^{3}H 进行标记。只有当作物中所有重要的放射性活性得到确认,且发现与有效成分相关,并与有效成分分子基本结构的标记丢失无关时,才认可使用 ^{3}H 或在不稳定的支链上进行标记的代谢试验。

放射性标记有效成分的放射性比活度应满足代谢试验的一般资料需求(可食组织、牛奶、鸡蛋或作物基质中有 0.01 mg/kg 的总放射性残留量,TRR)。用 1 倍施药剂量来确定是否超过或低于阈值水平,如果预计 1 倍施药剂量太低不能确定代谢途径时,建议扩大施药剂量,例如 5 倍施药剂量。

代谢试验的预期目的是鉴定和表征可食组织、牛奶、鸡蛋或初级农产品中至少含 90% 总放射性残留量的物质。许多情况下,尤其是当残留量低、与生物分子结合、有效成分代谢成许多残留水平很低的组分时,可能无法对总放射性残留量的主要组分进行鉴定。在后一种情况下,申请人应清晰地说明存在的代谢物组成及其残留水平,如果可能,尽量描述其特性。试验应采用最先进的技术,并注明技术出处。表 3.1 为可提取残留物的结构鉴定和特征描述等任务提供了指导。

表 3.1　作物代谢试验中可提取残留物结构鉴定和表征要求

相对 TRR 含量(%)	质量分数 (mg/kg)	要求的措施
<10	<0.01	如没有毒理学关注,则不采取进一步研究措施。
<10	0.01~0.05	表征。只有在能够直接确定结构的情况下,才考虑对代谢组分进行结构表征,例如已有标准参考物或前期研究已明确代谢组分结构。
<10	>0.05	代谢组分是否应进行结构表征与鉴定视已鉴定的组分含量而定,具体情况具体分析。
>10	<0.01	表征。只有在能够直接确定结构的情况下,才考虑对代谢组分进行结构表征,例如已有标准参考物或前期研究已明确代谢组分结构。
>10	0.01~0.05	如果需要确定代谢途径,则应尽量鉴定其结构,可以接受描述性鉴别。
>10	>0.05	采用尽可能的方法鉴定结构。

续表

相对 TRR 含量(%)	质量分数 （mg/kg）	要求的措施
>10	>0.05 结合态残留物	详见注释

注：

应对提取的固体物质进行分析，如果无法提取的放射性标记部分的残留量超过 0.05 mg/kg，或总放射性残留量（TRR）的 10%，应设法采取进一步提取处理，以便开展进一步的结构鉴定。

可以对提取后的固体部分顺序处理或平行处理，推荐的处理方式包括在 37℃下添加稀酸和碱，使用表面活性剂、酶和 6 mol/L 的酸和/或 10 mol/L 的碱回流。应注意，温和的处理程序可提供释放残留物更准确的结构信息。完全提取，例如酸/碱回流，可能释放出最终的水解产物，这些水解产物可能与原先的结合残留物在结构上相关性很小。OECD 化学品试验指南 501 Metabolism in Crops、503 Metabolism in Livestock[3] 对代谢研究推荐程序做了进一步详细描述（测试地点和条件、采样、分析、残留物的鉴定和性质描述等）。

在进行代谢试验的过程中，保留放射性标记的样品或许有助于下一步检测方法（用于市场监测、收集数据或膳食风险评估）的开发和检测方法提取效率（有时称为放射性方法确认）的评估。保存的样品应包括农产品、动物肌肉、肝脏、奶和蛋中具有代表性的部位。如果有特殊的代谢物在特定的组织中积累，这些组织样品也应保存。但如果残留分析方法与放射性标记试验中使用的检测方法基本相同，一般就不需保留这些资料。分析方法提取效率的放射性确认，应作为分析方法或代谢报告的一部分提交，或单独形成报告。首页或工作文件应标出在哪里可以找到这些信息。这些研究数据应按表 3.2 形式给出。

表 3.2　分析方法放射性确认结果

样品	分析的化合物	用[14]C 标记的测定结果（mg/kg）	样品再分析	
			残留量（mg/kg）	参考方法
小麦		0.015 2	0.012 1	
莴苣		0.210 9	0.223	
大豆		0.342	0.296	
羊肝脏		0.055 3	0.023 4	
羊肌肉		0.066 2	0.055 3	

如仅说明谱图的相似性，只能提供定性信息。

供评估的资料应包含建议的代谢途径资料，包括一个相关化合物的化学结构和名称（如果能查到，提供 CAS 和 IUPAC 名称）、在植物不同部位（植物表面、叶片、茎和可食根）、动物不同组织（脂肪、肌肉、肾脏、肝脏、蛋和奶）和不同类型土壤中的残留量的表格。任何假定的中间产物/代谢物也应在代谢途径中明确指出。代谢试验中还应研究代谢物在植物、动物和土壤中形成和消解的速率。如果某代谢物或转化产物与另一个已登记农药的结构相同，且该农药资料已经公开，那么在提交的资料中应进行说明。

应清楚地说明代谢试验中使用的分析方法是否具备确定分析残留物组分、残留物是游离态、轭合态或者不可提取态的能力。

在代谢研究中，稳定性测试结果应表明放射性标记残留物的基本结构在整个试验期间没有改变。如果发现或怀疑有效成分不稳定，应根据其他信息，采取相应措施确保试验的完整性。在上述情况下，如果代谢试验不能在开始采集样本后的 6 个月内完成，应提供这段时间内残留成分没有发生变化的证据。这可以通过分析试验初期和完成时的代表性基质来完成。如果在整个试验过程中使用基质提取液，基质提取液应进行储藏，即如果在整个试验过程中使用基质提取液，并且后期不再对基质进行提取，则应提供基质提取液的稳定性数据。

如果观察到诸如特定的 HPLC 峰或 TLC 点消失等变化，就可能需要额外的分析或进行更短采样间隔的代谢试验。

需要强调的是，所有动物代谢试验资料需要提交给 WHO 核心评估组和 FAO 专家组。通常，WHO

评估组在评估报告中详细评估实验室动物(如大鼠、小鼠、豚鼠、兔子和狗)的代谢试验;FAO 专家组将评估畜禽动物(如牛、山羊、绵羊、猪和鸡)的代谢试验。植物代谢所要求的资料应提交给 FAO 专家组,而WHO 专家组只希望收到植物代谢途径资料。

畜禽和作物的代谢研究应为推荐食品中残留物定义提供基本依据,也为确定农药残留是否具有脂溶性提供依据。

3.3.1 植物代谢

植物代谢试验的设计,应能够代表农药按照最大 GAP 使用时产生的残留物组成。如果使用最大使用剂量时获得的作物中残留水平很低,那就需要在试验中加大剂量以有助于确定代谢物组成。如果使用放射性同位素标记的有效成分来处理作物,最好使用与田间实际使用的产品相同的剂型配方。

根据使用范围,应提交每一类作物组的代谢试验资料。在植物代谢试验中,可以将作物分为 5 类:
- 根类作物(根和块茎类蔬菜、鳞茎类蔬菜);
- 叶类作物(芸薹属蔬菜、叶类蔬菜、茎类蔬菜、啤酒花);
- 水果类作物(柑橘类、仁果类、核果类、小型浆果类、葡萄、香蕉、坚果、果类蔬菜、柿子);
- 豆类和油籽类作物(豆类蔬菜、干豆类、油菜籽、花生、豆类饲料作物、可可豆、咖啡豆);
- 谷物类作物(谷物、牧草和饲料作物)。

从代谢试验的角度,作物组中某一作物的代谢试验可以代表整个作物组。为了将某一农药的代谢行为外推到所有作物,应至少开展 3 种代表性作物(分别来自 5 个不同作物组)的代谢试验。如果这 3 个代谢试验表明代谢途径相似,则不需要进行其他 2 个作物组的代谢试验。

试验应反映有效成分的所有使用方式,如叶面使用、土壤/种子处理或采收后使用。例如叶面使用的农药已经在 3 个作物组做了试验,后续批准了土壤施药的方式,如种子处理剂、颗粒剂或土壤灌溉,这时应补充进行反映土壤施药方式的代谢试验。

另外,如果在相同条件下进行试验,例如在相似的植物生长阶段以及相似的安全间隔期(PHI)条件下进行叶面施药,发现不同代表作物的代谢途径不同,那么对于需要制定 MRL 的其余作物组,也需要进行试验。如果代谢途径相同,只是代谢物的含量不同,则不需要进行补充试验。

如果批准的作物或其生长条件是独有的,则除 3 种代表性作物外,还需要在该作物上进行代谢试验。例如,某农药在水稻上使用,不管农药在其他作物上的代谢试验如何,都需要提交水稻上的代谢试验。

转基因作物和非转基因作物的代谢途径可能不同,因此要求提供全面且详细的与非转基因作物代谢不同的转基因作物代谢试验信息,没有转入通过代谢途径提高抗性基因的基因修饰作物,不需要进行代谢试验,但应详细说明转入基因不改变代谢的理由。如果基因的转入会改变农药在该作物中的代谢过程,从而改变对有效成分的抗性,应该对转基因作物所属的每个作物组进行作物代谢试验。然而,如果上述一个试验显示的代谢途径与传统作物类似,则不需要额外的试验。如果观察到不同的代谢途径,则应提交另外 2 个作物组代谢试验的结果。

在作物代谢研究中,应对所有初级农产品样品进行残留物的特性描述和(或)鉴定。在柑橘、瓜类和香蕉等皮不可食的农产品中,应确定残留物在果皮和果肉之间的分布。对某些未成熟阶段也可食用的作物,如玉米笋或叶菜沙拉,也要对这些阶段的农产品进行采样、分析。用成熟作物的非可食部位(如苹果叶、马铃薯叶)来帮助鉴定残留物时,还必须对可食部位进行取样和分析,以证明代谢情况的相似性。如果涉及多种使用方式,还需要针对不同使用方式进行采样,例如不同 PHI 均应采样。

3.3.2 轮作作物试验

施用农药的作物采收后,有可能还要种植其他食品或饲料作物(在某些情况下,由于施药作物种植失败,需要重新种植),一般需要开展轮作作物(有时也指后续作物或后茬作物)代谢和残留试验。

开展轮作作物代谢试验是为了对轮作的可食或可饲作物中农药残留进行定性定量研究。农药使用在多年生或半多年生作物上时,通常不需开展轮作作物代谢试验,这类作物包括但不限于以下农产品或作物组:芦笋、鳄梨、香蕉、浆果类水果、柑橘类水果、椰子、蔓越莓、椰枣、无花果、人参、朝鲜蓟、葡萄、番石榴、猕猴桃、杧果、蘑菇、橄榄、番木瓜、西番莲、菠萝、车前草、仁果类水果、大黄、核果类水果、树生坚果类作物。

具体来说,这些试验可满足以下目的:

- 评估各种初级农产品(RAC)通过土壤吸收的总放射性残留量(TRR)。
- 鉴定各种初级农产品中最终残留物的主要组成,确定需要进行定量分析的残留物组分,即用于膳食风险评估和用于MRL符合性监测的残留物定义。
- 阐明轮作作物中有效成分的降解途径。
- 提供根据残留物吸收水平所确定的轮作作物种植限制资料。这些资料主要为国家或地区农药登记机构使用。
- 为确定是否需要开展轮作作物的限制性田间试验提供数据支持(见3.5.2)。

通常用相当于单季最大施药量放射性标记测试物质处理过的沙壤土进行这项试验,除非农药标签明确标注其限制使用在沙壤土外的其他土壤类型。无论哪种情况,都不应对土壤进行灭菌处理。如果标签规定按 1 kg/hm²,每周施药 1 次,共施药 9 次,则可计算出最大的单季施药量。这时可以按照 9 kg ai/hm² 的用量施药 1 次,或按照 3 kg/hm² 用量施药 3 次,或采用其他用药方案,只要达到单季最大施药量即可。在所有上述情况下,最后一次施药开始,认为是土壤中农药开始降解的时间。用放射性标记的农药有效成分处理土壤,最好使用与实际登记产品成分组成相同的制剂。如果混土是典型的农业措施,农药施到土壤后就可以被混入土壤中。

下面给出的是几类轮作作物组的代表作物:

- 根和块茎蔬菜,例如萝卜、甜菜或胡萝卜;
- 小粒谷物,如小麦、大麦、燕麦或黑麦;
- 叶类蔬菜,如菠菜或莴苣。

如果可能,农药标签中应标明可以种植的轮作作物。

代表性轮作作物应以 3 个适当的轮作间隔进行种植。例如,用 7~30 d 轮作作物间隔期来评估种植失败或紧随种植的作物;60~270 d 轮作作物间隔用于反映主要作物收获后的典型轮作措施;270~365 d 轮作作物间隔用于评估第二年轮作作物。轮作作物种植间隔期的选择应基于农药的实际使用情况和典型的轮作措施。施药后,例如某些除草剂对 7~30 d 后种植的轮作作物产生严重药害时,应研究选择替代的首次轮作作物的间隔期。应提供有关因作物药害限制种植轮作作物方面的资料。

轮作作物代谢试验可以在温室、室外小区、人工气候培养箱,或以上任意两者组合中进行,例如,轮作作物可以在温室土壤中种植,而土壤在室外或大田条件下处理和熟化。

测定轮作作物中的农药残留量,以验证轮作作物代谢试验中检测到的残留物是否在田间条件下存在及其存在的情况下的残留水平。用以上数据确定是否需要制定轮作作物中最大残留限量(MRL),或制定在国家或地区层面适合的轮作限制措施,即明确从前茬作物施药到可以种植轮作作物的时间间隔,确保轮作作物中不会有毒理学意义的残留物。

轮作作物中的残留物通常由各种低浓度的代谢物组成。对于残留物定义中规定的、残留量通常低于LOQ的化合物,不需要进一步试验。在多年生作物(如各种树木和葡萄藤作物)或半多年生作物(如芦笋)中使用的农药,通常不要求进行轮作作物试验,因为在上述情况下的轮作不属于常规的农业措施。

如果轮作作物代谢试验中的初级农产品总放射性残留量(TRR)超出了阈值(0.01 mg/kg),通常需要确定 TRR 大于 0.01 mg/kg 的残留物的性质,并提交相关资料。

如果在轮作作物代谢试验中发现的组分,其毒性比前茬作物的残留物定义所含成分低,即使残留量可能超过 0.01 mg/kg,也不需要开展轮作作物试验。在这种情况下,应提供合理的解释支持上述评估。

如果存在需要特殊关注的毒理学问题,即使残留量可能低于 0.01 mg/kg,也必须提交轮作作物限制性田间试验的残留资料。

田间轮作作物试验使用未经放射性标记的农药,按一个生长季最大施药剂量和代表性使用方式,至少在两种不同代表性的农业区域进行。无论基于何种施药方式、土壤类型、土壤温度、农药持久性或其他环境和种植习惯等何种情形,试验设计应反映出轮作作物从土壤中吸收最高农药残留水平的情形。

根和块茎作物、小粒谷物和叶类蔬菜的试验,通常足以代表所有可能的轮作作物。在轮作作物代谢试验中,即使 1 种或 2 种代表作物没有显著地吸收残留物,仍需要在 3 种不同的代表作物中进行限制性田间试验。如果农药主要用于水稻田,需要设计一种替代性试验,例如轮作作物种植前在水淹条件下对农药进行老化。

轮作作物试验中,收获所选择的代表性轮作作物时,应采集其可食可饲部位。如果常规农业措施需要收获成熟期和未成熟期作物,应选择在该作物多个间隔期进行采样。采集的样品为:谷类作物的青秸秆、秸秆、籽粒,叶菜类蔬菜的未成熟和成熟样品,根类作物的根部或块茎以及地上的叶部(即使叶部不是根类作物的初级农产品)。由于需要用根类作物和叶类作物外推到更广泛范围的食用作物,因此需要根类作物的叶部数据和未成熟叶类蔬菜数据。另外,由于越来越多的烹饪环节使用未成熟绿色植物,因此也需要采集未成熟的叶菜样本。未成熟叶菜是代表作物在达到完全成熟时间的 50% 时代表作物的生长阶段。一般情况,不要求采集土壤样品,但如果研究有特殊目的,也可能需要采集。

3.3.3 家畜(禽)代谢

将农药直接用于家畜、动物场所或动物圈舍,或农药在作物、动物饲料原料、青贮饲料或任何可能成为动物饲料的植物中使用,只要农药残留量达到显著水平,都需要开展家畜代谢试验。

反刍动物和家禽必须进行单独的动物饲喂试验(家畜饲喂试验)。因为从大鼠试验中可以获得单肠动物的代谢数据,除特殊情况外,不需要进行猪的代谢试验,如果大鼠的代谢与牛、山羊和鸡的代谢不同,则需要提供猪的代谢试验。这些差异可能包括(但不限于)以下几点:

- 代谢程度的差异;
- 观察到的残留物性质的差异;
- 出现了具有已知潜在毒理学关注的次级结构的代谢物。

通常最重要的代谢试验指的是反刍动物和家禽的试验。在反刍动物中首选泌乳期的山羊或奶牛。在家禽试验中,鸡是首选动物。

应按照以下动物数量要求进行每组试验(经皮与经口进行比较,或对于每个放射性标记位置)。反刍动物代谢研究可以在一只动物上进行。对于家禽,建议每个试验(或剂量)使用 10 只家禽。如果从科学性考虑,必要时可以适当增加试验动物的数量。家畜代谢试验不需要设置对照组。家畜饲喂代谢试验中使用的最低剂量应接近饲喂含最高残留量饲料时的摄入量。但是,对于饲喂试验,牲畜膳食摄入的最低剂量应为 10 mg/kg 饲料。经皮试验的最小剂量应是标签的最高浓度。通常需要放大剂量,以便在组织中获得足够的残留物,以便于其特性描述和(或)鉴定。反刍动物和猪应至少连续给药 5 d,家禽应至少连续给药 7 d。

如果代谢试验替代使用未标记的化合物进行单独的家畜饲喂试验,同时怀疑残留物水平不能达到稳定水平的情况下,则强烈建议试验中增加第二只动物(或第二组家禽),按实际剂量给药,并延长给药期。这样试验将允许 JMPR 可能在缺失牲畜饲喂试验资料的情况下,根据代谢试验资料提出动物组织的最高残留水平。使用代谢研究代替饲喂试验需要充分的科学理由,特别是在代谢试验中牛奶或鸡蛋中的残留物尚未达到稳定水平时,则应更加重视。

在代谢试验中所用剂量都是以饲料干重计算的,需要注意的是,不能使用作物处理百分比和残留中值等信息确定试验剂量。

畜禽代谢试验中,其排泄物、牛奶和鸡蛋,应每天收集 2 次(如果适用)。需要收集的组织至少应包括肌肉(反刍动物的腰部和侧腹肌肉、家禽的腿部和胸肌),肝脏(山羊和家禽的整个器官,如果用牛或猪时,肝脏中不同肝叶),肾(仅反刍动物)和脂肪(肾、网膜和皮下)。应该对所有组织、排泄物、牛奶和鸡蛋中的总放射性残留量进行量化。对于牛奶,应通过物理手段将脂肪与液体部分分离出来,并对每个部分的放射性残留总量进行定量。

3.3.4 土壤、水和水-沉积物系统的环境归趋

FAO 专家组不评估环境毒理学数据,但要求提供与食品和饲料作物残留吸收相关的环境归趋试验。

通常要求所有农药都要进行该试验,除非那些具有特定用途的农药,例如种子处理剂和仓储用药。提供相关试验资料对于评估食品和饲料中的农药残留来说必不可少。

FAO 专家组审议了与农产品中残留物评估过程有关的各种环境归趋试验,认为以前评估的部分试验对确定关注的残留物或评估残留物水平没有太大的帮助。应指出的是,所需的试验在某种程度上取决于施药方式(土壤、叶面、种子处理),而水稻是独特情形。表 3.3 概括了环境归趋资料的相关要求。

表 3.3 JMPR 环境归趋资料要求

试验类型	施药类型和要求(是/否/有条件的)						注释
	叶面用	土壤用	根、块茎、鳞茎类植物或花生(在/后胚发育)	种衣剂(包括马铃薯种薯)	除草剂(用于作物中的杂草)	水稻	
物理和化学特性	有条件的	有条件的	有条件的	有条件的	有条件的	有条件的	仅提供原药的数据,例如水解和光解。
土壤降解(好氧)	否	是	是	否	是	否	可能是限制性轮作作物影响资料的一部分。
土壤光解	否	是	是	是	是	否	
土壤降解(厌氧)	否	否	否	否	否	否	
土壤中持久性	否	否	否	否	否	否	
土壤中移动性和淋溶性	否	否	否	否	否	否	
土壤吸附	否	否	否	否	否	否	
水解率及其产物	是	是	是	是	是	是	在灭菌缓冲液中的水解。应适当提供非生物条件下的差向异构资料(例如拟除虫菊酯)
植物表面光解	有条件的	否	见叶面用	否	否	见叶面用	植物代谢资料就足够了。特殊情况除外(例如阿维菌素)
光解-自然池塘水	否	否	否	否	否	有条件的	对于水稻,植物代谢资料可能就足够了。GAP 包括水面施药。
作物吸收和生物利用度(见轮作作物)	否	否	否	否	否	否	

续表

试验类型	施药类型和要求(是/否/有条件的)						注释
	叶面用	土壤用	根、块茎、鳞茎类植物或花生(在/后胚发育)	种衣剂(包括马铃薯种薯)	除草剂(用于作物中的杂草)	水稻	
限制性轮作作物	是	是	是	是	是	否	无轮作作物的不需要(例如果园作物)。应分析土壤和作物中的放射性标记残留物。
田间轮作作物	有条件的	有条件的	有条件的	有条件的	有条件的	否	根据限制性轮作作物试验结果确定是否需要。
大田消解试验	有条件的	有条件的	有条件的	有条件的	有条件的	否	根据限制性轮作作物试验结果确定是否需要。
水-沉积物系统中的残留物降解(生物降解)	否	否	否	否	否	有条件的	提供水稻代谢试验资料可能就足够了,在其他情况下,例如施用于池塘水时,需要提供代谢和降解试验资料。

3.4 残留分析

3.4.1 分析方法

作为常规评估程序的一部分,JMPR会评估在规范田间试验、农产品加工试验和家畜(禽)饲喂试验中所用的分析方法的有效性。

对每种残留检测方法都会开展基于确认数据和性能特点(包括提取效率)的检验,以确定其对于预期目的、所检测的化合物以及所分析基质的总体适用性。分析方法的回收率数据尤为重要。有必要对试验和研究中具有代表性的基质进行方法确认。JMPR将在回收率满足70%~120%和相对标准偏差不大于20%的情况下,最小添加浓度作为方法的定量限。检出限表明不同基质中可能存在的低水平残留,但因不能提供定量数据,所以在评估残留水平时不予考虑。然而JMPR也认识到,随着时间推移,LOQ可能会与方法确认期间获得的估算值不同。

分析方法用于获得评估膳食暴露所需的数据,确立最大残留限量(MRL)以及确定加工因子。分析方法同时用于所制定MRL的监测。值得高度注意的是,分析方法应当能够检测农药残留物定义所规定的所有分析物。用于膳食风险评估的残留物定义可能与用于MRL符合性监测的残留物定义不同,因此可能需要不同的分析方法。在一种分析方法无法检验某一残留定义中的所有化合物的情况下,有必要使用多种分析方法。

只要技术允许,应分别分析主要的残留物。通常不鼓励使用非特异性方法。但对某些目标农药可能没有特异性残留分析方法,或这些方法难以实现。在这些情况下,如果含有某官能团的所有组分都具有重要的毒理学意义,且没有适合的残留浓度单一指示物时,可以接受的办法是将这些组分转换为含有共同官能团的分子。在这种情况下,可以使用"共同官能团法"进行检测。

就检测方法而言,检测实验室一般没有足够的能力对所有可能存在的化合物进行逐一检测,更倾向采用可一次检测多种农药的多残留分析方法,尽管回收率可能较低。国家或地区对农药残留进行监测时,多采用多残留分析方法,而很少采用单残留分析方法。当然,如果某农药不宜使用多残留方法检测,应提供单独的残留检测方法。

在实践中,可能不得不采用某种灵活方式给出数据,以便确立两个不同的残留物定义,一个用于膳食风险评估,另一个用于 MRL 符合性监测。在这种情况下,如条件允许,申请人应尽可能单独检测农药残留物定义的各个组成部分,而不是采用"共同官能团法";或者如果"共同官能团法"的成本不适合进行日常市场监测,可根据"共同官能团法"先进行分析,再平行分析田间试验样品中某一合适的指示组分,应考虑提供适当的市场监测方法。

方法应该满足以下要求:

● 能够检测样品基质中可能被列为残留物定义(包括膳食风险评估和 MRL 符合性监测定义)的所有分析物;
● 能够区分单个异构体/类似物,以满足膳食风险评估需要;
● 具有足够的选择性,确保干扰物质不超过分析定量限(LOQ)的 30%;
● 具有可接受的回收率和重复性;
● 适用于所有作物(包括饲料)以及动物组织、奶、蛋和用作饲料的副产品;
● 如果家畜有可能饲喂处理过的作物,方法应该包含所有可食的动物产品;
● 如果加工产品中检测到残留,方法则应包含所有加工产品。

如果技术条件允许,监测方法应能定量小于或等于 0.01 mg/kg 的残留量,当 MRL≤0.01 mg/kg 时,应能定量小于或等于 0.3×MRL 的残留量。但如果残留浓度低到无法检测,且 MRL 又设置在 LOQ 水平,是例外的情况。

一般而言,在不同试验中使用的残留分析方法应针对所有基质进行确认,以表明其适用性满足要求。确认程度取决于已有的和报告的信息多少。只有在确认新方法或现有方法出现重要改变时(如改变溶剂系统或定量分析方法),才应提供完整的确认数据。在针对不同农产品调整分析方法时,可能需要进行类似调整。

如果试验涉及植物材料,则测定农产品的种类取决于农药产品的使用范围。应提交所有待分析样品基质和预计残留物定义(MRL 符合性监测和膳食风险评估)中所有成分的确认数据。应重点对表 3.3 中每个代表性农产品类别中的一种初级农产品进行全面确认试验。

如果动物可能食用施药处理的作物,且需要或提交了饲喂试验的情况下,应采用以下基质验证动物源产品上的残留检测方法:奶、蛋和所有可食用组织,可食组织通常包括家畜的肉、脂肪、肝脏、肾脏以及禽类的肉、脂肪、肝脏。大多数情况下,家畜产品的添加回收数据适用于山羊、猪、马、绵羊和禽类产品。

具体的方法确认程序,包括提取效率和确证测试,可接受的性能参数标准以及方法报告格式,可参考几个国际公认的指导文件。

全面确认方案的最低要求包括:
● 至少 2 个添加水平(LOQ 和 10×LOQ)各开展 5 次添加回收试验;
● 分析 2 份对照样品;
● 覆盖方法检测浓度范围的标准曲线应有 5 个浓度水平的单次进样,或 3 个浓度水平重复进样。

如要对此前经过全面确认的现有方法进行调整,以适用于同类其他"近似"作物,则通常只需进行简单或有限的确认。

简单确认方案的最低要求包括:
● 至少 2 个添加水平(LOQ 和 10×LOQ),各 3 次添加回收试验;
● 分析 2 份对照样品;
● 覆盖方法检测浓度范围的标准曲线应有 5 个浓度水平的单次进样,或 3 个浓度水平重复进样。

在样品分析期间,方法的性能应有适当的质量控制检验及进行确证。

可接受的方法一般最低性能标准是:

- 在校准范围内,浓度-响应值关系应呈线性(纯溶剂和/或基质匹配校准);
- 提取物和校准溶液中的分析物浓度在整个分析过程期间没有改变;
- 平均回收率和可重复性相对标准偏差符合表3.6所限定的范围。

提供的分析方法应包括:

- 提交并用于评估规范田间试验和环境归趋试验中所使用的专门方法;
- 监测方法

应对方法进行概括总结,包括一份方法检测农药以及适用作物的清晰概要。此外,还要包括方法的特异性、重复性、经验证的方法定量限和检测范围,包括定量限的每个添加水平的平均回收率及相对标准偏差等内容。

提供给JMPR的资料不仅包括规范田间试验和其他试验所使用的分析方法原理,还要包括整个分析程序的详细资料,包括对样品及分析部位的精确描述、样品处理过程中残留的稳定性、提取效率证明试验、不同水平的回收率、定量限、检出限、样品及质控样品的谱图,以及对如何确定定量限和检出限的说明。

应编写一份汇总表,说明所使用方式的基本信息。表后附有所涉方法的简述。

表3.4　不同研究对象所使用的分析方法信息汇总样表[10]

基质	分析物	方法	原理	LOQ (mg/kg)	参考文献
小麦饲料 小麦秸秆 小麦籽粒 大麦饲料 大麦秸秆 大麦籽粒 大麦制品	苯菌酮 CL 3000402 CL 434223 CL 376991	RLA 12619.02 RLA 12619.03V (993/0)	甲醇/水 提取 二氯甲烷萃取 SPE 净化 LC-MS/MS 分析 苯菌酮 $m/z\ 409 \rightarrow m/z\ 209 / m/z\ 411 \rightarrow m/z\ 209$ CL 3000402 $m/z\ 423 \rightarrow m/z\ 241 / m/z\ 425 \rightarrow m/z\ 243$ CL 434223 $m/z\ 395 \rightarrow m/z\ 195 / m/z\ 397 \rightarrow m/z\ 195$ CL 376991 $m/z\ 395 \rightarrow m/z\ 209 / m/z\ 397 \rightarrow m/z\ 209$	0.01	2001/7001048, 2001/7001770, 2002/1004080
葡萄 葡萄酒 大麦籽粒	苯菌酮	DFG S19	丙酮提取 丙酮/乙酸乙酯/环己烷萃取 GPC 和硅胶柱净化 GC-ECD 分析	0.01	2000/7000136

除农药企业开发的方法外,还应提供适合监管部门使用的已公布的方法。如没有已经公布的监管方法,则CCPR可能不会通过该MRL。

表3.5　用于分析方法确认的典型农产品分类[a,9]

农产品类型	常见农产品类别	常见代表农产品
1.高含水农产品	仁果类水果	苹果、梨
	核果类水果	杏、樱桃、桃
	其他水果	香蕉
	葱类	洋葱、韭葱

续表

农产品类型	常见农产品类别	常见代表农产品
1. 高含水农产品	葫芦科果菜	番茄、辣椒、黄瓜、甜瓜
	芸薹属蔬菜	花椰菜、抱子甘蓝、甘蓝、西蓝花
	叶用蔬菜和新鲜草药	莴苣、菠菜、罗勒
	茎类蔬菜	芹菜、芦笋
	饲料作物	鲜苜蓿、苕子、鲜甜菜
	鲜豆类蔬菜	鲜豌豆(含豆荚)、豌豆粒、荷兰豆、蚕豆、红花菜豆、四季豆
	块茎和根块蔬菜叶	甜菜和饲料甜菜地上部分
	鲜菌类	蘑菇、鸡枞菌
	块茎和根块蔬菜或饲料	甜菜和饲料甜菜根、胡萝卜、马铃薯、甘薯
2. 高含酸含水农产品	柑橘类水果	柠檬、橘、橙
	小型水果和浆果	草莓、蓝莓、覆盆子、黑醋栗、红醋栗、白醋栗、葡萄
	其他	猕猴桃、菠萝、大黄
3. 高含糖低含水农产品	蜂蜜、干果	蜂蜜、葡萄干、杏脯、李脯、果酱
4a. 高含油低含水农产品	树生坚果	核桃、榛子、栗子
	油籽	油菜籽、葵花籽、棉籽、大豆、花生、芝麻等
	花生酱、芝麻酱、榛子酱	树生坚果和油籽酱
4b. 高含油中等含水农产品	树生坚果油、油籽和含油脂水果的油脂	橄榄油、菜籽油、葵花籽油、南瓜籽油
	含油脂的水果和制品	橄榄、鳄梨及其果酱
5. 高淀粉和(或)蛋白质、低水和脂肪农产品	干豆类蔬菜/豆类	蚕豆、干蚕豆、干扁豆(黄色、白色/深蓝色、棕色、斑点)、小扁豆
	谷物及其制品	小麦、黑麦、大麦和燕麦;玉米、大米、全麦面包、白面包、饼干、早餐麦片、意大利面
6. "特殊或独有的农产品"		啤酒花、可可豆及其制品、咖啡、茶、香辛料

a:农产品组和分类符合 OECD 指导文件(参考文献 8),但提供了更详细的信息

表 3.6　农药分析方法性能评价标准[7,9]

质量分数水平	相对标准偏差(%)	平均回收率范围(%)
≤1 μg/kg	35	50~120
>1 μg/kg,≤0.01 mg/kg	30	60~120
>0.01 mg/kg,≤0.1 mg/kg	20	70~120
>0.1 mg/kg,≤ 1.0 mg/kg	15	70~110
>1.0 mg/kg	10	70~110

3.4.2　残留分析方法的提取效率

在有数据的前提条件下,可以将分析方法的样品提取效率与代谢试验样品中的残留组分的放射性检测结果进行比较。

提取效率是方法开发的关键指标,应提供通常使用的溶剂和条件(包括温度、pH、时间等)信息。提取效率对分析结果的正确度有显著的影响,因为提取效率低是方法偏差的主要来源。然而,通过分析前短期内在样品中添加的传统回收率试验,无法检查方法的提取效率。对于残留物定义中的所有残留物的提取效率的严格确认,只能够采用实际发生残留(incurred residue)的样品。代谢研究通常就是这种情况,通过测定放射性标记的分析物可以确定提取效率。

在 IUPAC 一份关于植物农产品和动物产品中的外源性结合残留的报告中建议残留分析方法的提

取步骤应该通过使用放射标记研究中的样品进行验证。放射标记研究中的农药要按照符合标签规定和GAP要求的方式使用。

理想情况应保留代谢和轮作作物试验中的相关农产品,用于测定 MRL 监测执法、规范田间试验和轮作作物试验中所使用用分析方法的提取效率。在研究报告中应给出选择相应农产品的理由。用分析方法的提取步骤提取保留农产品中的目标物,用放射化学方法(燃烧分析,液体闪烁计数和放射性检测器的色谱分析)测定提取效率。提取效率可以与代谢研究中获得的对应提取量进行比较,代谢试验中农产品经过激烈的提取过程以提取出大多数(或者不是全部)潜在的分析物。这种比较就被称为放射性确认,如果可能的话,应该对所有方法的提取过程开展放射性确认。

同样,比较提取效率试验可以用常用萃取溶剂,例如丙酮+水、乙酸乙酯、乙腈,用于代谢试验的样品。提取残留物定义中所涉及的残留组分,应该提供法定方法所用溶剂的提取效率资料。

当无法得到代谢试验的样品,开发新的分析方法时,可以对比两种溶剂体系。可以利用代谢试验条件下使用的溶剂体系作为第一步,对诸如规范田间试验中实际形成的残留物进行提取,然后用正在研究的溶剂作为第二步进行提取。可以通过直接比较相应分析结果获得有关提取能力的信息。

检验提取效率可以是代谢试验的一部分,也可以是方法开发试验的一部分。在任何情况下,都应在相关的方法确认试验中引用对应的试验结果,因为它们对于两类方法(登记前和登记后)的开发都是必不可少的。

3.4.3 分析样品中农药残留的储藏稳定性

用于规范残留试验、农产品加工试验和家畜饲喂试验的残留样品,在实验室分析前,通常要在冷冻条件下储藏一年或更久。在这种情况下,有必要进行冷冻储藏稳定性试验,以保证储藏样品中的残留与新鲜样品中的残留实质上一致。分析前如果储藏过程中残留损失超过30%,那么相应储藏期的残留试验数据是无效的。

冷冻储藏样品试验的结果和条件应与试验分析样本的储藏时间和条件相当,这有助于确定试验残留数据的有效性。

在冷冻储藏试验评估中,需注意以下几点:

- 试验设计(计划采样间隔、重复、随行回收率试验的次数);
- 储藏容器(尺寸、材质、密封性);
- 被测试样品的性质(农产品、未切碎、切碎或匀浆);
- 残留物的性质(单一化合物或混合物);
- 实际形成的残留或添加的残留(添加水平);
- 随行回收率及变异系数;
- 储藏温度(设定的温度和实际温度)。

随行回收率(储藏样品检测期间进行添加样品回收率的测定)用于确定当批次分析的有效性。不应根据随行回收率数据调整储藏样品的分析结果。

在一些储藏稳定性试验报告中,"回收率百分比"的术语被用作"分析或随行回收率",也用于"储藏后剩余残留百分比"。为避免混淆,JMPR 评估将样品储藏后剩余残留称为剩余浓度或剩余百分比,将分析回收率试验的数据称为随行回收率。

在许多情况下,对残留数据的单一检查可以表明残留在试验间隔期内是否稳定。当数据的分散或处于稳定性临界点可能导致结果不清晰时,有必要对数据做进一步分析。

如果假定消解符合一级动力学方程,通过浓度的自然对数随时间的变化曲线,可以获得消解半衰期。半衰期 = (ln0.5)/斜率 。

残留消解损失为30%的储藏期约等于 0.51 × 半衰期 ,即约为 0.5 个半衰期。

残留样品储藏期超过上述时间的,其数据的有效性应受到质疑。

代谢试验和残留分析样品的理想保存条件应该是等于或低于−18℃的环境。需要对所有其他任何条件下的储藏加以记录和说明。因为即便在冷藏条件下储藏,也可能发生多种降解和消解,所以需要开展储藏稳定性研究。

在多数残留试验研究中,样品在分析前都会被储藏一段时间。在储藏期间,残留物定义中所包含的农药和/或其代谢物残留可能因挥发或酶解等过程而减少。因此,为确保检测时样品中农药残留水平与采样时相同,需通过开展对照试验来评估储藏对残留水平的影响。农药残留储藏稳定性试验,就是用来确定待分析样品中农药残留在冷冻储藏期间是否稳定,或者确定储藏期间残留物消解程度。

设计储藏稳定性试验时,要确保能确定储藏样品中农药残留物的稳定性。如果分析方法检测"全部残留物"时,储藏稳定性试验应该不仅仅测定全部残留物,还要分别对残留物定义可能包含的所有化合物进行单独测定。

通常,残留试验样品应该在采样或收获后 24 h 内冷冻。如果出现其他情况,在设计冷冻储藏稳定性试验时,应当把室温或冷藏时间一并考虑。

冷冻储藏稳定性试验中农产品的状态,例如匀浆、粗切、整个样品、提取物应尽可能地与相应残留试验中的样品状态相同。在某些情况下,冷冻储藏稳定性试验的样品可能需要涉及上述多种形式。例如,如果田间试验样品先匀浆储藏几个月,提取后再储藏几周后才进行最终的分析,则冷冻储藏稳定性试验中的农产品也应按照同样的方式处理。

在残留比较稳定的情况下,代表性的取样间隔可以采用 0、1、3、6 及 12 个月,如果样品可能储藏更长时间,还可以类推到更长的取样间隔,例如长至 2 年。相反,如果怀疑残留农药降解较快,则可以选择例如 0、2、4、8 和 16 周这样的取样间隔。如果预先不知道农药的稳定性情况,则取样间隔可综合考虑上述两种情况。

在每个时间点都要对重复样品进行残留物定义中的所有组分的分析。然而,如果同一时间点重复样品的结果差异明显(大于 20%),应对此进行判断,并考虑分析该时间点农产品的额外样品。

如果储藏稳定性试验样品中的残留源于田间施用农药,那么应确认样品含有残留物定义所规定的所有化合物并具有足够的残留水平,以便能检测到残留量的变化。在此情况下,测试新鲜的样品,如采样后马上测试,以及在合理储藏期后的样品,是非常重要的。陈旧样品,即经过冷冻的样品,其中的残留可能已经降解到了稳定水平。当用放置一段时间的样品进行储藏稳定性试验时,或许不能够反映新鲜样品的储藏稳定性情况。

在实验室向未施药的空白样品中添加标准物质,通常是添加有效成分和已确定结构的代谢物。如果残留物定义中包含多种成分,则所进行的试验应能确定每种成分的稳定性。因此,不建议使用测试物混合溶液进行添加,因为它可能掩盖化合物之间的潜在转化。所以,冷冻储藏稳定性试验应该在每种受检测的农产品中单独添加残留物定义所含的每种化合物。

样品中农药的添加水平应为每种分析物检测方法定量限的 10 倍,以保证可以充分测定在储藏条件下残留物的稳定性。避免因回收率大幅度变化而影响残留稳定性试验的结果。添加过程应该与分析方法确认中测定回收率数据的样品添加过程一致。如果不能做到,则应提供一份数据适用性的详细说明/合理理由。在田间试验样品检测不到农药残留或农药残留水平接近方法定量限的情况下,冷冻储藏稳定性试验应采用添加对照样品,而不能使用田间施药获得的样品。

如果需要建立动物产品的 MRL,则应提供在动物组织、奶和蛋中的残留储藏稳定性试验。

对于涉及农产品的试验,可在特定农产品类别之间采用农产品外推原则。农产品类别如下:

- 水含量高的农产品;
- 酸含量高的农产品;
- 油含量高的农产品;

- 蛋白含量高的农产品；
- 淀粉含量高的农产品。

如果农药残留在所有样品试验中表现稳定，从5类农产品的任一类中选择一种进行试验是可以接受的。在这种情况下，假定在所有其他农产品中的残留在同一储藏时期、相同储藏条件下是稳定的。

如果仅制定5类农产品中1类农产品的MRL，那么需要检测残留农药在该类农产品中的2~3种不同农产品中的稳定性。如果这些分析物的稳定性得以确认，则不需要再对该种类别中的其他作物进行试验。

如果农药残留在5类农产品中均未见下降，则不需要提供加工产品的冷冻储藏稳定性数据。然而，如果农药在经过一定时间的储藏后显示不稳定，应对相应稳定储藏期内的任何农产品（初级农产品或加工产品）进行分析。

应该确认采集、样品制备和储藏过程中样品是否保持完整。试验条件应确保与田间残留试验样品一致。如果检测前样品提取物储藏时间已超过24 h，应按照同样条件对样品进行回收率试验，以确定残留物稳定性。

在样品匀浆过程中（切碎、剁碎、磨碎），整个样品中的残留浓度也可能发生显著改变。在提取前就向已匀浆的样品中添加已知浓度的标准品的常规回收率研究方法，通常难以发现残留物的分解和挥发。即使匀浆过程中很大一部分农药都已经"消失"，这种方法仍然可以得到可被接受的回收率。通过测定水果和蔬菜中多种农药混合物，其中包括一种稳定化合物和几种稳定性未知的化合物，系统研究结果显示，对深度冷冻样品进行低温处理可以显著降低或者避免农药残留的分解。

应提供关于样品储藏和加工过程中残留稳定性的详细报告。

如果能够在30 d内对冷冻储藏条件下保存的田间残留试验样品进行分析，在给出合理解释的前提下，例如根据基本的物理和化学特性数据表明该农药不易挥发或不容易分解，可以不进行冷冻储藏稳定性试验。

3.5 使用方式

良好农业规范（GAP）信息是JMPR用来评估农药最高残留水平的一个关键要素。FAO专家组通过现有的登记标签来获得可靠的GAP信息。专家组根据不同国家或地区的GAP信息来确定可能导致食品或饲料中最高残留水平的情形（通常称为"最严格GAP"或"最大GAP"），并将这些情形与已开展的田间规范残留试验条件相比较。因此，从已开展规范田间试验的国家或地区或具有类似气候条件和农业种植条件的国家或地区获得的GAP相关信息至关重要。

FAO专家组认识到，在要求成员方提供相关农药使用的良好农业规范（GAP）信息时，不同国家或地区可能采用不同的农药批准制度。一些国家或地区采用以产品为基础的比较严格的正式登记制度，而另一些国家或地区则采用相对非正式授权方法。只要有关国家或地区提供了"国家或地区批准使用"或"授权使用"的信息，这些信息就可以包含在GAP表格中。所谓"批准"和"授权"可以理解为那些没有完整登记制度但有使用授权形式的国家或地区的GAP信息。这种区别旨在说明在国家或地区层面上GAP授权的术语或方法不同，并无国家或地区制度的优劣之意。

对于不同的国家或地区，农药的登记和批准使用情况可能会有很大差异，并且使用方式也有很大不同，特别是在一些气候差异很大的地区。种植条件和作物种类的不同也可能导致使用方式的差异。根据良好农业规范的定义，农药应按照尽可能降低残留水平的使用方式进行。若由于不必要的高施用量（"过量"）或不必要的过短收获间隔（PHI）导致残留水平超过了最低值，则与GAP的概念相悖。

必须向 JMPR 提交待评估农药的现有 GAP 信息。关键 GAP 是指某国家或地区某种农药在同一种作物上现有登记使用的最高施药剂量和最短 PHI,规范田间试验中农药的使用方式应反映此关键 GAP(通常被称为最大 GAP)。GAP 信息应该按照《FAO 手册》规定的标准格式系统方式进行提交。对于农业和园艺作物、收获后使用和动物直接给药处理的农药分别有专门的提交格式,其他使用类型的农药可能需要其他格式。应按照便于规范田间试验条件进行比较的方式提交资料。

GAP 摘要信息可以为评估提交的数据提供帮助,应同法定标签一起提交。需要强调的是,除了摘要信息外,生产商(或其他资料提交者)必须提供原始标签的复印件。此外,如果原始标签不是英语,那么应同时提交原始标签相关部分的英文翻译,如具体施药剂量(如果规定了农药喷雾浓度或者施药剂量 kg/hm^2)、施药方法、施药时作物的生长期、使用条件和使用限制等。

摘要不应包含标签中任何没有明确规定的使用信息,例如如果标签仅标明 kg ai/hm^2,则摘要中就不能提供 kg ai/hL 信息;如果标签规定特殊生长阶段施药则不能通过计算得出 PHI,且不能由规定的施药间隔和 PHI 推算施药次数。对农产品组,例如叶类蔬菜或水果,应逐个明确其中的农产品,除非它们与现行的法典农产品分类中农产品组中的农产品一致。如果标签没有说明,将不能对某一农药的特定用途进行评估。

推荐的标签应与反映现行 GAP 的标签进行明确区分。此外,以方便对照 GAP 摘要信息和规范田间试验的方式,标签检索目录将更有利于评估。如果没有提供相关标签,将不会对某一农药的特定用途进行评估。

如果 GAP 信息由国家或地区登记主管部门提供,那么也应该提交上述要求的详细信息和标签。对于多个生产企业生产的相同农药产品,由国家或地区主管部门提交 GAP 信息就会更加重要。对于后一种情况,也希望数据提交者能提交所使用的有关农药原药和制剂的化学组成方面的信息。

资料提交者应该从两方面对使用方式进行概括:(1)药效;(2)剂型和施药方式。药效可通过列举防治主要病虫害的方式来说明,或以列表形式表示。采用表格形式时,表格中应该包含作物、防治对象、施药时作物的生长阶段(表 3.7)。

表 3.7　特丁硫磷的病虫害防治信息(JMPR,1989)

作物	防治的害虫	施药时期
香蕉	蚜虫、玉米螟、象鼻虫、线虫	每年 2～4 次
棉花	土壤害虫、金针虫	播种时犁耕处理
马铃薯	黑玉米甲虫、金针虫	播种时犁耕处理
甘蔗	线虫、粉红沫蝉、甘蔗蛴螬、西印度飞蝇、白蛴螬、金针虫	播种时犁耕或垄埂,PHI 为 4 个月

应以表格的形式概括剂型、施药方法、有效成分施药剂量等信息(表 3.6～3.8)。应以注释或脚注的方式提供符合 GAP 使用的相关具体信息(例如基于病虫害的使用剂量,具体的重复施药最小间隔期,整个生长季节施用的有效成分总量,灌溉和飞机撒施的限制)。

表 3.8　……在蔬菜和谷物上的登记使用信息

作物	国家或地区	制剂	施药 [a]		喷雾		PHI, 天数
			施药方式	施药剂量 kg ai/hm^2	施药浓度 kg ai/hL	次数	间隔 [b]	
大麦	法国			1.5				21
豆类	希腊	WP 800 g/kg	叶面施药	0.6～1.5	0.1～0.25	3～4		7
豆类	葡萄牙	WP 800 g/kg	叶面施药		0.13	1～2		7
青豆类	西班牙	WP 800 g/kg	叶面施药	1.6	0.16			21

续表

| 作物 | 国家或地区 | 制剂 | 施药[a] | | | 喷雾 | | PHI，天数 |
			施药方式	施药剂量 kg ai/hm²	施药浓度 kg ai/hL	次数	间隔[b]	
芸薹属蔬菜	意大利	WP 800 g/kg	叶面施药	0.35～0.40				10
莴苣	法国	WP 800 g/kg	叶面施药	0.64				21～41[c]
莴苣	以色列[3]	WP 800 g/kg	叶面施药	2.0			每周	11

a 必要时提供施药时作物的生长时期
b 以天或周计
c 夏季 PHI 21 d，冬季 PHI 41 d

表 3.9 ⋯⋯在水果采后使用的 GAP 信息

| 作物 | 国家或地区 | 制剂 | 施药 | | | 注释[d] |
			方法[a]	浓度 kg ai/hL[b]	处理时间[c]	
苹果	澳大利亚	EC 310 g/L	蘸果	0.05～0.36	最低 10～30 s	
苹果	法国		蘸果	0.04～0.20	30 s	
苹果	法国		浸果	0.04～0.20	30 s 至 2 min	
梨	土耳其		蘸果、浸果或熏蒸	0.075	最长 2 min	

a 施药方式：蘸、浸、喷雾、烟熏
b 蘸、浸、喷雾等的浓度
c 标签中标明的处理时间或其他要求
d 如果处理因品种而异，或者农产品按照标签处理后一段时期不会被食用或者销售，应给予解释

表 3.10 ⋯⋯在动物体表直接使用的登记用法信息

| 动物[a] | 国家或地区 | 制剂 | 施药 | | | 施药后屠宰的间隔期[e] | 施药后采奶的间隔期[f] |
			方式[b]	剂量[c]	质量浓度[d]	天数	天数
肉牛	美国	SC 25	淋洗	2 mg ai/(kg bw)	25 g/L		
非泌乳期奶牛	美国	SC 25	淋洗	2 mg ai/(kg bw)	25 g/L		
泌乳期奶牛	美国	SC 25	淋洗	2 mg ai/(kg bw)	25 g/L		
绵羊	澳大利亚	25	注射	羊毛生长期每个月 0.5 L 液体	25 mg/L	0	

a 标签指明的家畜
b 施药方式包括浇淋、蘸、耳标、注射、喷雾
c 施药剂量可按每个动物或每千克体重表示。如剂量是以有效成分、制剂或喷雾浓度表示，请予以明确说明
d 用于动物的喷雾或蘸浸的浓度。浇淋的施药浓度与制剂浓度相同
e 休药期。标签上标注的动物在施药和屠宰供人类食用之间的间隔期
f 标签上规定的动物施药和采奶之间的间隔期

当需要使用不同格式来汇总特殊用途农药的 GAP 数据时，如种子包衣，通常应包含使用方式的下列具体信息：

- 提交报告单位；
- 农药名称；
- ISO 英文通用名称。对于其他的国际代码名称，应在括号中标明标准机构。例如：(英国标准所：BSI)，(美国国家标准所：ANSI)，(日本农林水产省：JMAF)。必要时还应该提供专利名称或者商品

名称。

- CCPR 农药编码(若有)。
- 批准标签上描述的农药使用方式信息。使用剂量和浓度必须以有效成分明确说明。

如果 GAP 信息由国家或地区登记主管部门提供,那么也应该提交上述要求的详细信息和标签。对于多个生产企业生产同一种农药的情况,由国家或地区主管部门提交 GAP 信息就会更加重要。对于后一种情况,数据提交者有关农药原药和制剂的化学组成方面的信息也希望能提交。国家或者地区主管部门应按照表 XI.2(附件 XI)的要求对 GAP 信息进行总结。表中国家或地区一栏应填写提供 GAP 的国家或地区,不需要与资料提交者一致。表格应严格反映标签中所含信息。对于产品在标签上注明的范围之外使用的情况,即标签外批准,应该提供依法审批文件复印件及其英文翻译件。

再次强调以下 GAP 信息要求:

- 摘要不应该包括标签上没有出现的任何使用方面的信息;
- 应提供现有标签的有效复印件,以及相关部分的英文翻译件;
- 农药制剂产品应采用 FAO 农药规格规定的 2 位字母编码系统,见附件 III;
- 制剂产品中有效成分的浓度,液体产品以 g/L 表示,固体产品以重量/重量表示,通常为 g/kg,或者制剂中有效成分百分比%;
- ULV 或高容量喷雾等不同施药处理方式和最终施药时作物的生长阶段;
- 以 kg ai/hm² 或 kg ai/hL 表示的最大施药剂量、施药次数、施药间隔和规定施药剂量对应的安全间隔期,如果相关,每个季节指定的最大总施药量;
- 采用食品和动物饲料法典农产品分类规定的农产品英文名称来准确表述作物和使用情形;
- 应列出作物组中的每种作物,除非作物组所包含的作物种类与现行的食品和动物饲料法典农产品分类完全一致;
- 单个农产品最好能够参照食品和动物饲料法典农产品分类;
- 应明确区别反映现行 GAP 的标签与"建议"标签;
- GAP 的汇总信息包括与田间试验信息有关的 GAP,还应提交现行 GAP 的同一农药在同一国家或地区同一作物上的具有较高施药剂量或较短安全间隔期的信息。然而,为了避免企业不必要的标签翻译费用,也为了避免不必要的额外工作(残留数据不支持农药使用方式),仅需提供那些支持残留资料的符合 FAO 资料要求的农药使用方式的原始标签复印件(必要时翻译)。

3.5.1　国家或地区主管部门在重新登记中的周期评审农药

在国家或地区评估程序中,需要不断修订农药的现有使用方式以满足人类健康和环境安全的新需要。因此,提供给 JMPR 的数据通常包括现行登记使用和有待国家或地区主管部门批准的标签。然而,田间试验获得的数据通常与农药的新使用相关。在此情况下,JMPR 不能修订或建议维持现行的 MRL。

此外,某些农药同时具有旧标签和降低用量的修订标签,JMPR 也不能制定反映调整后使用方式的 MRL。

为了确保更好地评估残留数据,对正在进行国家或地区重新登记的周期评审农药,应向 JMPR 的 FAO 联合秘书提交下列资料:

- 现行登记的用途;
- 将得到支持的现行登记用途;
- 拟增加或者修订的用途;
- 登记状态以及新用途或用途变更成为 GAP 的预计日期;
- 预计原登记用途取消的日期;
- 对与通过农药规范残留试验获得数据相关的用途(新的、修订的,或者现行有效但将取消的)的清楚描述。

此类农药评审的重点应放在新的、或修订的、或现行有效并继续有数据支持的用途,并提出详细的评估意见。仅就当前使用方式提出 MRL 建议。

只有当新的或者修订的用途成为 GAP 后,才根据它们推荐 MRL。

3.5.2　GAP 信息的表述

所有资料必须以英文表述,且必须直接来源于批准的标签。

对作物和使用情况的描述要严格遵从批准的标签。如果标签批准农药用于某作物组,例如柑橘类水果或果树,应该在 GAP 表格中如实标明。某国家或地区作物组中的具体作物应该以英文名称(括号中列出地方品种)在表下注中明确说明,最好使用与法典食品和饲料分类相一致的作物名称。

防治信息可以用具体病虫害或相关病虫害种类的大组的英文名称表述,例如白粉病、叶螨、鳞翅目昆虫、酵母菌等。括号里给出拉丁名称通常提供更明确的信息。避免使用过于宽泛的防治大类来说明,例如真菌病害、有害昆虫或者类似的表述,因为这种表达通常不能提供足够的信息。

农药的剂型采用 2 位字母编码系统表示,该系统由 GIFAP 提出并被 FAO 和 CIPAC 采纳。编码详见附件Ⅲ。具体术语定义见 FAO Manual on the Development and Use of FAO Specifications for Plant Protection Products (2010)。

液体制剂产品有效成分的质量浓度单位为 g/L 表示,例如乳油(EC)或者悬浮剂(SC),尽管标签说明中标注的剂量为每公顷或者每百升喷雾中制剂产品的体积升数(或相似描述)。固体制剂中有效成分的质量分数,单位为 g/kg,或者固体制剂中有效成分的质量百分比(%)。

必须详细说明施药方式,例如使用的器械类型以及输出量,如超低容量(ULV)、高容量喷雾器等。通常施药方式与为该施药方式开发的专用剂型有关。必须意识到不同施药方式导致的残留沉积量有明显差异,例如在每公顷的有效成分用量相同的条件下,使用 ULV 比高容量施药方式产生的残留沉积量更高。

最后一次施药所带来的残留沉积量占收获期残留量的比重更大。由于农药残留的持效性可能在栽培季节的不同阶段不尽相同,需要记录最后一次施药时作物的生长阶段。例如,在气候适宜的地区,由于夏季的光照强度(UV)和温度均比秋季高,因此一些农药残留在秋季降解速率通常要低于夏季。应使用编码数字(最好使用 BBCH 系统)详细说明作物生长阶段。

只有当标签上有明确说明时,才应给出每季的施药次数。由于施药间隔期,相应的施药次数通常与施药剂量有关,应该清楚标明推荐的可替代施药方式。例如,防治苹果疮痂斑,每间隔 7～8 d 剂量 A 施用 1 次进行预防,剂量 B 的施药剂量约为 A 的 1.5 倍,施药间隔期则为 10～14 d。连续施药的间隔期可能会对某一特定时间的残留沉积产生重大影响,因为早期施药的残留可能会在下次施药时仍然存在。一些标签给出了每季的农药最大施药剂量,这些信息最好以脚注方式予以说明。

施药剂量应该以公制单位表示。附件Ⅹ的总则部分给出了非公制单位和公制单位的换算系数。使用剂量应该按照有效成分的量以 g/hm² 或者 kg/hm² 表示。若标签有相关说明,则应以同样方式提供整个生长季有效成分的最大使用量,但不能按照最大施药次数进行计算。

在标签上指示为 g/hL 或者 kg/hL(喷雾浓度)的情况下,如实记下喷雾浓度,而不要用每公顷喷雾液体平均数量来计算得出相应的 kg ai/hm²。如果之前写明了计算的 kg ai/hm² 值,那么这种情况应与标签说明清楚地区分开。

应按相关农产品列出标签中规定、推荐或声明的安全间隔期(PHI)。如果对同一个或者相似的农产品推荐不同的 PHI,例如温室或露天种植作物,或者使用较高剂量的情况下,应对特定情况予以清楚说明。有时此标签用作物的生长阶段来表示时间,例如推荐在作物生长初期阶段施用农药,如苹果和梨芽期用药、苗前或苗期除草等。在这种情况下,最后一次施药的作物生长时期对于阐明 GAP 很有帮助。

GAP 表格中的 PHI 应该仅仅摘录批准标签上明确说明的 PHI。

对于动物直接给药处理的情况,应该列出动物用药和屠宰之间,或者动物用药和产蛋或产奶之间的休药期。对于用于饲料作物的农药,标签应说明施药后对食草动物的放牧限制措施。

3.6　作物中规范残留试验结果

评估农药最高残留水平主要是基于可靠的规范残留试验残留结果,规范残留试验一般按照能反映临界良好农业规范的使用方式进行。

当最大 GAP 条件下获得的残留水平引起急性摄入关注时,则考虑采用稍次于最大 GAP 的替代条件开展的试验来评估最高残留水平。

在第五章"JMPR 评估最高残留水平的做法"将详细论述规范残留试验资料的评估原则。

开展规范田间试验(作物田间试验)是为了确定初级农产品(包括动物饲料)中农药残留水平,其试验设计应反映可能导致最高残留的农药使用方式。其试验目的是:

- 按照推荐的或已有的 GAP 使用农药,对农产品中残留范围进行测定;
- 合适时,测定农药在农产品中的消解速度;
- 测定残留值,如规范残留试验中值(STMR)和最高残留值(HR),用于膳食风险评估;
- 推荐最大残留限量(MRL)。

作物田间试验因为可以提供农药母体和代谢物的相对量和绝对量信息,所以其对确定农药残留物定义很有帮助。

术语"规范残留试验"是指按照农药指定的或官方批准的施药方式进行施药,包括田间种植(露地)、保护地种植(玻璃温室或薄膜覆盖)、采后处理(如粮储、水果涂蜡或蘸果)作物的残留试验,还包括细致的田间管理程序、可靠的实验设计和采样。JMPR 把按照 OECD 试验指南[18,19]要求进行的试验作为规范残留试验。新的规范残留试验设计、实施、记录和报告应遵循 OECD(或相当的)GLP 指南(OECD,1995—2002),或遵循为保证残留数据质量而制定的国家或地区规范。

农药最大残留限量主要基于规范残留试验残留数据。规范残留试验是指农药按照登记或批准的施药方式使用后,用来确定残留物性质和水平的试验。应提交所有可能使用农药的作物上的规范残留试验。当 GAP 条件下的试验数量有限的情况下,可以提交其他残留结果作为辅助资料,例如可以提供阐明农药残留降解速率的残留消解试验资料,或更高施药剂量下残留量低于 LOQ 的试验结果。残留数据应能反映正常收获成熟农产品中的残留量。然而,当施药时作物可食部位已形成,应提交可食部位的农药残留消解试验资料,以对正常收获期的残留数据作为补充。

当施药时作物的可食部位(食用或饲用)已形成,或当最先收获时,预计可食(或饲用)部位会有残留时,则有必要提交残留消解资料。残留评价中残留消解资料有以下作用:

- 对于更长的 PHI,确定残留量是否比正常 PHI 时更高;
- 评估残留物的半衰期;
- 根据围绕 GAP 中 PHI 开展的消解试验结果,确定调整 PHI 后是否会影响残留水平;
- 根据具体情况,允许用一定程度的内推法来支持农药使用方式,包括不直接等同于田间使用的 PHI;
- 确定残留水平随时间变化的情况,增进对更接近 GAP 条件下农药代谢研究的理解,为选择合适的残留物定义提供支持;
- 确定用于如马铃薯和花生等作物上的内吸性农药在施药后达到最高残留水平的时间间隔。

为评估国际贸易中农产品的农药最高残留水平,规范残留试验结果从理论上应反映所有出口者的典型农业措施、生长和气候条件。因此,出于国家或地区部门政府的利益和资料提交者的职责,应向 FAO 专家组提交所有规范残留试验残留有效数据和其他需要补充的相关资料,以保证推荐的限量能覆盖批准使用农药而引起的最高残留水平,并可以对长期和短期膳食摄入进行合理的评估。

不过需强调的是当 JMPR 认为所提交的数据集已足够时,就会进行评估和推荐最高残留水平,而不用考虑该数据集是代表农药在全球范围内使用还是仅限于某地区使用。

当规范残留试验来源于在不同气候类型或不同种植方式下广泛种植的作物时,即使残留数据仅来源于一个种植季节,专家组可能也认为是足够的。

3.6.1 规范残留试验的设计与实施

下面简要描述规范残留试验的设计、实施、报告的基本原则。具体内容可见参考文件。

田间试验应安排在作物主要的商业种植区域,并且应反映出作物管理和农业措施的主要类型,尤其是那些能够显著影响残留水平的农业操作,如套袋和不套袋的香蕉、沟灌和喷灌、修剪葡萄枝叶等。所有作物田间试验点的土壤类型都应鉴别并报告,如沙土、壤土、沙壤土。如果农药是直接施用于土壤,则试验地点选择时应包括不同土壤类型。

作物品种可能会影响有效成分的吸收和代谢能力。残留试验报告中应明确试验作物品种。在开展一系列的残留试验时,应考虑选用作物的主要贸易品种,如鲜食葡萄和酿酒葡萄;不同季节的作物品种,如冬小麦和春小麦;不同作物品种的植物生长期;不同成熟阶段的农产品,如早熟和晚熟的水果品种;以及形态不同的品种,如樱桃番茄。这将提供代表实际农业情况下的不同用药情况。

试验小区面积因作物而异。但小区面积应足够大以确保农药的施药方式能反映或模拟实际情况,并保证能无偏差地采集到足够数量的代表性样品。一般情况下,小区大小至少达到以下标准:行栽作物 $10\ m^2$、果树 4 株、藤蔓作物(如小型果树或葡萄类)8 株。小区面积应足够大,确保可以避免机械采样和采收时产生交叉污染。空白对照小区应在施药小区附近,以确保两者的种植与管理方式相似或一致。小区之间应设置缓冲区或隔离区,以避免交叉污染。

施药可用手持或商业器械,器械均应校准。采用手持器械进行施药时,应模拟商业种植操作。对于用水稀释的飞机空中喷洒的制剂,如果行栽作物标签上标注施药体积为 $\geq18.7\ L/hm^2$(2 加仑/英亩),树木或果园作物上 $\geq93.5\ L/hm^2$(10 加仑/英亩)时,可用地面施药设备代替空中施药。

田间试验应使用供试农药标签上有效成分最高施药剂量、最多施药次数和最短的施药间隔期(最大 GAP,cGAP)。

施药时期由防治用药时期和作物生长阶段(如开花前、50%抽穗)和/或采收前施药的天数决定。标签规定的任何特定的 PHI,如"作物采收前 14 d 内禁止施药",应作为田间试验最大 GAP 的一个重要参数,这时施药时的作物生长阶段就成为次要参数。相反地,也有不少情况下生长阶段是 GAP 的重要参数,如苗前施药、栽种时施药、开花前施药、旗叶或抽穗期施药,这时 PHI 就成为次要参数。在这些情况下,为评估合适的 PHI 范围,应尽可能包括作物的多个品种,例如对一年生作物苗前施药,应包括从种植到成熟的时期长短不同的作物品种。总地来说,所有残留试验都应记录施药时的作物生长阶段(BBCH 编号)和 PHI。

对于采收前施药,施药剂量应以单位面积的制剂产品和/或有效成分施药量表示,例如 kg ai/hm²,或视情况,用质量浓度表示施药剂量,例如 kg ai/100 L(kg ai/hL)。

通常采用喷雾施药方式对行栽作物(马铃薯、小麦、大豆等)施药,小区面积(长×宽)是一个关键的考虑要素。相反,对于有些作物如树生坚果、果树、上架蔬菜和攀缘植物,应记录施药时作物高度、树冠高度、树高(也就是施药植物茎叶高度),以评估每行作物或树的药液量,或需要时计算单位面积施药量。应考虑"高"作物茎叶施药的特殊情况,如果园、藤蔓作物、啤酒花、温室中番茄,施药时不常用喷杆喷雾机,而通常使用风送式弥雾机。这时在设计和实施田间试验时，应考虑并记录不同作物生长阶段的喷雾质量浓度（kg ai/100 L）和药液量（如每公顷施药多少升）。

种子处理的施药剂量一般按照每单位种子重量使用的有效成分用量 g ai/（1 000 kg/种子）和种子用量（kg 种子/hm²）来表示。

残留消解试验的设计应包含目标 PHI 和另外 3～5 个采样间隔（如果可能，应包括 0 d 采样）。如果作物的成熟期允许，且操作上可行的话，采样间隔应尽可能相同，且设在目标 PHI 前后。对于多次施药的情况，应在最后一次施药之前采样，以确定前期施药对残留的贡献以及对残留半衰期的影响。

另一种农药残留消解试验设计是"反转消解试验"，是在不同小区，按照不同时间间隔从目标农产品采收日期反推施药时期。所有小区在农产品成熟时同一天采样，从而得到距末次施药不同采收间隔期的样品。这种设计一般对于采收期较短的作物比较适用。例如，在作物成熟收获前使用脱叶剂后很快采收的情况。

残留消解试验可能需要采集作物的多种基质样品。当作物在不同生长阶段均可能会作为食物或饲料时，如谷物青饲料、谷物饲料、谷物籽粒和秸秆，这会导致在同一残留消解试验中出现不同采收间隔期。

作物田间试验中使用的供试农药应尽可能与商业上用于作物或农产品的最终农药产品一样。

湿润剂、展着剂、非离子表面活性剂和植物油等助剂会有助于增强农药在植物体表面或植物体内的沉积、渗透与持留性。因此，如果农药标签中允许使用未指定的助剂，田间试验应包含一种助剂（任何当地常用助剂），并按助剂标签所推荐的方法使用。如果农药标签上推荐使用特定助剂，田间试验应使用该助剂或其他性质相似的助剂。

虽然不是田间试验的主要内容，但在试验期间通常要求对作物采取其他保护措施以控制杂草、病害、虫害（包括使用化肥、植物营养剂、植物生长调节剂）。对于这些作物和小区，应选择不会对相关残留物定义组分的残留分析产生干扰影响的产品。另外，应在空白小区和处理小区按同样的方式进行处理，如施药量和施药时期应一致。

在很多情况下，只要明确对试验农药的活性成分及相关代谢物的分析没有影响，即不存在干扰，那么可以将这些有效成分混合后施用在一个处理小区，如采用桶混、预混、现混现用的方式施药。可从处理小区采 1 个样品，分析 2 种或 2 种以上有效成分的残留。如果已知有效成分之间存在协同作用，则不能混用，并且在登记产品中也不能配成混剂产品。

3.6.1.1　试验点数

目前，国际上对于推荐 STMR、HR 和 MRL 的最少试验点数没有统一要求。不同国家或地区自行决定农药在作物上登记使用和建立合适 MRL 的最少试验点数。对于一个国家或地区内田间试验的地理分布，要保证这些试验能够代表作物主要栽培地区，并且足以代表不同种植方式。

JMPR 没有明确要求评估最高残留水平、HR 和规范残留试验中值（STMR）所需的最少残留试验点数。试验点数（一般最少为 6～8 个点）和样品数量取决于下列条件：使用条件的可变性、残留数据分散程度，农产品在生产、贸易以及膳食消费量中的重要性。值得强调的是，上述规范残留试验的点数仅仅反映了评估最高残留水平的最少试验点数，为了提高评估的可靠性，建议提交更多数量的试验（主要作物最少 8 个点，最好 15 个点以上），因为随着试验点数的减少，会增加评估结果的不可信度。

2015 年 JMPR 会议上，专家组一致同意第 47 届 CCPR 年会的建议，即从 2016 年开始，小作物的残留试验数量规定如下：1 类作物和 2 类作物可以在反映各自 GAP 条件下进行 4 点试验；3 类作物进行 5 点试验，作为推荐最高残留水平的基准。在特殊情况下，更少的残留试验点数也是可接受的（例如在加大施药剂量的情况下，残留量仍未检出）。

OECD 农药工作组制定的指南规定了最少残留试验点数[19]，当目标 GAP 一致时，也就是说某一个关键参数的变化不得超过 25%，则这一指南适用于农药在所有 OECD 国家或地区登记所需的试验点数。不同 OECD 国家或地区对残留试验点数要求，以及申请登记所需要的所有试验点数要求见附件 XII。尽管 JMPR 并未对试验数量提出具体要求,但稳妥的办法是遵从 OECD 指南确定的大田残留田间试验的最少点数提交资料供 JMPR 评估。

3.6.1.2 不同农药剂型和有效成分衍生物

根据具体情况,确认是否需要其他制剂类型的数据。

缓释剂(如某些微囊剂),通常需要提交适合于该特殊使用方式的全套残留数据。由于这一类剂型是为控制有效成分的释放速度而设计,因此与一般剂型相比,其残留量可能会更高。

无论是否有其他剂型数据,直接施用的颗粒剂一般要求提交全套数据。如果该有效成分的某一兑水喷雾施药剂型,如乳油(EC)和可湿性粉剂(WP),提交了最大 GAP(cGAP)条件下的数据,则不需要再提交粉剂试验资料。

最常见的施药前用水稀释的剂型,包括乳油、可湿性粉剂、水分散粒剂(WG)、悬浮剂(SC)和可溶液剂(SL)。如果这些剂型在用于种子处理、苗前处理(播种前、播种时和苗前使用)、刚出苗时使用或直接土壤施药(如行间喷雾或苗后定向喷雾,与叶面喷雾不同)时,这时农药残留数据可在不同剂型之间共用。

有些有效成分,如苯氧羧酸类除草剂,可能是以一种或多种盐和(或)酯的形式存在。在多数情况下,无论何时施药,可以认为一种有效成分的不同盐类产生的残留量相当。但是,对于一些新的盐类,含有能影响表面活性性质的反离子,会显著改变有效成分的解离度或与有效成分形成螯合物,就需提供新数据。当 PHI 小于 7 d 或等于 7d 时,需把不同形式的酯类当作该有效成分的新剂型,为此需要提供不同剂型的关联性试验。

在其他条件均相同时,当有效成分的施药剂量、施药次数或 PHI 变化所导致的农药残留量增加或减少不超过 25%,认为这些残留数据是具有可比性的(即 25%规则)。即残留量变化不超过±25%,认为是可以接受的。参数变化是指导致残留量发生±25%的变化而不是参数本身变化±25%。当多个残留试验合并形成某一作物上完整数据集时,"25%规则"可用于最大 GAP 的某个参数,但对最大 GAP 的多个参数同时使用 25%规则是不可接受的。同样的原则可以用于判断试验中使用某有效成分特定剂型不同含量产品所得到的残留数据是否具有等效性,例如单位面积有效成分施药剂量的变化不超过 25%,最大 GAP 并没有显著变化的情况。

关联性试验(见 5.2.5 剂型)是重要的外推手段,充分利用现有数据,以支持对目前已有使用方式上的较小变化或改变。关联性试验一般包括不同剂型或不同施药方式的数据外推,可包括或也可以不包括并排对比。如果有必要开展关联性试验,并且某一农药广泛用于各种作物,这时应提交至少 3 种主要作物组的数据(每种作物组一个作物),例如叶类作物、根类作物、果树、谷物、油料作物,每种作物至少 4 点试验资料。选择预计得到较高残留水平的作物进行试验(通常选择在收获期或邻近收获期施药的作物)。如果使用新剂型或不同施药方式进行的关联性试验得到了非常高的农药残留,或通过不同剂型残留试验的数据集导致较高最大残留限量(MRL)时,需要提交完整数据。

3.6.2　采样和分析方法

符合试验目的的采样才能获得可靠的残留试验结果。应特别重视采样方法的选择和样品的处理(包装、贴标签、运输和储存)。试验设计应保证整个试验过程的完整性。采样方法和样品的选择均应取决于试验目的。

在规范田间试验中,应采集正常商业活动形式的整个初级农产品。有些作物有多个初级农产品。例如大田玉米的初级农产品包括玉米籽粒、饲料以及青饲料。应按每个采样间隔从处理小区采集每种初级农产品样品。

有些作物运输前不需要剥皮、剪切和清洗等处理。只有贸易中需要进行剥皮、剪切和清洗等处理时,运输前的残留样品才应进行相应的处理。当然,经剪切或清洗的农产品残留数据也用于风险评估。规范残留试验所推荐的采样方法见附件Ⅴ。

MRL 适用于实验室试验样品的平均残留量,而实验室样品符合初级样品数量和实验室样品质量的最低要求。为评估推荐农药最高残留水平而提交的残留试验资料,应按照法典标准来处理样品 Codex MRL 适用的部位[22]。膳食风险评估要求可食部位的残留数据。对于含有非可食部位的初级农产品,如香蕉,应将可食与非可食部位分开并单独检测。

经验表明,在作物表面的农药残留会与植物内部组分发生反应,从而导致残留的农药快速降解。典型的例子:苯菌灵、克菌丹、百菌清、二硫代氨基甲酸酯类农药、乙螨唑、灭菌丹。在室温条件下,就在切碎农产品的几分钟内,可能有 $50\%\sim90\%$ 的农药母体发生分解。还有很多其他农药,在农药残留接触到植物酶以及其他植物细胞液后,会发生不同程度的降解。

为尽可能避免或减少残留农药的降解,Codex 取样指南中指出:"当所取批量样品比实验室样品大,可通过缩分以获取其代表性样品。可用取样器四分法或其他合适的样品缩分方式,但单个新鲜植物产品和蛋类不应切碎或打碎。"

样品制备指南见附件Ⅵ。

样品分析应包含两类残留物定义(MRL 符合性监测和膳食风险评估)中所有残留物。如果技术上可行,应分别检测每一残留物组分的浓度。

3.6.3 试验结果报告

为保证获得评估所需的详细资料,必须提交残留试验原始报告的复印件,最好用英文,或有足够关键资料或整个报告的英文翻译件,以便评估。另外,残留试验结果应按照表Ⅺ.3(附件Ⅺ)格式提交。表格中每个条目的说明与本章 3.5"使用方式"中的要求相同。试验地点应给出国家或地区的具体地方。国家或地区名称最好用英文填写清楚。可以接受但不推荐使用附件Ⅹ的附件 1 中的 2 个大写字母组成的 ISO 编码(ISO,1993)。

当待测物有多个化学成分时,每个成分的残留量应分别列出。还应计算总残留量,并同时给出用于计算的转化系数。

在报告残留数值时,应考虑检测方法的不确定度。鉴于当前检测技术的性能,检测结果应保留 2 位有效数字,如 0.001 2、0.012、0.12、1.2、12,直到 99 mg/kg,残留量≥100 时可用 3 位有效数字表示。

应提交不同浓度水平的添加回收率,但检测结果不应用回收率校正。如果实验室对检测结果进行了校正,则应予以特别指出原因并说明校正的方法。

重复检测结果(对同一实验室样品的重复检测)应与平行样品的检测结果区分开。重复检测结果的平均值应在摘要表中列出(附件Ⅺ的表Ⅺ.3)。

● 应清楚区分从平行小区中采取的样品(位于相邻小区,在相同日期、用相同施药器械、施用相同农药,施药量也相同)以及从同一个小区中采取的平行样品。对每个试验,应分别列出平行小区样品的试验结果。

当对初级样品进行分析时,应在报告中写明初级样品的重量。

在报告中应清楚写明残留结果的表述方式,例如使用的转换系数,对空白样品和质控样品的校正、添加回收率等信息。报告中必须包括有未经校正的残留数据。

动物饲料中的农药残留应以干重计(见 5.13 最大残留限量的表述)。如果残留量未以干重计,则应说明并给出含水量信息。

基于 FAO 专家组的经验,残留试验的摘要信息通常不充分或不清楚,需要引起特别注意。可以用注解或标注的形式给出补充信息和对试验条件的说明。

● 作物描述,可在括号中写明其他名称(品种)。

● 施药时期与作物生长阶段、施药间隔以及距末次施药的采收间隔期等因素都有关系。多次施药时,明确每次施药的日期,以及与之相关的采样日期是至关重要的。从样品采收到样品储藏的处理间隔和储藏条件,以及从样品储藏到检测前的间隔及储藏条件等信息是特别重要的。

● 与 GAP 相关的施药方法。施药剂量应用公制单位表示。

● 应详细描述采样方式,包括采集的每个混合样品中初级样品的个数、混合样品总重量,以及从大样品制备缩分样品的方法。对新的残留试验,附件 V 给出的是每个样品的最小采样量。

● 样品制备应按照 Codex 关于"Codex MRL 适用和分析的农产品部位"(附件 Ⅵ)指南进行。应清楚描述用于残留分析的农产品部位。

当分别检测样品可食部位和非可食部位残留时,报告中应有两个部位的质量比,例如柑橘果肉中的农药残留数据对膳食摄入评估是有用的,但不能用于评估推荐最高残留水平。

JMPR 专家组必须能够清楚地确定农药残留检测的农产品部位。

对于谷物作物,有的谷物或籽粒是带壳的,而水稻数据经常是精米的检测结果。(不同状态农产品的残留水平通常大不相同。此外,水稻试验中应检测进入国际市场流通的产品形式。)

核果类水果的数据应清楚地写明其残留结果是去除果柄的整果数据,还是去除了果柄和果核的数据。对后一种情况,在每次采样时均应写出果核占整果重量的比例。

本章所述要求适用于所有农药残留试验,不管委托方是何身份,包括行政机构进行的试验。

3.7 农产品产后用药处理和加工过程中农药残留归趋

农药残留物一旦确认后就应提供残留物在产后用药处理和加工过程中的归趋资料。

3.7.1 农产品产后用药处理试验的资料和数据

农产品如马铃薯、谷物和种子采收后通常在多个不同的地点进行储藏和产后用药处理,而这些地点的温度、湿度和通风等储藏条件不同。因此,应该提供农药使用以及处理农产品所有储藏条件的相关信息。农产品在施药过程中无论储藏在麻袋、箱子,还是堆放在大型自动化筒仓或水果处理自动化系统中,其储藏条件均有所不同。

提交到 JMPR 的产品储藏试验(例如谷物和种子)的农药残留数据,通常在多个储藏地点进行,这些地点的温度、湿度和通风等储藏条件不同。应提交农药使用以及农产品所有储藏条件的相关资料。

谷物和其他农产品在储藏过程中的施药有一定难度。首先,用于储藏农产品处理的农药稳定性差异很大。农药消解率受不同储藏温度(例如热带与温带气候)、湿度、通风条件的影响。其次,堆放在大型筒仓自动化系统中的农产品对比袋装农产品,其用药处理有很大区别。此外,储藏过程中农药残留变化,也就是储藏内变化,可能会变得特别大,例如对于马铃薯装箱雾化处理的情况。因此,必须合理设计取样方法以获得具有代表性的样品。

如果没有其他可用的合适的茎叶代谢试验资料,收获后使用的农药应至少开展一次产后用药代谢试验。如果施药时已有成熟的农产品且暴露在用药环境中,那么茎叶代谢试验可以替代产后用药代谢试验。如果采收后处理针对不同作物组中的多种农产品,应提交多达 3 个的追加试验资料。

对于采后蘸果或浸果试验,应该同时记录处理药液中农药有效成分浓度(kg ai/ hL)、单位体积蘸果或浸果数量,以及以秒计的蘸果或浸果时间。为保持农药有效成分的浓度,如果在蘸果处理过程中农药残留被擦拭掉,应补充农药溶液以维持有效成分浓度,并记录其过程。在撒粉、熏蒸或喷雾处理马铃薯、谷物等储藏农产品过程中,应该记录使用剂量(kg ai/t)。熏蒸时气体和气雾剂的使用剂量以储藏农产品单位体积用量计(g ai/m³)。

3.7.2　农产品加工过程中农药残留归趋

Codex MRL 中的"加工产品"是指初级农产品经物理、化学或生物过程而得到的食品。因此,初级食品农产品经电离辐射、清洗等类似处理过程不在考虑之内。"初级农产品(RAC)"与"初级食品农产品"同义。

最初,人们主要关注国际贸易中重要的加工产品,例如谷物面粉和其他谷物产品、油菜籽油、果汁、水果干,并已制定了相关农药在这些农产品中的 MRL。近年来,增加了对其他加工产品中的农药残留水平的关注,例如去皮、烹饪、烘焙后的初级农产品。其中有些加工产品通常不参与国际贸易,但是在这些食品中的农药残留水平对于进行更精确的膳食摄入评估非常重要。就食品中可食部分和不可食部分之间的残留分布而言,如果能证明在农产品加工过程中残留物被破坏或耗尽,则可能接受更高的 MRL。经验表明,残留水平在加工过程中通常会降低,例如去皮、烹饪和榨汁。但是,残留水平也可能会增加,例如从油菜籽或橄榄中榨油。此外,在某些情况下,农药有效成分在加工过程中可能转化为比母体化合物毒性更大的代谢物。

JMPR 注意到以水果、蔬菜、谷物和肉类为基础的加工产品的贸易量巨大。然而,由于加工产品多种多样,不可能推荐所有加工产品的 MRL。因此,在残留物不浓缩的情况下,JMPR 同意不推荐加工产品的 MRL,但出于膳食摄入考虑,如有可能将尽量考虑加工产品中的农药残留。

当残留物在加工过程中浓缩,残留水平高于其在初级农产品的残留水平时,例如油、糠、果皮,JMPR 经常推荐在国际贸易中重要的加工产品和饲料的农药最高残留水平。即使不推荐加工产品的 MRL 或残留物在加工过程中没有浓缩,JMPR 也要在其评估报告中记录加工过程对食品中的残留水平和归趋的影响,以更好地评估农药的膳食摄入。

加工研究是评估新化合物和周期评审化合物所需的关键性支持研究之一。目标和数据要求见 3.7"农产品产后用药处理和加工过程中农药残留归趋"。

在加工产品中,应测定初级农产品中确定的所有残留物(母体和相关代谢物),还应包括在代谢研究中发现的需要进行独立膳食风险评估的降解产物,并按照用于 MRL 监测和用于膳食摄入评估的残留物定义来计算残留。

需要采用不同的方法来计算未包含在残留物定义中但有可能在加工过程中产生的残留物的加工因子,例如健康指导值不同的代森锰锌和 ETU。

加工研究的主要成果是可以发现残留物浓度的减少或增加,并计算重要食品的加工因子。

加工因子(Pf)是加工产品与初级农产品中农药残留质量分数之比。

$$Pf = \frac{\text{加工产品中农药残留质量分数}(\text{mg/kg})}{\text{初级农产品中农药残留质量分数}(\text{mg/kg})}$$

加工因子取决于加工产率,并且受很多因素影响,包括农药残留物特性(如水溶性或脂溶性)、农药残留分布(如表面或内部)、农药使用方式(如收获前或收获后)等。因此,考虑加工因子时应该综合考虑加工过程、农药残留物和农产品本身。

农药残留监管定义和膳食风险评估定义不同时,需要两个加工因子。Pf_{ENF} 是基于监管定义的加工因子,用于推荐在加工过程中残留物浓缩的加工产品的最高残留水平,如葡萄干。Pf_{RISK} 是用于膳食风险评估的加工因子。

当同一初级农产品中的特定农药有 2 个以上的加工试验时,通常选取 Pf 中值作为加工因子的最佳估值,特别是在试验结果中加工因子同时出现包含"小于"值和实测值,或者出现无法解释高值的情况。

如果 2 个试验的加工因子差距悬殊,例如相差 10 倍,这时选取平均值是不恰当的,因为它无法代表任一试验过程。在这种情况下,最好是选择其中一个值为代表值。如果没有其他的原因,默认选择最高的加工因子。

从最后一次施药后不同采收间隔期的初级农产品均可用于确定加工因子。在这种情况下,应优先考虑能反映最大GAP的最短安全间隔期的结果。在加工因子差别不大的情况下,可以考虑采用所有数据,如喷施了环酰菌胺农药的葡萄的加工过程:

PHI(天数/d)	14	21	28～35
Pf 平均值	0.343	0.298	0.366
中值	0.355	0.32	0.36

当加工产品中的农药残留量未检出或小于LOQ时,计算的加工因子(初级农产品中农药残留浓度/LOQ)需包含"小于"(<)符号。如果加工产品中的农药残留量在几项加工研究中均未检出或小于LOQ,这表明加工产品中的农药残留量非常低或基本为0,计算的加工因子仅仅是初级农产品中的初始残留水平的反映。在这种情况下,加工因子的最佳估值是最小的"小于值",而不是"小于值"的中值。

当初级农产品中的农药残留量在加大的施药剂量下总是低于LOQ,而在加工产品中残留物浓缩(残留量>LOQ)时,该研究对于计算加工因子没有价值。在这种情况下,应选取最大GAP开展足够数量的加工试验,以便根据试验结果评估残留水平。

当加工产品和初级农产品中的农药残留量均低于LOQ(无法量化)时,该研究对于计算加工因子没有价值。

如果有几个加工试验结果,在初级农产品加工过程中省略了一些常规步骤,例如清洁或清洗,那么这个试验结果就不适合用于计算加工因子的最佳估值。

加工试验是评估新化合物和周期评审化合物所需的关键性支持研究之一。在评估加工产品的残留水平时,工业化加工和家庭加工过程对残留的影响都应进行研究。

加工试验的目的

加工试验具有以下目的:

- 获得需要单独开展风险评估的农药分解或反应产物的信息;
- 确定不同加工产品中农药残留物的定量分布,评估在用于可能消费产品中的加工因子;
- 用于开展更切合实际的慢性和急性的农药残留膳食摄入评估。

需要加工试验的情况

在下列情况下,通常不需要加工试验:

- 通常仅用作生食的植物或植物产品,例如结球莴苣;
- 只涉及简单的物理操作,例如冲洗和清洁;
- 没有出现高于定量限的残留。

如果在植物或植物产品的加工过程中出现显著的农药残留,有必要开展加工试验。"显著残留"通常是指在初级农产品中的残留量高于0.1 mg/kg。如果农药的ARfD或ADI很低,那么即便残留量低于0.1 mg/kg,也需要考虑是否进行加工试验。对于啤酒花,这个值应为5 mg/kg(由于稀释效应,啤酒花中的残留量小于0.01 mg/kg)。对于油料种子中脂溶性农药的残留,必须考虑到残留物浓缩的可能性。

确定加工产品中农药残留的性质是加工试验的基础。它们可以帮助确认加工产品中的农药残留物定义,或是否需要开展进一步研究以确定额外的降解产物。

3.7.2.1 加工过程中农药残留性质的试验实施指南

研究农药残留性质的目的是,确定在初级农产品的加工过程中残留物是否可能形成需要单独进行风险评估的分解或反应产物。

在研究农产品加工对农药残留的影响时,我们发现加工过程的主要作用是水解,例如果汁、果酱、葡萄酒的加工。由于涉及加热的加工过程通常会使农产品中酶失活,因此,选择水解试验作为加工降解试验的模型。由于基质本身不产生主要影响,所以在水解试验中并不需要农产品基质。如果有效成分水溶性小于 0.01 mg/L,则不需要进行水解试验。

有效成分理化性质中的水解数据通常来源于以下试验:在 0～40℃ 温度范围内,以及 pH 为 4、7 和 9 的条件下,经过一定时间,降解率至少达到 70%。加工试验的目的与环境条件密切相关,通常涉及更高的温度但更短的时间,有些情况更涉及极端 pH。因此,农药理化性质中的水解数据与用于评估加工过程对农药残留影响中的水解数据不能进行互换。同时,其反应速度更快并可能导致形成不同的降解产物。

表 3.11 列出了每种加工过程的典型条件(温度、时间、pH)。

表 3.11　加工过程的典型参数

加工类型	关键操作	温度(℃)	时间(min)	pH
烹煮蔬菜、谷物	煮沸	100[a]	15～50[b]	4.5～7
果酱	巴氏灭菌	90～95[c]	1～20[d]	3～4.5
蔬菜酱	灭菌	118～125[e]	5～20[f]	4.5～7
果汁	巴氏灭菌	82～90[g]	1～2[h]	3～4.5
油	精炼	190～270[i]	20～360[j]	6～7
啤酒	酿造	100	60～120	4.1～4.7
红酒[k]	加热葡萄粉碎物	60	2[l]	2.8～3.8
面包	烘焙	100～120[m]	20～40[n]	4～6
方便面	蒸汽、脱水(通过油炸或热空气)	100 140～150(油炸) 80(空气)	1～2 1～2(油炸) 120(空气)	9[o]

a 蔬菜烹煮过程中的温度
b 蔬菜或谷类保持在 100℃ 的时间
c 果酱巴氏灭菌的温度
d 果酱保持在 90～95℃ 的时间
e 蔬菜酱灭菌的温度
f 蔬菜酱保持在 118～125℃ 的时间
g 果汁巴氏灭菌的温度
h 果汁保持在 82～90℃ 的时间
i 精炼过程中的除臭温度
j 除臭过程的时间
k 白葡萄酒不需要加热
l 随后快速冷却或慢慢冷却(过夜)
m 20～40 min 内面包里面和外面的温度
n 面包保持在 100～120℃ 的时间
o 面粉混合了 0.1%～0.6% Kansui(含 20% K_2CO_3 和 3.3% Na_2CO_3 的碱水)

根据表 3.11 中的详细参数,选取 3 种具有代表性的水解条件来研究相关加工过程中的水解作用是恰当的,具体见表 3.12。

表 3.12　大部分加工过程中典型水解条件

温度(℃)	时间(min)	pH	代表的加工过程
90	20	4	巴氏灭菌
100	60	5	烘焙、酿造、煮沸
120[a]	20	6	灭菌

a 密闭系统,加压(如高压锅或类似物)

对于表 3.11 中涉及的极端条件下(精炼除臭、方便面加工中所需的高 pH、处理鱼和肉所需的温度和时间)的其他加工过程,需要视情况进行专门的加工试验。

如果农药及其代谢物的性质表明其他加工过程可能会产生具有显著毒性的降解产物,那么除水解作用外,还应视需要对氧化、消解、酶解、热解进行试验。

基于农药的可能使用范围,需要对一种或多种代表性的水解条件进行试验。这类试验通常使用同位素标记的有效成分或者需要考虑的残留物,其预期目标是鉴定和表征至少 90% 的剩余放射性总量(TRR)。标记位置的选择原则、残留物的鉴定和/或表征、研究报告的基本要求与代谢试验相同或非常相似(见 3.3)。

JMPR 在评估试验结果时,将考虑水解试验中主要产物的性质、加工过程中的稀释或浓缩因子以及初级农产品的初始残留水平等因素。

加工产品可按照一定加工类型进行分类。加工试验应考虑到加工产品在人类和动物膳食中的重要性,并且必须考虑水解试验中发现的具有毒理学意义的降解产物以及植物代谢试验中发现的相关残留物。

为获得有效成分的核心数据集,应在代表作物中进行加工试验,例如柑橘类水果、苹果、葡萄、番茄、马铃薯、谷物和油籽。对核心加工过程和代表作物的试验,可以类推到相同加工过程的其他作物上。在不能够得到一致加工因子或者 ADI 非常低的情况下,才需要对每一个作物都进行加工试验。

在有些情况下,需要增加试验数量,以涵盖特定的情形。例如,对于 $\log P_{ow}$ 大于 4 的有效成分,需要测定由无显著残留的油籽加工获得的油制品中的农药残留。同时,如果有效成分的 ADI 非常低,还需要进行额外的试验。

3.7.2.2　加工过程的试验条件

加工试验的过程应尽可能与实际加工工艺一致。因此,对于烹制蔬菜等家庭加工过程,应该使用家庭式的设备和方法;对于谷物制品、果酱、果汁、糖等工业加工产品,加工试验应该采用代表性的商业化加工工艺。

在一些情况下,可能存在多种常见的商业加工工艺,例如英国和美国炸马铃薯片的商业加工方式不同(见 1998 年 JMPR 对抑芽丹的评估)。这时要说明选择某种加工方式的原因。

应重视对 GEMS/Food 膳食表中包含的食品和来源于作物的动物饲料进行加工试验,例如谷物制品、油籽、苹果、柑橘和番茄。

通常在人为的"最差情景"下,开展茶汤中的农药残留的加工研究,但其结果不能用于估计真实的加工因子。酿造和加工茶的标准测试条件见附件 X 的附件 3。

需要对加工试验进行设计,以获得加工因子,并评估国际贸易中重要的加工产品和加工饲料的 MRL。需要进行一个以上的加工试验才可以确定可靠的加工因子。

加工试验应该尽可能模拟商业或者家庭的加工过程。用于加工试验的初级农产品必须是含有可定量残留物的田间试验样品,这样才能确保得到加工产品的加工因子。这就要求田间试验要加大施药剂量,以确保有足够高的残留水平。除非能够证明初级农产品的农药全部残留在作物表面,否则加工试验不接受添加残留的样品。

3.8　动物产品中的农药残留

由于人类食用动物产品,需要使用家畜饲喂试验的结果评估动物产品的 MRL,并开展膳食暴露评估。

如果用作动物饲料的作物或产品中有显著水平的残留,且代谢试验表明可食用动物组织中存在显著的残留(> 0.01 mg/kg)或者存在潜在的生物富集性,一般要求开展进行家畜饲喂试验。

反刍动物(奶牛)和家禽(蛋鸡)是家畜残留试验的典型试验动物。一般而言,牛的饲喂试验结果可以类推到其他家畜(反刍动物、马、猪、兔等),蛋鸡的饲喂试验可以类推到其他家禽(火鸡、鹅、鸭等)。

如果大鼠的代谢与牛、山羊和鸡不同,则需要进行猪的代谢试验。在这种情况下,如果猪的代谢途径与反刍动物不同,则需要进行猪的饲喂试验,除非预期猪的摄入量不明显。

如果在最大 GAP(最高施药剂量、最多使用次数、最短安全间隔期)田间试验条件下饲料作物中的农药残留低于 LOQ,则不需要进行家畜饲喂试验,除非家畜代谢试验表明农药在动物产品中存在可能的生物富集。但是,如果饲料中可以定量检测到农药残留,则有必要考虑预期膳食负荷以及家畜代谢试验的结果。

如果以 10 倍预期膳食负荷进行家畜代谢试验,并且所关注的动物产品中的农药残留均低于 LOQ(通常为 0.01 mg/kg),可以认为在推荐用药条件下不会在动物产品中产生农药残留。在这种情况下,代谢试验可替代饲喂试验。

3.8.1 动物饲喂试验

使用非标记农药进行动物饲喂试验,以确定饲料中农药残留水平与动物组织、奶、蛋等产品中农药残留水平的关系。

设计动物饲喂试验时,必须能提供农药残留脂溶性的明确信息。因此,在准备包括采样在内的研究计划时,必须考虑 $\log P_{ow} > 3$ 的脂溶性残留物和代谢试验结果。

用于动物饲喂试验的供试物应该能够代表饲料作物中的残留物。从作物代谢试验、轮作作物和加工试验得出的饲料作物残留定义中的具有代表性残留物对家畜给药。农药残留物定义可能由母体化合物以及一个或几个代谢物组成,也可能由一个或几个代谢物或降解产物组成。如果母体化合物是饲料作物中的主要残留物,并且家畜体内与植物体内代谢相似,动物饲喂试验仅用母体是适当的。如果特定代谢产物是饲料作物中的主要残留物,动物饲喂试验仅用该代谢物是适当的。如无特殊理由,通常不推荐使用混合物饲喂。一些情况下,最好使用来自田间老化处理过的残留物。

应选择恰当的给药方式进行试验,通常选择胶囊来模拟残留物在饲料中的浓度并保证在整个试验期间的一致暴露。如果将农药直接添加到饲料中,必须保证农药和饲料彻底混合,并且必须定期分析检验,以保证整个试验期间农药在饲料中的浓度一致性和稳定性。

当动物的食量和体重或蛋奶的产量稳定,表明动物已适应,这时再至少连续 28 d 内每日给药,如果 28 d 后在奶或蛋中的农药残留仍没有达到稳定水平,那么应继续给药直到蛋或奶中的残留水平稳定。

动物饲喂试验时间是非常重要的。要足够长,以保证肉、奶、蛋等动物产品中的农药残留达到稳定水平,并且便于观察停止给药后农药残留降解情况,定量测定正常给药剂量下的肉、奶、蛋等动物产品中的农药残留水平。清除阶段试验的目的是提供残留消解信息,用最高剂量组进行的清除阶段试验应足以涵盖与 GAP 相关的所有饲喂水平。在最高剂量组停止给药后应至少设置 3 个时间点,包括停止给药零点和另外 3 个时间点,每个时间点至少宰杀 1 只反刍动物和 3 只母鸡。为计算农药在肉、脂肪、奶、蛋中的半衰期,必须提供足够的时间点数。在某些情况下,农药优先在脂肪而不是牛奶中累积,登记者可以考虑用肉牛代替奶牛开展清除试验,因为当牛奶成为农药消除的一个附加途径时,清除速率可能不同。典型情况下,每一个清除试验时间点应包括 3 只试验动物。试验动物按照 1、3(或 5)、10 倍的膳食负荷给药,其中 1 倍剂量是基于预期的区域最低膳食负荷水平,是通过地区家畜膳食结构中饲料作物的比例以及各种饲料中最高残留水平(加工饲料取残留中值)计算得到。如果需要开展进一步精确的膳食风险评估,可以增加其他施药剂量。最基本的假设就是构成家畜总膳食量的所有饲料应该都经过农药处理,膳食负荷反映了实际中可能出现的最差情景。

10 倍剂量的试验能够评估超出正常给药水平时发生的情形,能显示摄入量与残留量是否成比例,并能为农药新用途的评估提供额外的数据。

对于反刍动物和单胃动物,每项试验需要设置有 1 只空白对照动物和 3 只给药动物,如果可能发生生物富集,最高给药剂量组应至少增加 3 只动物。对于家禽,每个给药组都要有 1 只空白对照动物(每项试验 3~4 个水平)和 9~10 只给药动物,如果可能发生生物富集,最高给药剂量组应至少增加 9 只动物。应在母牛能达到平均产奶量的泌乳期和母鸡产蛋盛期给药。应该记录适应期和给药期的整个试验期间,以及动物年龄、每个动物体重、饲喂量(每个动物或每组动物的平均量)、产奶量或产蛋量等动物情况信息。动物的身体状况能提供对饲喂农药的吸收和清除等重要信息。任何健康问题、反常行为、进食量低或非常规动物处理都应报告,并且讨论这些情况对试验结果的影响。

3.8.2 动物饲喂试验报告

应该提供以下资料:

- 每饲喂组的动物数量;
- 动物个体的重量;
- 供试农药或残留物性质(纯化合物、老化残留物、母体与代谢物混合物);
- 每天给药剂量 mg/(kg bw/d) 或 mg/(动物·d);
- 等价饲喂水平(以干重计饲料中残留浓度,mg/kg);
- 饲料摄入量(干重);
- 饲料的描述;
- 奶或蛋的产量;
- 给药和停药期,收集奶或蛋和动物宰杀的时间;
- 动物组织、奶(脂溶性农药测定奶脂肪)、蛋中的残留水平。

分析动物组织中的残留物,组织应至少包括骨骼肌、肾周脂肪、皮下脂肪或背部脂肪、肝脏和肾脏。在取样过程中,需要特别注意防止样品被皮毛中的残留物污染。每只动物的残留数据应单独报告。研究脂溶性的农药时,要单独分析各部分的脂肪,不能混合分析。但是皮下脂肪最好是胸部脂肪,它可以弥补背部脂肪的不足,并在研究报告中注明其来源。

对于脂溶性农药,动物产品中的肉类应明确其残留量是以整块可切割脂肪为基础表示的,还是以压榨和提炼后的脂肪来表示的,并应明确有关脂肪的类型。

行政管理机构抽样检测时可能选择不同类型的脂肪样品,所以要求根据动物饲喂和直接给药试验结果推荐的 MRL 应能够覆盖不同类型的脂肪。有时认为同一动物体内不同部位的脂肪中残留水平相近(除了直接给药部位),但实际情况并非如此。

对于脂溶性农药,其在农场动物饲喂和动物体外处理试验,应能够提供在遵循农药登记使用条件的情况下,可能出现在任一脂肪部位的最高残留水平信息。最高残留水平是推荐 MRL 的基础。这种情况下,不同部位的脂肪样品应该分别检测。

在一些试验中对"脂肪"的描述不是非常清晰。它应该是可从肌肉分离的,和/或可能一些其他组织的含水脂肪,或者可能是油脂部分。脂溶性农药的残留水平应该以油脂部分表示。

对于脂溶性农药的动物饲喂和直接给药处理试验,应对分析的脂肪样品进行全面描述,因为同一动物体内不同部位的脂肪中残留水平可能不同。对脂肪的描述应该包括:

- 脂肪种类(例如:肾周脂肪、肠脂肪、皮下脂肪);
- 在动物体内的位置(如果多于一种可能性);
- 油脂含量(精制或萃取脂肪为 100%)。

在动物体外处理试验中,给药部位的脂肪样品也需要分析,例如喷淋给药的部位。

脂溶性农药的残留水平也可能取决于动物的状态,因此也需要记录动物情况。

3.8.3　动物及其圈舍的直接使用

当农药直接施用在家畜或使用在圈舍时,尽管标签上限制但也不能排除在肉、蛋、奶中存在农药残留的可能性,此时应提供动物产品中农药残留水平的相关试验。该试验应该能反映最大暴露条件所有可能的残留转移途径,如直接吸收、直接摄入或直接污染等,例如挤奶器械污染奶源。

对反刍动物(牛)、非反刍动物(猪)、家禽(鸡)要分别进行单独的试验。对动物直接给药试验进行外推通常是不合适的。牛的经皮处理试验不能外推到绵羊上。如果对绵羊施药,那么限量的制定仅限于绵羊。对于动物直接给药处理,制剂也可能是重要因素,因而可能要求对不同制剂类型分别进行试验。

药剂处理应该设置 2 个独立的圈舍或者在同一圈舍的 2 个独立的区域中进行,以最高处理剂量及其 1.5～2 倍的剂量,按照标签上推荐的方法使用。在第 3 个独立的区域中饲喂对照动物。3 个区域的供试动物要具有相同品种、性别、龄期、体重及身体状况。应详细报告试验中的圈舍特征和药剂处理方式。如果推荐多次处理方式,应多次进行试验,并在所有的药剂处理完成再屠宰动物或采集蛋/奶。

在特殊情况下,除了通过饲喂含有农药残留的饲料外,还需要对家畜直接给药。在这种情况下,残留试验应反映这种组合暴露的残留水平。如果对饲喂和直接使用的残留分别进行了研究,就可以把 2 种情况的残留量相加以确定适当的最高残留水平。但是,这样推荐的 MRL 可能会偏高。

当农药不仅用于作物上,还进行动物直接给药处理或圈舍处理时,应向 FAO 专家组提供 2 种批准使用的全套资料,并根据批准使用方式进行的残留试验资料,以及动物代谢数据。

对于首次评估或周期再评估的农药,兽药应按其他用途来处理。如果没有提供相关资料,FAO 专家组将不会推荐涉及动物直接给药或圈舍处理的新农药的 MRL,并且建议撤销基于此用途的相关 MRL。

3.9　贸易和消费食品中的残留

来自国家或地区监测计划的数据对于评估 EMRL 和香辛料中的最大残留限量至关重要。另见第 5 章的第 5.11.1 节和 5.11.2 节"香辛料中最高残留水平、HR 和 STMR 值的评估"及"再残留水平的评估"。

在选择性"田间调查及监测计划"中,应使用用于 MRL 执法的法典标准采样方法。在所有的试验中应详细描述样品的取样方法、处理及储存条件。在田间试验、实地调查和监测计划中,所提供的资料也应包括选择初级样品的方法(样品增量),复合样品中初级样品的数量和复合样品的总重量。

3.9.1　EMRL 评估的数据要求

JMPR 关注的农药再残留限量(EMRL)是指那些由环境中带来的(包括以前农业使用引起的),而非来源于农药在农产品上直接或间接地使用而引起的残留(见附件Ⅱ术语表)。对 EMRL 的评估数据来自食品监测计划。

在提出 EMRL 建议时,必须有明确的声明规定该农药(或任何前体化合物)不允许在作物、动物和动物饲料中使用。如果是停止使用,则要提供该农药退出市场的具体时间。

评估需要提供下列监测数据和支持资料:

- 国家或地区;
- 监测数据年份;
- 农产品的描述(依据法典作物和饲料分类)和分析部位;
- 农药和残留物定义;

- 样品分类,如进口、出口或者内部生产消费;
- 明确数据是来源于随机市场监测或是针对特殊问题和情况的监测的声明;
- 使用的分析方法及其性能特点(具体见 3.4.1 中对报告方法的基本要求)。此外,还要提供实验室报告的每个 LOQ 水平,例如 LOQ:0.05 mg/kg、0.02 mg/kg、0.01mg/kg;
- 为了在评估最高残留水平时更好地利用统计学方法,每一个可检测到的残留物应该分开报告。

具体的残留数据应该按照下面的内容提交一个 Excel 文件。

农药残留监测数据的标准报告模板

国家或地区:

农药:

方法测定的残留物:

农产品:

国家或地区 MRL:

残留检测报告示例(mg/kg)

表 3.13　牛奶样品中的残留检测

农产品[a,b]	LOQ[c](mg/kg)	No≤LOQ[d]	残留表达	残留量(mg/kg)
ML 0812 牛奶	0.000 04		基于整个产品	0.000 04，0.000 04，0.000 04，0.000 08
	0.000 05		基于整个产品	
	0.000 1		基于整个产品	0.000 1
	0.000 3		基于脂肪	0.000 6
ML 0814 山羊奶	0.000 3		基于整个产品	0.000 3
	0.000 1		基于整个产品	0.000 6
ML 0822 绵羊奶	0.001		基于整个产品	0.002

a 根据《法典农产品分类》和《农产品分析部位》对农产品进行描述。
b 必要时可添加列。
c 分别报告不同的 LOQ 结果;LOQ 表示的只是示例。
d 低于 LOQ 的样品数。

3.9.2　评估香辛料农药残留 MRL 应提交的资料

第 35 届 CCPR 会议决定使用监测数据评估香辛料上农药的 MRL,而此前 JMPR 已使用监测数据评估 EMRL。然而,对现行农业措施中仍可能使用的农药而言,要建立其在香辛料上的 MRL 仍需要更多的详细资料。

通常无法获得某种香辛料上登记或允许使用的农药,农民为保护香辛料免受病虫危害,可能参考蔬菜病虫害的防治效果来使用农药。此外,香辛料可能种植在主要作物的田垄间,也就是说作为一种间种作物,可能间接暴露在主要作物使用的农药下。因此,不太可能获得香辛料的规范田间试验资料,因而残留监测数据可以作为评估这些农产品的 MRL 的一个数据来源。

需要强调的是,对采后处理使用的农药,不会根据监测数据推荐最高残留水平、残留中值和最高残留值。采后处理应根据批准使用的农药,在可控条件下进行。最高残留值及残留中值应基于像其他作物一样反映批准使用的规范残留试验结果进行评估。

3.9.2.1　监测数据的提交

通常,对香辛料中的有机污染物痕量分析非常困难。对来源未知的香辛料中农药残留的可靠定性和定量是一项非常艰苦和复杂的工作,尤其在 GC-MS 和 LC-MS-MS 技术的应用受到限制时就更加困难。在这种情况下,样品检测通常使用更常规的多残留分析方法。然而 MRL 的评估只能针对那些分析方法具有特异性,且阳性结果进行过确认的农药。

由于香辛料通常从几个地点采集并且不混合,因此与规范田间试验样品有所不同,不能认为是独立的试验点。因而,要认真考虑并执行采样程序,以获得用于评估 MRL 的残留数据。初级样品应从多点随机采集,理论上最好多于 25 个点,实验室样品的重量应该大于 0.5 kg,或者更大。当有大样品(大于 5 t)时,最好取 1 个以上独立样品,以便获得残留分布的信息。香辛料作物上可能使用多个不同农药,因此分析香辛料样本时应对多种农药残留进行分析。

提交 JMPR 评估的监测数据显示,残留分布是分散的或倾斜向上的,不符合任何一种统计学分布。2004 年 JMPR 认为,仅基于监测数据对一个给定的农药农产品组合评估最高残留水平,至少需要 59 点样品的分析数据。

评估香辛料中 MRL 应提交以下资料:

a. 香辛料作物的科学名称和英文名称,如果有法典作物分类资料(ALINORM03/24A 第 199 段,2003),也应提交;

b. 描述种植香辛料作物的农业措施,应包括:

　○ 作为主要作物还是间种作物种植;

　○ 批准在主要作物上使用的农药,及其可能用于香辛料作物的资料(如果相关);

　○ 直接使用于香辛料作物的农药以及采收间隔;

　○ 采收次数和方式;

　○ 香辛料作物加工成为香辛料农产品的加工资料;

　○ 储藏条件和对采后保护的要求。

c. 采样和样品处理方法的详细描述;

d. 对用于定量检测和确认的分析方法,或者参照已充分评估过的程序进行描述,要同时提供每种分析农药的方法确认数据以及方法的性能特点[残留物定义规定的残留物、定量限、不同添加水平下的平均回收率及偏差(如果通过回收率校正了报告结果,则需要提供校正方法)]。应当提交在样品分析时校核过的实际 LOQ 数值。对于分析方法基本要求的详细资料见 3.4;

e. 对每一个香辛料农药组合的残留结果汇总表见 3.9.1"EMRL 评估的数据要求"。

f. 任何其他与残留数据评估相关的资料。

3.9.2.2　用以获得香辛料中残留数据的选择性田间调查的设计和报告

在评估最高残留水平时,由于缺少所属香辛料产品的农药使用记录,监测数据的应用存在局限性,这时选择性田间调查就成为评估 MRL 时的另一种获得残留数据的方法。这种情况下,样品中的农药残留可能检测不到,无法评估适合的 MRL 从而导致贸易上的问题。因而,分析人员应该尽可能多获得香辛料上的农药实际使用或可能使用的信息。

在选择性田间调查中,根据当地的农业措施种植、采收、直接或间接施用农药的作物上采集样品。选择性田间调查的基本特征是记录所有农药的使用、作物的生长阶段以及香辛料的采后处理,并附在采样报告中。这就使得实验室可以明确鉴定并分析所有施用过的农药,以及诸如有机氯农药等来自土壤的环境污染物。

对于评估 MRL,选择性田间调查由于知道农药使用信息,其残留数据优于来源不明样品的农药市场监测残留数据。

在计划和开展选择性田间调查时,要对以下几个方面进行考虑:

● 成功的调查需要种植者的全面合作,要让他们明白开展这项调查对其生产以及产品销售是有利的,准确的资料是成功的基础;

- 选择的调查地点应代表香辛料的典型种植条件。越多的资料和残留数据越有助于准确评估最高残留水平；
- 田间调查和采集样品的最少数量要求取决于种植条件的多样性。在起始阶段，对于每一个香辛料和农药的组合，最少需要 10 个代表典型种植和加工条件的可信残留结果。12 个初级样品足够制备一个实验室样品；
- 对于采收后处理的情况，最少需要 10 点独立处理的样品，最好是从不同加工和储藏设备取得的样品。实验室样品应至少由 25 个初级样品组成。

除在 3.9.1 中列出的条件外，还应该提供下面的具体资料：

- 负责选择性田间调查组织、监管和报告的人员和机构；
- 典型的农业措施；
- 对香辛料作物种植条件的描述，例如主要或间种作物，收获时的生长阶段，收获日期以及作物的收获部位；
- 如果香辛料是作为主要作物的间种作物来种植的，那么需要提供在主要作物上登记使用或允许使用的农药；
- 在香辛料样品直接收获的田地中，主要作物或间作作物上的实际使用农药时间、方式和剂量；
- 采收后处理的细节和采收前处理的资料（如果有）；
- 任何香辛料加工和储藏条件的描述；
- 分析前样品储藏条件；
- 样品的分析部位；
- 在样品中发现有效成分及代谢物（参照残留物定义）的残留（mg/kg），结果应按照表 3.14 列出。

表 3.14 选择性田间调查数据汇总

农产品名称及法典编码（如果有）

施用农药			日期			分析		
有效成分[a]	施药浓度 kg ai/hm² kg ai/hL	日期(s)	采收	采样		日期	残留（mg/kg）	方法

a 注明直接施药还是间接施药

3.10 国家或地区残留物定义

当对农药进行首次或周期评审时，需提供国家或地区农药残留物定义相关资料。这一背景资料能帮助评估者确定农药的残留物定义。

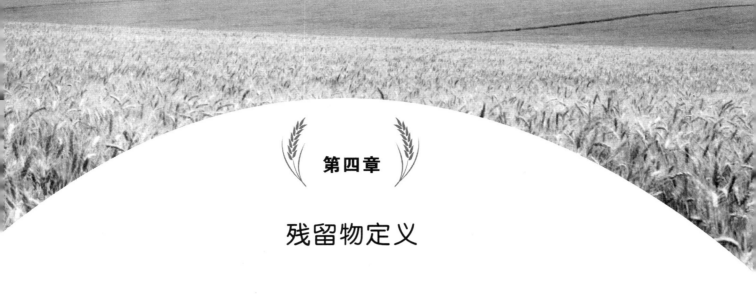

第四章

残留物定义

内　　容

残留物定义
脂溶性

4.1　残留物定义

4.1.1　一般原则

评估食品或饲料中存在的残留膳食摄入风险以及为 MRL 监测提供依据时,要求明确残留物定义中的化合物组成。

农药残留是指农药及其代谢物、降解产物及其他转化产物的总和。虽然农药残留物定义中一般包括代谢物、降解产物及杂质,但并不意味着代谢物或降解产物就一定应包含在用于 MRL 符合性监测目的或用于膳食摄入评估(STMR,HR)的残留物定义中。

由 WHO 专家组考虑并确定哪些代谢物具有毒理学意义,是否应包含在膳食风险评估中。

在 JMPR 会议前,FAO 专家组和相应的 WHO 专家组应就在膳食风险评估中考虑哪些具有毒理学意义的代谢物保持密切沟通。

在残留试验资料表中,FAO 专家应分别指明相关代谢物及其母体农药的残留水平以便进一步对残留进行相加合并,保证在联席会议上可调整和采纳其残留物定义。

如果推荐用于膳食风险评估的残留物定义与用于 MRL 符合性监测的残留物定义不同,应在评估报告中明确说明。

这两方面的要求(摄入风险评估和 MRL 符合性监测)有时是不一致的,作为两个相互矛盾的要求之间折中的结果,有时确定的残留物定义显得很主观。出于这个原因,以及考虑到它们可能用于不同的目的,各国或地区行政部门制定的残留物定义往往不一致。

残留物定义的基本要求:
- 用于 MRL 符合性监测的残留物定义是:
  - 尽可能基于单个化合物;

- ◦ 最适合于 GAP 遵循性的监督;
- ◦ 如果可能的话,所有农产品中制定相同的残留物。
- 应避免针对共同官能团建立 MRL。
- 用于膳食风险评估的残留物定义应包含具有毒理学意义的化合物。

对一些农药,可以分别制定用于 MRL 符合性监测和用于膳食摄入评估的残留物定义。用于膳食摄入评估的残留物定义应包括具有毒理学意义的代谢物和降解产物,而不管其来源如何;用于 MRL 符合性监测的残留物定义应是简单的残留物定义,在实际日常监测和 MRL 监测中应可经济地实现对指示物分子的检测。

将转化产物(代谢物和降解产物)纳入残留物定义取决于许多因素,过程非常复杂,应在逐一审查的基础上做出决定。

在代谢试验中通常会利用基于标记化合物的方法来对代谢物和其他转换产物进行定性和定量。在某些情况下,规范残留试验所使用的分析方法很复杂,还可能要求特殊的提取和净化步骤以及使用精密的仪器,因此并不适合多残留检测程序,它将会使成本增加,并限制了监管分析工作的适用性。

此外,如果没有标记化合物以及专门的实验室,不能验证轭合代谢物的残留方法,一些国家或地区甚至在获取用于分析工作的"冷藏"代谢物标准品时面临极大困难。因此,对于监督 GAP 遵守情况而言,残留物定义中包含的代谢物,特别是极性代谢物,是不实用的。复杂的残留物定义通常需要单残留方法,因此会导致较低的监测和/或监管分析的数量(相对于使用多残留检测方法而言),欧盟或美国的监测计划的结果清楚地说明了这一点。

应当强调的是,在选择适当的分析物和用于检测残留试验样品的分析方法时,生产商或登记委托方必须考虑风险评估和监管的需求。这实际意味着提交的数据在必要时要足以制定两个独立的残留物定义。在膳食风险评估时,如果残留物定义中涉及多成分,生产商或登记委托方在田间试验样品的测试中应开展如下内容:

a. 在分析方法允许的情况下,分别对残留物中的单独成分进行分析,而不是进行总残留分析;

b. 如果风险评估需要总残留方法获得的数据,那么可用多残留方法对合适的"指示分子"进行分析。田间试验样品中的第二类分析物可以转成"指示分子",也就是母体农药。

这种方法可以对具有重要毒理学意义的残留成分进行风险评估,同时又确保提供相关资料,以便给出一个 MRL 符合性监测的不同而又简单的残留物定义。

如果生产商或登记委托方提交基于总残留物检测的分析方法获得的残留试验资料,不能为 MRL 合理成本的日常实际监测和监管确定一个合适的、简单的残留物定义,FAO 专家组可能无法评估该农药的最大残留限量(MRL)。

下面的一些案例进一步说明了该种情况的复杂性。

几种农药代谢成为同一个化合物,代谢物本身也用作农药(如苯菌灵和多菌灵),在某些情况下,农药和其代谢物的毒理学性质大不相同(如乐果和氧乐果)。只要有可能,应为母体农药及其作为农药使用的代谢物分别制定 MRL。测定贸易农产品中的代谢物不能提供田间农药使用信息。

如果由于母体农药迅速降解,或者没有适用的分析方法能够测量和分辨母体农药(例如乙烯基双二硫代氨基甲酸酯,苯菌灵和多菌灵,甲基硫菌灵和多菌灵),则不能制定母体农药单独的 MRL。相关农药的 MRL 残留物定义只能确定为代谢物或转化产物。

当农药代谢物可能并不是来源于农药使用时,就会产生另外一个问题。即样品中存在的代谢物残留对于确定农药使用是否遵守 GAP 规定没有意义,代谢物不应包含在 MRL 的残留物定义中(如灭蝇胺和三聚氰胺、扑草净和三聚氰胺)。特定农药类别的共同代谢物(如三唑类),也应排除在单个农药的残留物定义之外。

在建议或修订残留物定义时,JMPR 应考虑下列因素:

- 动物和植物代谢试验中发现的残留物的成分；
- 风险评估时，代谢物和降解产物的毒理学特性；
- 规范残留试验中确定的残留物性质；
- 残留物是否为脂溶性物质；
- 监管分析方法的实用性；
- 其他农药是否也产生相同的代谢物和分析物；
- 代谢物成分是否已作为另外一种农药登记使用；
- 某特定残留物定义是否已得到本国或地区行政部门认可并长期习惯上接受；
- JECFA 是否标记了可能在动物产品中产生的残留物。

转基因和非转基因作物中的农药代谢途径可能不同。决定残留物定义的原则没有改变，仍然很大程度上取决于代谢和分析方法。当不能很容易地辨别非转基因和转基因作物农产品时，二者的残留物定义应该相同。没有一种方法适用于所有情况，目前仍需要逐一审查方法。

近年来，JMPR 已经逐渐建立了残留物定义指南，因此所有的残留物定义都要在农药的周期评审中进行重新评估。

对每一农药的残留物定义的解释是在专题报告"残留分析"一节中。残留物定义应明确说明是适用于植物农产品或动物农产品，还是对两者都适用。

4.1.2　农药代谢物和降解产物的膳食风险评估

消费者所接触到的农药残留往往不仅包括母体农药，(或者甚至)还包括施药后的植物中的代谢产物、环境降解产物以及可能形成的农药衍生物(如在农产品加工过程中)。当这类化合物在试验样品中有显著水平时，那么应该假定其危害将在对母体农药的评估中予以考虑。当情况并非如此，或者这类化合物的浓度在试验样品中较低时，需要对农药开展额外评估。随着检测灵敏度的提高和对代谢产物和降解产物可能暴露的认识的提高，潜在关注的化合物数量正在显著增加。欧洲食品安全管理局(EFSA)最近承认，坚持对所有此类化合物进行全面毒性试验是不可行的或不合适的。

EFSA 的植保产品及其残留专家组(PPR)确定了毒理学关注阈值(TTC)概念作为一种合适的筛选工具。经对属于不同化学类的一组农药进行确认试验发现，TTC 对具有遗传毒性和一般有毒化合物的长期暴露具有足够的保守性要求。在 TTC 方案的应用中规定了 3 个关键步骤：(1)代谢产物水平的估计；(2)遗传毒性评估预警；(3)神经毒性代谢物的检测。PPR 委员会通过选择未观察到有害作用剂量水平(NOAEL)的低端 5％百分位，建立了初步的急性暴露的 TTC 值，用于建立 EFSA 农药数据的急性参考剂量(ARfD)。

对于结构上考虑可能的遗传毒性代谢物，PPR 委员会推荐的"急性暴露阈值"为 $0.0025\ \mu g/(kg\ bw/d)$，而对于结构性神经毒性(乙酰胆碱抑制)代谢物的阈值为 $0.3\ \mu g/(kg\ bw/d)$ 和所有其他代谢物为 $5.0\ \mu g/(kg\ bw/d)$(属于克莱默Ⅱ级和Ⅲ级的化合物)。

自得出慢性 TTC 用于评估急性暴露被认为是过于保守的结论以来，如果代谢物的慢性和急性暴露估计都相对较低，而且在慢性 TTC 阈值以下，则可以建议不必进一步对代谢物毒理学进行评估。这样，使用通过计算的所有代谢物摄入值与慢性 TTC 值比较"筛选"就足以解决评估问题。

2014 年 JMPR 同意了 EFSA 意见中列出的许多原则。会议同意就这个问题提出指导意见，并将包括以下内容：

- 在试验物种充分暴露于有关化合物的场合，危害特性将通过对母体农药的评估来解决；
- 否则，应开展对所关注化合物的膳食暴露的初步评估；
- 应采用 EFSA[29]建议的分级确定毒理学关注阈值(TTC)方法；
- 在适当的情况下，应采取通过母体或其他代谢物/降解物获得相关毒理学信息的研究；

- 如有足够的资料,在必要时将确定相对毒性,以计算合适的暴露评估并与相应的参考值做比较;
- JMPR 报告将明确指出是否有可能评估重要的有毒理学关注的代谢物或降解产物;
- 将确定以下 3 种可能结果:
  ○ 可评估,目标化合物不存在毒理学关注;
  ○ 可评估,目标化合物存在毒理学关注;
  ○ 不能从评估得出结论。意味着目标化合物不一定存在毒理学关注,在现有数据的基础上不能得出结论。

例如,2014 年 JMPR(报告 p. 314)决定单一暴露 TTC 值 0.2 μg/(kg bw),适用于潜在的遗传毒性代谢物的杀虫剂。这个值是基于欧洲药品局(EMA)在医药中单一遗传毒性杂质暴露 TTC 2 μg/(kg bw)(120 μg/人)设置的。EMA 所使用的慢性 TTC 比 WHO 所使用的潜在遗传毒性化合物暴露值高 10 倍。因此,EMA 单一暴露 TTC 2 μg/(kg bw)(120 μg/人)除以 10 即为 0.2 μg/(kg bw)。

2014 年 JMPR 应用 TTC 的概念,根据与评估用途相关的暴露水平,评估吡蚜酮的动物代谢产物 CGA245342、CGA294849、I_{A7} 和 I_{A17} 的重要性。接触 I_{A17} 没有超过长期暴露的 0.002 5 μg/(kg bw/d)的 TTC(EMEA 遗传毒性杂质)以及每次暴露 0.2 μg/(kg bw)的 TTC。CGA245342 和 I_{A7} 暴露水平评估均分别低于 1.5 μg/(kg bw/d)(克莱默Ⅲ级)。根据评估农药的用途,这些代谢物认为对膳食摄入毒理学无关。

CGA294849 也采用 TTC 方法对植物产品的主要暴露结果进行评估。CGA294849 是一个有遗传毒性结构的化合物,但尚未经过测试。由于暴露评估超过了适用的 TTC 值,因此不能得出关于 CGA294849 的膳食摄入评估相关性的结论。

吡蚜酮母体,作为植物农产品的主要残留物,除了必须在膳食摄入评估中予以考虑外,还应该用 TTC 的方法对植物代谢物 GS23199、CGA128632 和 CGA294849 以及加工过程中产生的降解物(CGA215525 和 CGA300407)的相关性进行评估。

根据对使用的暴露水平(IEDI 和 IESTI)的估计,包括未来的预测,GS23199(克莱默Ⅲ级)和 CGA215525(克莱默Ⅲ级)被认为与膳食摄入无关。

为了预测未来的使用,提交的类似作物农产品的最高残留水平可以作为残留物估计值。但必须在残留物定义中明确哪些暴露决定考虑或忽略某些代谢物。

CGA128632 作为一种具有治疗作用的血管扩张剂,其最小治疗剂量为 1 mg/(kg bw)。考虑到与估计的暴露水平的差距(>1 000 IEDI 和 > 50 最大 IESTI),并没有认为 CGA128632 是与吡蚜酮膳食摄入相关的代谢物。

加工过程中的降解物 CGA300407 尽管没有遗传毒性警示结构,但会议意识到这种化合物在体外和体内存在阳性的遗传毒性结果。所以 CGA300407 的毒理学相关性还没有定论。

如果吡蚜酮的新应用导致膳食摄入结果改变,则有必要重新考虑植物和动物基质中代谢产物以及加工产物的毒理学相关性。

4.1.3 用于 MRL 符合性监测的残留物定义应遵循的原则

如前所述,出于监管的目的,对检测是否符合 MRL 的残留物定义应尽可能地切合实际,且最好基于单个残留成分,即母体农药、一个代谢产物或在分析过程中产生的一个衍生物,将其作为全部重要残留的指标。为了确定是否可以使用一个单一的化合物开展风险评估,需要有关总残留构成和残留成分的相对比例的完整资料。

丙硫菌唑的残留物定义(JMPR,2008)可作为 MRL 符合性监测残留物定义的很好例子,在此情况下,从一个相当复杂的残留构成中选出主要代谢物脱硫-丙硫菌唑(可被多个多残留方法检测)作为标记残留物。

选定的残留成分应该反映农药的应用条件(剂量、PHI),并应尽可能用多残留方法检测。对其他残留成分的监测只能增加分析的成本,因此在残留物定义中一般可不考虑。

这种方法的优点是显而易见的,因为可以降低整体成本且规范实验室可以对更多的样本进行分析。此外,更多的实验室可以参与残留监测,因为相对简单和快速的分析方法可能不需要昂贵的设备,以及确定所有残留成分所必需的时间。尽管如此,用单一化合物来表示残留并不会降低对数据的要求。为了确定是否可以使用一个单一的化合物开展风险评估,需要有关总残留构成和残留成分的相对比例的完整资料。

残留物的定义通常不应依赖于特定的分析方法,这意味着该定义不应包含"以……测定"的表述。然而,对于二硫代氨基甲酸酯类农药,有必要将残留物描述为"测定……以……表示",为残留物提供一个实用的定义。将来,如果在规范残留试验中涉及特定方法才能检测的化合物,残留物定义也许会发生改变。

应尽可能地在所有农产品中使用相同的残留物定义,但也有例外。例如,如果动物农产品中的主要残留物是一个具体的动物代谢物,就需要一个包括该代谢物的残留定义以满足监测目的。然而,如果植物中未发现该动物代谢物,植物农产品的残留物定义则不需要包含该动物代谢物,那就需要分别单独推荐植物源和动物产品的残留物定义。在某些情况下,可能需要对特定农产品(组)给出单独的残留物定义,例如转基因作物。

例如噻菌灵在动物产品中的残留物定义为噻菌灵和 5-羟基噻菌灵的总和。

一般情况下最好以母体农药来表示残留物。即使残留物主要由代谢物组成,残留物应以分子量校正后的母体农药来表示。举例来说明原则的实际运用:

如果母体农药能以酸或盐的形式存在,残留物最好以游离酸表示。

例如 2,4-D 的残留物定义为 2,4-D。

如果已知代谢物大量存在,但分析方法通过测定单一化合物来对总残留量进行测定,残留物应以母体农药表示。残留物中所含的代谢物应列出。

例如倍硫磷的残留物定义为倍硫磷及其氧类似物(亚砜及砜化合物)之和,以倍硫磷表示。

在这个例子中,倍硫磷及其氧类似物(亚砜及砜化合物)全部被氧化成单一化合物(倍硫磷氧类似物砜)来测定,但残留物以母体倍硫磷表示。

有一些例外的情况:

例如福美双用于 MRL 符合性监测的残留物定义为所有二硫代氨基甲酸酯类的残留量,均以酸消化产生的 CS_2 计,以 mg CS_2/kg 表示。

在残留物被定义为母体农药和代谢物之和,并以母体农药表示时,代谢物在被加入总残留之前,应根据其分子量校正浓度。残留物定义中"表示"一词意味着分子量的调整。

例如灭虫威的残留物定义为灭虫威及其亚砜和砜之和,以灭虫威表示。

不允许对一些老化合物残留物定义中根据分子量进行校正。因为这些定义已被广泛接受,任何变化应慎重考虑。重新考虑现有残留物定义的最佳时间是在周期评审期间。

例如:(不再进行分子量校正)

DDT 的残留物定义为 p,p'-DDT、o,p'-DDT、p,p'-DDE 及 p,p'-TDE (DDD) 之和。

七氯的残留物定义为七氯和环氧七氯之和。

从不同来源产生的代谢物通常应被排除在用于 MRL 符合性监测的残留物定义之外,除非该定义是涵盖不同来源的一个组合。例如,对硝基苯酚来自对硫磷和甲基对硫磷。它往往是残留的主要成分,但不包括在残留物定义中。

当一种残留的代谢物当作另外一种农药登记,如果两种化合物的分析物不同,通常会分别制定MRL。最好在多个残留物定义中不同时出现某化合物、代谢物或分析物。例如三唑醇是一种登记农药,同时是三唑酮的代谢物。三唑酮的 MRL 仅针对三唑酮。三唑醇的 MRL 仅针对三唑醇,但三唑醇残留可来自三唑醇或三唑酮的使用。

然而有的农药其母体化合物的化学性质不稳定或受到分析方法的限制,不允许应用上述原则。在此情况下,残留物定义必须基于稳定的共同官能团。例如苯菌灵和甲基硫菌灵都降解为多菌灵,就属于这种情况。

例如苯菌灵、甲基硫菌灵和多菌灵的残留物定义:

苯菌灵的残留物定义为苯菌灵和多菌灵之和,以多菌灵表示。

多菌灵的残留物定义为多菌灵。

甲基硫菌灵的残留物定义为甲基硫菌灵和多菌灵之和,以多菌灵表示。

注:苯菌灵为源自苯菌灵的使用而产生的残留物,包含在多菌灵的 MRL 中。

多菌灵:MRL 涵盖苯菌灵或甲基硫菌灵的代谢产物多菌灵的残留,或来自直接使用多菌灵。

甲基硫菌灵:源自甲基硫菌灵的使用而产生的残留物,包含于多菌灵的 MRL 中。

某些农药残留物主要为结合或轭合残留,而其游离态的残留消解很快。因此,结合或轭合残留是一个更好地监测是否遵循 GAP 的指标。如果残留物定义为结合或轭合残留,那么必须向监管分析人员提供如何测量的明确说明。例如,该说明应指出在特定的条件下用特定的溶剂提取样品,或者首先要进行水解步骤。应尽可能避免这一选择,因为在各样品基质中不使用产生标记残留物的情况下,无法对该方法进行验证,并且所有监管实验室都没有使用产生标记的残留物和检测^{14}C 残留物的设施。

例如包含轭合形式的恶虫威的残留物定义为:

植物产品:非轭合恶虫威;

动物产品:轭合的/非轭合的恶虫威及 2,2-二甲基-1,3-苯氧基-4-ol/N-羟甲基-恶虫威之和,以恶虫威表示。

例如腈菌唑

残留物定义(用于 MRL 符合性监测的植物农产品和动物产品以及用于膳食摄入评估的动物产品):腈菌唑。

残留物定义(用于膳食摄入评估的植物农产品):腈菌唑、α-(4-氯苯基)-α-(3-羟丁基)-1H-1,2,4-三唑-1-丙腈 (RH-9090) 及其轭合物之和,以腈菌唑表示。

残留物是非脂溶性的。

例如螺虫乙酯

用于植物农产品的残留物定义(用于 MRL 符合性监测):

螺虫乙酯及其烯醇类代谢产物,3-(2,5-二甲苯基)-4-羟基-8-甲氧基-1-氮杂螺[4,5]癸-3-烯-酮之和,以螺虫乙酯表示。

用于植物农产品的残留物定义(用于膳食摄入评估):

螺虫乙酯及其烯醇类代谢产物,3-(2,5-二甲苯基)-4-羟基-8-甲氧基-1-氮杂螺[4,5]癸-3-烯-2-酮,酮基羟基代谢物 3-(2,5-二甲基苯基)-3-羟基-8-甲氧基-1-氮杂螺[4,5]癸烷-2,4-二酮, 单羟基代谢物顺式-3-(2,5-二甲基苯基)-4-羟基-8-甲氧基-1-氮杂螺[4,5]癸-2-酮,和烯醇葡萄糖苷代谢物 3-(2,5-二甲基苯基)-4-羟基-8-甲氧基-1-氮杂螺[4,5]癸-3-烯-2-酮的葡萄糖苷之和,以螺虫乙酯表示。

用于动物农产品的残留物定义(用于 MRL 符合性监测及膳食摄入评估):

螺虫乙酯烯醇类代谢产物,3-(2,5-二甲基苯基)-4-羟基-8-甲氧基-1-氮杂螺[4.5]癸-3-烯-2-酮,以螺虫乙酯表示。

螺虫乙酯烯醇为非脂溶性的。

残留的定义包括母体农药和 4 种代谢物。因分子结构的复杂,为了避免歧义,应给出残留物组分的化学名称,例如咪唑菌酮。

确认了 2 种代谢物(RPA412636 和其前体 RPA412708)的毒理学相关性,均以 RPA 412636 形态进行检测。RPA 412636 的毒性是母体农药的 10 倍。

植物农产品的残留物定义（用于膳食摄入评估）：咪唑菌酮、1-5-甲基-5-苯基-3-（苯胺基）-2,4-咪唑酮-二酮（RPA 410193），加 10 倍的（S）-5-甲基-5-苯基-2,4-咪唑烷二酮（RPA 412636）与（5S）-5-甲基-2-（甲硫基）-5-苯基-3,5-二氢-4H-咪唑-4-酮（RPA 412708）之和，以咪唑菌酮表示。

$$残留浓度\ C_总 = C_{咪唑菌酮} + C_{RPA\ 410193} + 10 \times (C_{RPA\ 412636} + C_{RPA\ 412708})$$

动物产品的残留物定义（用于膳食摄入评估）：咪唑菌酮，加 10 倍的（S）-5-甲基-5-苯基-2,4-咪唑烷二酮（RPA 412636）与（5S）-5-甲基-2-（甲硫基）-5-苯基-3,5-二氢-4H-咪唑-4-酮（RPA 412708）之和，以咪唑菌酮表示。

$$残留浓度\ C_总 = C_{咪唑菌酮} + 10 \times (C_{RPA\ 412636} + C_{RPA\ 412708})$$

残留物是脂溶性的。

例如适应于转基因耐药作物的草甘膦残留物定义，由于转基因耐药植物中残留物的比例不同，会有不同定义。

用于 MRL 符合性监测的残留物定义（植物农产品）：对于大豆、玉米和油菜作物为草甘膦与 N-乙酰草甘膦的总和，以草甘膦表示。

对于其他作物残留物定义为草甘膦母体。

用于膳食摄入评估的残留物定义（植物农产品和动物产品）为草甘膦、N-乙酰草甘膦、氨甲基膦酸及 N-乙酰氨甲基膦酸之和，以草甘膦表示。

4.2　脂溶性

脂溶性是残留物的一种性质，主要是通过在家畜代谢和饲喂试验中观察到的肌肉和脂肪之间的残留物的分配来评估的。动物产品的抽样方案应考虑残留物是否具有脂溶性。

多年来，JMPR 在对脂溶性农药残留的定义中加入了"脂溶性"，一般表达为"农药残留物定义：［农药］（脂溶性）"。

1996 年的 JMPR 建议，"脂溶性"不应再被列入残留物的定义中，因为"脂溶性"是指导抽样的，与膳食摄入残留的定义无关。当传递一个残留物是脂溶性的信息时，为了避免混淆，JMPR 同意用一个单独的句子表明残留物是脂溶性的。

将一种残留物指定为脂溶性或者非脂溶性对于确定 MRL 以及遵守相关标准很重要。"脂溶性"状态决定监测分析中样品的性质。

通过家畜代谢及饲喂试验获得的在肌肉与脂肪之间的残留分布应作为确定脂溶性的首要指标。在某些情况下，通过代谢或饲喂试验获得的残留（母体农药和/或代谢产物）分布的信息难以对脂溶性评估得出明确结论。在缺少其他有用信息的情况下，JMPR 选择物理参数辛醇-水分配系数（通常被记为 $\log P_{ow}$）作为脂溶性指标。

应该注意的是，报告的同一化合物 $\log P_{ow}$ 的评估值在某一单元存在偏差。数据的开发方式不同通常导致结果不同。应对这些差异予以解释说明。

脂肪和肌肉之间的残留分配（作为 P_{ow} 的函数）是可以预测的。脂肪组织/血液分配系数指的是脂肪组织和血液中化学品浓度或溶解度的比例。脂肪组织或整个血液中化学品的溶解度等于其在脂质和水相基质中的总和，脂肪和肌肉的分配系数 k 是可以计算的，假设 P_{ow}（辛醇：水）与 P_{lw} 的值相同，P_{lw} 为脂

质和水的分配系数。此外,如果假定肌肉中含5%的脂质,其余为水,脂肪中80%为脂质,那么:

$$P_{lw} = [脂质]/[水] \approx P_{ow}$$

$k=$[脂肪中的残留分配系数:血液中的残留分配系数]/[肌肉中的残留分配系数:血液中的残留分配系数];

$$k = \frac{P_{ow}[脂肪部分]_{脂肪} + [水相部分]_{脂肪}}{P_{ow}[脂肪部分]_{肌肉} + [水相部分]_{肌肉}}$$

$$k = \frac{(P_{ow} \times 0.8) + 0.2}{(P_{ow} \times 0.1) + 0.9}$$

$\log P_{ow}$与脂肪肌肉间分配系数的函数图(图4.1)显示:对于$\log P_{ow} > 3$的化合物,其分配系数与$\log P_{ow}$不相关。

2005年,JMPR决定修改其在1991年推荐的经验范围。在没有反证存在且$\log P_{ow} > 3$的情况下,化合物将被认为是脂溶性的,否则为非脂溶性的。[32]

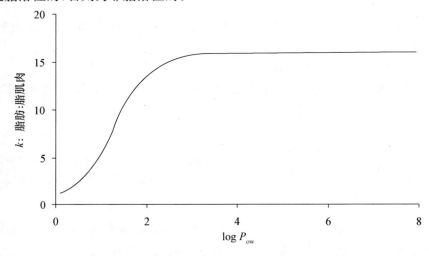

图4.1 基于$\log P_{ow}$预测肌肉脂肪间的残留分配图,$k=$脂肪/肌肉间的残留浓度比

一些残留物的构成不同,例如,残留物被定义为母体和代谢物的混合物,就会产生问题,因为代谢物的脂溶性可能与母体农药不同。在此情况下,如果可能应考虑每一个代谢产物的$\log P_{ow}$信息。混合物内相对浓度也会改变,因此混合物中脂肪分配也将发生变化。JMPR认为,对那些脂溶性或者水溶性不明确的化合物应给予特别关注。

如果数据允许,肌肉和脂肪残留物定义中的残留浓度可以通过山羊代谢试验确定。这些数值与相应牛饲喂试验中肌肉和脂肪中残留浓度值进行比较。尽管在某些情况下,由于包含在残留物定义中单个成分的分配不同,因此残留物的脂溶性可能被指定为肉类的而非奶类的,但仍可将奶和奶脂肪数据视为考虑某种农药的脂溶性的补充因素。

对最近评估的$\log P_{ow} > 3$的化合物就提供了一些处理过的例子,用以界定某一残留为脂溶性或非脂溶性以及评估肉的最高残留水平。

嘧菌环胺的$\log P_{ow} = 4$,残留物定义为母体农药。代谢试验中山羊脂肪中的残留量比肌肉中的残留量高75倍,表明脂肪中残留的溶解性大于肌肉(JMPR,2003)。基于代谢试验资料,残留物被指定为脂溶性。

氟酰胺的$\log P_{ow} = 3.17$,动物产品的残留物被定义为氟酰胺和三氟甲基苯甲酸之和。牛的饲喂试验表明,肌肉和脂肪中的残留量相当(JMPR,2002)。基于所提供的数据,氟酰胺残留物被指定为非脂溶性。

　　吡氟氯禾灵-R-甲酯(活性形式)的 $\log P_{ow}=4$;甲基吡氟氯禾灵(消旋体)的 $\log P_{ow}=3.52$;吡氟氯禾灵酸的 $\log P_{ow}=1.32$;吡氟氯禾灵的残留物定义为吡氟氯禾灵酯、吡氟氯禾灵及其轭合物,以吡氟氯禾灵表示。JMPR 报告了 2 个牛饲喂试验结果(1996,2001)。1996 年的第一次试验结果显示脂肪中的残留量高于肌肉中的残留量,而 2001 年的第二次试验报告显示脂肪和肌肉中的残留量相当。2 个试验中采用的分析方法可以对结果进行解释。代谢试验表明,吡氟氯禾灵在脂肪中是以非极性轭合物形式存在,很容易在碱性条件下水解产生吡氟氯禾灵;在奶脂中轭合物被确定为甘油三酯共轭物。在 1996 年 JM-PR 报告的牛饲喂试验中利用碱性水解步骤,从所有组织中提取残留物,而后来的试验对肌肉、肾脏和肝脏利用碱萃取方法,但不包括脂肪。碱萃取是植物和动物基质分析方法不可分割的部分,2001 年 JMPR 报告的试验应不予考虑。基于牛饲喂试验使用适当的残留方法对脂肪和肌肉样本进行分析,残留物应被指定为脂溶性。

　　氟虫腈残留物定义比较复杂,氟虫腈的 $\log P_{ow}=3.5$,其主要代谢物 (MB46136)的 $\log P_{ow}=3.8$。在代谢试验中(JMPR,2001),山羊脂肪中残留物浓度(母体＋MB46136) 比肌肉中高 20～30 倍。在牛饲喂试验中,剂量相当于 0.43 mg/kg,在肌肉中未检测到残留物(氟虫腈和 MB46136)(＜0.01 mg/kg)。氟虫腈在脂肪中的残留物个别成分比肌肉中高 3～4 倍,代谢物 (MB46136)比肌肉中高 40～50 倍(＜0.01 mg/kg)。牛经皮和经口试验中,氟虫腈和 MB46136 在肌肉中的水平＜0.01 mg/kg,但在采样的 3 个脂肪点中,氟虫腈在脂肪中的水平比肌肉 LOQ 高 4～6 倍,MB46136 水平比肌肉 LOQ 高 7～77 倍。这些数据清楚地表明定义的残留物(氟虫腈和 MB46136)为脂溶性。在通常情况下,肾脏脂肪中的残留物水平与腹部脂肪的残留物水平相比存在显著差异,说明在牛饲喂试验中有必要对单个脂肪点进行分析。

　　上面的例子表明,残留单个成分的 $\log P_{ow}$ 是一个初步指标,但并不是用来评估脂溶性的唯一因素。

　　为保障应用这些原则的一致性,在农药周期评审过程中对所有残留物定义应进行再审查。

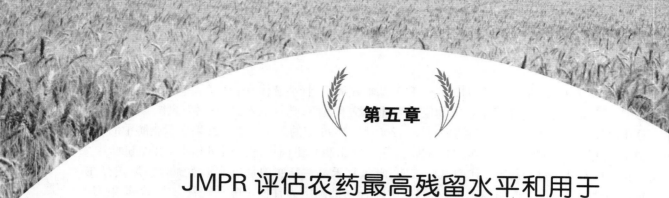

第五章

JMPR 评估农药最高残留水平和用于计算膳食摄入残留水平的做法

内容

导论

试验条件与 GAP 的比较

独立规范残留试验的定义

残留数据的选择和报告

数据集的合并

植物农产品中最高残留水平的评估

评估单个农产品最高残留水平的特殊考虑

针对小作物的残留数据外推

基于规范残留试验资料评估植物源农产品 MRL 的统计学方法

加工产品

基于监测数据评估最高残留水平

动物产品的最高残留水平、STMR 和 HR 的评估

最大残留限量（MRL）的表示

最大残留限量的推荐

5.1 导论

JMPR 通过评估可获得的残留试验资料，评价食品中农药残留对消费者产生的潜在风险，并使用这些资料来评估短期和长期农药残留膳食摄入量。本章详细介绍残留数据评估，下一章将论述膳食摄入量的评估。

下面提供的指南是用于选择数据，也就是在 JMPR 已经制定急性参考剂量（ARfD）的情况下，如何选择数据评估复合样品可食部分中的最高残留水平，制定 MRL、规范残留试验中值（STMR）和最高残留值（HR）。

最高残留水平是用于评估 Codex MRL 适用农产品部位的残留量[22]。对膳食摄入评估而言，需要评估农产品可食部位的残留水平。然而,在一些情况下,可能无法获得可食部位上的充分数据。在这种情况下,也要评估 Codex MRL 适用农产品的 STMR 和 HR。

除整个农产品的农药残留外,JMPR 也关注作物可食部位的残留量。内吸性农药的残留可能会存在于作物的所有部位,而非内吸性农药的残留则不一定存在,或者只有少量可能出现在作物的可食部位。对于每一种农药,应向 JMPR 提交规范残留试验或者专门试验中得到的可食部位和非可食部位间农药残留分布的相关资料。这些资料对决定在食品中/上农药残留膳食摄入的毒理学可接受性也是非常必要的。比如,香蕉上农药的 MRL 是针对香蕉全果制定的,包括不可食的皮。根据香蕉全果上的残留量制定的一些 MRL 似乎高得不可接受。然而可食部位却通常检测不到农药残留,这会降低对香蕉上 MRL 过高的担心。另外一个例子是,通常橙子中检测到的大部分农药残留都集中在皮中,特别是非内吸性农药。

除初级食品农产品和一些加工产品农产品外,在获得的资料允许情况下,JMPR 还会推荐动物饲料的 MRL,如饲料、秸秆和谷物,以及加工产品的副产品,例如可以用作饲料并且在国际上进行贸易的苹果渣和葡萄渣。除新鲜饲料用农产品外,动物饲料也是贸易农产品,因此如果因农药的使用导致饲料中有可检测到的农药残留,也需要制定饲料上的 Codex MRL。尽管 JMPR 不再推荐鲜饲料上的最高残留水平,但这些饲料中的残留在推算家畜膳食摄入量时也需要予以考虑。如果饲料中的残留也有可能导致动物组织、奶和蛋中存在可检测到的残留,那么也有必要对这些动物产品制定 MRL。有些可食用农产品本身也可能被用作动物的饲料,如谷物。对于仅用作饲料的农产品,如草料、饲料和稻草,也必须使用“规范残留试验中值”和“最高残留值”等术语,它们的评估方式与食品中 STMR 和 HR 的方法相同,且被用于计算动物膳食负荷。

5.2　试验条件与 GAP 的比较

5.2.1　一般原则

当推算最高残留水平时,FAO 专家组会考虑所有支持或符合报告 GAP 条件的规范残留试验所获得的所有残留数据。对于最高残留水平的可靠评估而言,一个先决条件就是要有足够数量的独立的残留试验,以反映国家或地区最大 GAP,且遵照考虑地域分布,囊括不同种植、管理措施和生长季节的良好设计方案开展试验。

首先,要考虑反映 GAP 的残留数据集的一致性和连续性。当残留复合样品变异系数较大或其他合适的统计方法显示残留值存在很大差异时,该残留数据集来自不同数据集的可能性很大。在这种情况下,在评估 MRL、STMR 或 HR 前,需要对残留数据和试验条件进行更加严格的分析。

由于天气、栽培方式和土壤条件等因素的差异,农药在不同地域之间的消解速率可能不同。实际操作中,对特定农产品进行的试验点数往往是有限的。尽管如此,可代表统计学上并无不同集合的较多点数数据集会比从仅代表一种最大 GAP 的试验中获得的小数据集能提供更加精确的最高残留水平评估值。需进一步说明的情况是,若在某一 GAP 条件下只能获得有限数量的试验资料,但假定会产生最高残留值,这时可以考虑可能产生相同残留水平的那些 GAP 下的试验,以上做法可以根据先前的经验和合理的统计方法予以确证。然而,在对统计学上有显著差异的残留数据集进行合并时应当慎重,因为这样可能会基于统计方法(下一节介绍)和被低估的膳食摄入量而导致错误的最高残留水平估值。

在选择残留数据集评估最高残留水平、STMR 和 HR 时,JMPR 考虑下列一般原则。

只有“按照国家或地区推荐、批准或登记的最大使用量进行的规范残留试验”的结果,如最大施药剂量、最多使用次数、最短安全间隔期(PHI)等,才被用于评估国家或地区的最高残留水平,即国家或地区最大 GAP。

如果有足够数量的可以反映一国或地区域最大 GAP 的残留试验,可仅依据这些残留数据推荐 MRL 估值。

先前的经验表明,农业措施和气候条件会产生近似残留的情况下,一个国家或地区的最大 GAP 可以用于评估按照此最大 GAP 在另外一个国家或地区进行的规范残留试验。

JMPR 会议认为,在缺乏足够理由的情况下合并不同 GAP 条件下的残留试验资料集是不合适的。这个方法可能包括含有不同残留试验中值(平均值)的残留数据,这些数据会导致评估日摄入量及 MRL 偏低。

在考虑合并不同的残留试验资料时,要仔细核查残留试验资料的分布,只有那些基于类似 GAP,从相同母体数据中产生的数据集才可以合并。在这种情况下,专家组判断可辅以合理的统计检验,如 Mann-Whitney U 检验或 Kruskal-Wallis H 检验。

在确定残留试验资料的可比性时,如果施药剂量、施药次数或 PHI 等多个参数偏离了最大登记用量,应该考虑合并对残留值的影响,合并可能会导致低估或高估 STMR。通常,同时有两个关键参数发生偏离的试验结果应不予采纳。例如,如果施药剂量低于登记的最大剂量(试验剂量 0.75 kg/hm^2,GAP 剂量 1 kg/hm^2)和 PHI 长于登记的最短 PHI(试验的采收间隔期是 18 d,GAP 是 14 d),通常不应采用此试验结果来评估 STMR,因为这些参数的合并可能造成残留量的低估。尽管有组合效应,但仍然使用这些结果来评估 STMR 和 HR 时,应在评估报告中给予合理的解释。

如果一个残留值比 GAP 条件下相同试验获得的另一个残留值低,那么应选择较高的残留值确定 STMR 和 HR。例如,GAP 规定的最低 PHI 为 21 d,在 21、28 和 35 d 时反映 GAP 的试验残留水平分别是 0.7、0.6 和 0.9 mg/kg,那么应该选择 0.9 mg/kg 的残留值。

5.2.2 施药剂量

试验中实际施药剂量的偏离通常不应超过最大施药剂量的±25%。

在试验条件允许的情况下,如果按照最大 GAP 施药,可以采用比例原则将残留数据校正到预期的残留水平[1]。

1. 在土壤、种子和叶面处理过程中,使用比例原则已通过残留物数据分析得到确认。确认的活性物质包括除干燥剂以外的杀虫剂、杀菌剂、除草剂和植物生长调节剂。

2. 比例原则可应用于施药剂量范围为 0.3～4 倍 GAP 的田间试验资料。只有当数据集中出现可定量残留时才能进行校正,如无可定量残留,即当残留值低于定量限时,不能按比例增加残留数据值。

3. 与使用本方法导致的残留数据误差,一般认为在实际残留浓度的±25%偏差之内。

4. 与最大 GAP(cGAP)相比,如果只有施药量有差别,可以允许使用比例原则。根据 JMPR 惯例,对其他参数(如 PHI)使用±25%规则是不可接受的。对于其他不确定度的引入,例如全球残留物数据的使用,需要具体情况具体分析,以免增加残留评估整体的不确定性。

注:2014 年 JMPR 得出结论,当动态试验表明农药残留在标签规定的 PHI 内几乎全部消解的情况下,额外施药不影响收获时最终残留浓度时,允许使用比例原则调整高施药剂量的残留水平。

5. 比例原则不能用于采后处理的情况。另外,由于缺乏数据,不推荐在水培情况下使用比例原则。

6. 比例原则可适用于主要作物和小作物。小作物和主要作物之间的主要区别是国家或地区管理部门要求的试验点数,这与农药残留比例外推无直接关系。如果比例原则能应用于代表性作物,外推到整个作物组或亚组的其他作物也没问题。

7. 对于加工产品,假定一定施药范围内加工因子是恒定的,且加工产品中导致的残留量也是恒定的,现有加工因子同样适用于数据集的比例缩放。

8. 对于暴露评估,似乎没有必要采取限制措施。该方法可用于农药残留在果皮和果肉中的分配,前提是从每个试验中可获得用于残留比例推算的必要资料。饲料的数据集比例推算也可适用于家畜膳食负荷的计算。

9. 比例推算原则同样适用于数据集不足以推荐最高残留水平的情况,这是该概念最有价值之处。该概念已被 JMPR 和不同的国家或地区管理部门在具体问题具体分析的基础上采用,在某些情况下,MRL 可以使用所有按照比例推算的试验资料(100%)进行评估。

10. 尽管该概念可用于包含 100% 按照比例原则推算的残留试验的大型数据集,但根据不同比例推算因子的范围,根据具体情况可能至少有 50% 试验点要按照 GAP 进行试验。

此外,一些 GAP 试验可能被用作验证性数据,以评估在使用比例原则推算的残留水平导致显著膳食暴露的情况是否合理。

5.2.3 采收间隔期

在 PHI 附近可接受的间隔期长度取决于受评估农药的残留消解速率。可允许的范围与 ±25% 残留水平变化有关,可以根据残留消解试验进行推算。因为消解速率逐渐下降,+25% 浓度对应的偏离小于 −25% 浓度的偏离。对于消解速率慢的农药,标签上给出的用于规范残留试验资料的 PHI 范围比残留消解速率快的农药更宽。一级消解情形见图 5.1。当可用信息不能应用该原则时,可以使用 OECD 指南推荐的 ±25% 允许偏差,但是应具体情况具体评估,因为在 −25% PHI 时,残留的快速消解可能导致可允许的误差比+ 25% 时更大。

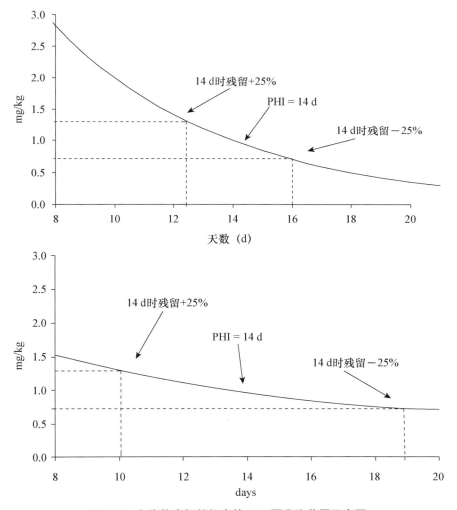

图 5.1 允许偏离标签规定的 PHI 百分比范围示意图

对一级消解

$$C = C_0 \times e^{-kt} \tag{1}$$

在时间点 t_1, $C_1 = C_0 \times e^{-kt_1}$
在时间点 t_2, $C_2 = C_0 \times e^{-kt_2}$

$$\frac{C_1}{C_2} = C_0 \times e^{-k(t_1 - t_2)}$$

$$-k(t_1 - t_2) = \ln\left(\frac{C_1}{C_2}\right) \tag{2}$$

降解速率 k 和半衰期 $t_{1/2}$(半衰期)的关系

$$\frac{C}{C_0} = 0.5 = e^{-kt_{1/2}}$$

即 $$-k = \frac{\ln(0.5)}{t_{1/2}} \tag{3}$$

从式 2 和式 3

$$\frac{\ln(0.5)}{t_{1/2}} \times (t_1 - t_2) = \ln\left(\frac{C_1}{C_2}\right)$$

即 $$t_1 - t_2 = \ln\left(\frac{C_1}{C_2}\right) \times \frac{t_{1/2}}{\ln(0.5)} \tag{4}$$

如果 t_1 是 PHI, C_1 是 PHI 时的残留浓度,我们就可以计算残留浓度在给定百分比范围内的时间间隔。

$$C_2 = 125\% \quad C_1 \qquad t_1 - t_2 = 0.32 \times t_{1/2}$$
$$C_2 = 75\% \quad C_1 \qquad t_2 - t_1 = 0.42 \times t_{1/2}$$

如果 PHI 时间较长,计算半衰期时应该排除 0 d(施药后的天数)的数据,因为残留初始消解的速度要比后期快。由于一级消解方程可很好地适用于大量试验约 35% 的情况,所以依据方程 1~4 计算结果有时候提供的评估并不可靠。然而,图 5.1 所示的图表法可适用于任何情况。

5.2.4　施药次数

试验报告的施药次数是否与登记的最大次数相当取决于农药的持久性和施药间隔。尽管如此,如果试验中施药次数很多(多于 5~6 次),那么不应该认为早期施药对最终残留的贡献很大,除非这个农药是持久性的,或者施药间隔期非常短。有时只需提供最后一次施药之前和之后的残留数据,因为它们是前期施药对最终残留贡献的直接证据。同样,早于 3 倍半衰期时间进行最后一次施药对最终残留的贡献也是不显著的。

5.2.5　制剂

在许多情况下,不同剂型产生的残留量变异不如其他因子大,从不同剂型得到的试验资料可以认为是相当的。最常见的是在使用前需要用水稀释的剂型,包括乳油(EC)、可湿性粉剂(WP)、水分散粒剂(WG)、悬浮剂(SC)和可溶液剂(SL)等。经验表明这些剂型产生的残留水平是相当的。这些剂型在用于种子处理、苗前处理(播种前、播种时和出苗前)、幼苗处理或土壤处理(例如行间或后期直接喷土使用,不同于叶面处理)时残留数据是可以互相转化的。

对于用水稀释并在生长后期用于叶面施用的制剂,是否需要补充数据取决于 2 个因素:(1)农药产品中是否存在有机溶剂或油;(2)安全间隔期(PHI)。假如 PHI 大于 7 d,从残留量的角度可以认为非有机溶剂或油的制剂是等同的。除水分散粒剂产品外，当 PHI 小于或等于 7 d，通常需要佐证试验资料，以证明这些制剂的残留量是相当的。

对于生长中后期使用的含有有机溶剂或油的制剂而言，如乳油（EC）或油乳剂（EO），应该提供佐证试验，以证明使用这些制剂的残留量是否与使用其他制剂的残留量相当。不同剂型的其他方面的可比性描述见 3.6.1.2。

5.2.6　规范残留试验资料解释表

当从几个国家或地区获取残留试验资料时，结果可以用表格的形式来表示，以比照 GAP 说明试验条件并辅以解释。在附件表 XI.1 的举例中，比照 GAP，比较了 6 个国家或地区获得的番茄上的残留试验资料。要注意的是，有些国家或地区在 GAP 中指明施药剂量（kg ai/hm²），而其他国家或地区则指明施药浓度（kg ai/hm²）。可以比照西班牙 GAP 的条件来评估意大利的试验。

这个概念也可以被用于以表格的方式评估替代 GAP 的试验资料。

释义表给出了符合不同国家或地区最大 GAP 的残留试验资料。下一步是决定这些残留是否构成一个单一的数据集或不同的数据集。

5.3　独立的规范残留试验的定义

评估最高残留水平、STMR 和 HR 值取决于 GAP 条件下残留试验资料的选择，一个数据点（残留值）是从每个相关且又独立的试验中挑选出来的。必须有足够试验点数以代表田间和种植习惯的差异。

试验是否充分独立，是否可以单独对其进行处理，需要进行判断。

通常要记录下列试验条件，并予以考虑：

- 地理区域和地点——在不同地理区域进行的试验被认为是独立的；
- 一年生作物的种植和施药时间——种植时间和施药日期不同（大于 30 d）的试验被认为是独立的；
- 剂型——用不同剂型进行试验的可比性和独立性应参考 5.2.5 中规定的原则加以评估；
- 施药方式，如叶面处理、种子处理和直接施用等——在同一地点不同小区上使用不同方式施药被视为不同试验；
- 添加助剂——在相关标签未规定使用助剂的情况下，额外使用助剂的试验可以产生很大差别，可以认为是独立的试验；
- 施药剂量和施药浓度——在同一地点进行的试验中施药剂量和喷雾浓度显著不同的试验不是独立的，可以采用比例原则来选择产生最高残留的试验；
- 作物品种——单一地点的不同品种可能不是"独立"的，但一些品种可能有足够的差异（不同的形态等）从而影响农药残留；
- 施药操作——在同一地点的相同喷药操作的试验，不能视为不同的试验；
- 施药器械——在同一地点使用不同器械，其他条件相同的试验不能视为不同试验。

通常天气（不是气候）是决定残留水平的一个主要因素，如果多个小区/试验平行进行，通常每个田间试验只选择一个试验地点。对在同一区域的试验，应有直接的证据和进一步的附加资料，表明田间实践影响田间试验的残留水平。

有些情况下，不同残留值被认为是"重复值"，例如：

a. 来源于一个试验室样品的重复分析（重复分析）；

b. 取自一个田间样品的试验室备份样品；

　　c. 田间备份样品的分别分析(每一个样品是从一整个喷药小区随机抽取的);

　　d. 重复小区、备份小区或分割小区田间样品的分别分析(整个试验属于相同施药操作,但是被划分成两块或多块区域,且单独采样);

　　e. 重复试验的样品分别分析(非独立的同一场所的试验可视为重复试验)。

　　因此,评估人在起草评估报告时应说明重复试验的类型。

　　情形 a 和 b 所得结果的平均值被认为是一个实验室样品残留量的最佳估计值。根据情形 c 和 d 采集的样本中的平均残留量用于评估所有情形的最高残留水平,用于计算动物负荷的残留高值以及规范残留试验中值(STMR)。然而,重复样品的最高残留值被视为膳食摄入量计算的 HR。在所有情形下,平均残留值应从未修约测量残留值中计算。

　　在非独立试验的情形下,把产生最高残留水平的小区用于最高残留水平估计和膳食摄入评估。

5.4　残留数据的选择和报告

5.4.1　离群值的处理

　　对高于数据集中大多数数据的残留值必须要进行单独处理,且只有当足够的信息和试验证据证明数据异常时,才可考虑舍弃该数据。在评估结果中,决定某一个结果无效时要格外慎重。排除一个明显的离群值必须要通过农业措施、其他源于试验设计或分析条件的证据加以判断。

5.4.2　低于 LOQ 的残留值

　　一般来说,当所有相关试验资料都小于 LOQ 时,STMR 将被假定为 LOQ,除非有科学证据表明残留量实质上是 0。这些支持性证据包括源自较短的 PHI、扩大的但是有关联的施药剂量,或者较多的施药次数的相关残留试验资料,相关产品代谢试验或数据的预期等。

　　在具有 2 个或者更多的不同 LOQ 的试验设计中,如果试验报告的残留量没有一个超过 LOQ,则通常使用最低的 LOQ(除非像上面那样残留量假设实际为 0)选择 STMR。在决定采用最低 LOQ 时应考虑试验数据集的大小。

　　当有证据表明实际残留量为 0 时,HR 也应该设定为 0。

5.4.3　残留值的修约

　　在从残留试验里确定 STMR 和 HR 时,膳食摄入评估应该使用没有经过修约的实际残留值。在实际结果低于被认为适用于监管目的的实际 LOQ 的情况下更是如此。由于在计算膳食摄入时 STMR 和 HR 被用于计算的中间阶段,因此对残留值修约是不恰当的。作为一般规则,只应在计算的最后一步(在报告最终结果之前)才能对计算值进行修约,同时考虑该过程带来的不确定性。

5.5　数据集的合并

　　保证残留水平评估的可靠性,一个先决条件是要有足够数量的独立残留试验,以反映国家或地区最大 GAP,且遵照考虑地域分布,囊括不同种植、管理措施和生长季节的良好设计方案开展试验。

实际操作中，对特定农产品进行的试验点数往往是有限的。尽管如此，统计学上，会比从仅代表一种最大GAP的试验中获得的小数据集相比，不同集合的较多点数数据集并不能提供更加精确的最高残留水平评估值。

如果这些GAP相似，JMPR将会评估一个国家或地区某一给定农产品或农产品组的数据集是否应该合并，以及反映不同国家或地区GAP的残留数据集是否应该合并。

采样偏差不可避免地可能会导致根据最大GAP使用某种农药获得的真正残留数据集评估的不准确。在决定反映不同国家或地区GAP试验结果是否导致不同残留数据集时，应该考虑反映不同国家或地区GAP的试验资料库的大小。可以使用一些可获得的统计工具来确定源自群体的数据集是否具有相似的中间值/平均值和方差。

不同试验田之间残留差异向高值偏离，不符合正常分布，特别是小数据集的统计检验的场合更能清楚地说明这种规律。鉴于残留分布不均匀以及难以用参数法描述残留分布，在测试样品数据集的相似性时应使用分布非参数统计的方法。

在评估农药残留试验资料时，统计检验是一个非常有用的工具。然而，由于任务的复杂性，需要综合考虑诸如代谢、消失速率等因素，因此这些检验并不是决定性的，只能用来支持专家组判断。

JMPR惯常使用Mann-Whitney的U检验比较2套数据集以评估它们能否合并。在需要对2套以上数据进行比较的情况下，U检验是不适用的。这时候可以使用Kruskal-Wallis的H检验（http://www.biostathandbook.com/kruskalwallis.html）。在这2种情况下，每个数据集至少需要5个数据点才能获得有意义的结果。它们的原理在附件XIII中解释，计算可以使用电子版附件XIV.1的Excel模板自动执行。通常如果计算的概率大于0.05，原假设是可以被接受的，这些数据集就可以合并。

5.5.1　植物源农产品组最高残留水平、STMR和HR的评估

与单个农产品的MRL相比，在国家或地区层面或国际层面建立作物组MRL一直被认为是可以接受的。在一组作物中的每个农产品上都进行残留试验的做法是不经济的。在一个作物组上进行登记也符合国家或地区的登记制度，例如可在整个柑橘作物组上进行登记使用。原则上如果一组作物中主要作物有足够的试验资料就可以评估整个作物组的最高残留水平。

一些农药在不同条件下的残留行为可能不同。因此，不可能准确界定哪种农产品可以提供用于制定组MRL的试验资料。然而，如果能确定"最高残留"的情况，就可以有把握将相关数据外推到其他作物，尽管在外推时可能高估某些农产品上的残留水平。一个可接受的例子是将腌制小黄瓜的残留数据外推至黄瓜，但反过来就不可以了，因为表面积/重量的差异，腌制小黄瓜中的残留量可能更高。

外推需要对当地的农业措施和种植方式有详细的了解。例如，小麦在全世界的种植方式通常都是相似的，但是葡萄的种植方式就会有非常大的不同。对于后者，就必须要仔细地鉴别相关GAP是否具有可比性。鉴于不同农产品表面结构、形状、生长习性、生长速率、种植季节和有重要影响的表面积/重量的值，JMPR强调在做外推决定的时候，应在足够的相关资料的基础上进行个案处理。

CCPR正在修订法典作物分类，且01类水果作物组的修订已经完成，并于2014年由CAC采纳。修订分类包括建议的作物亚组的代表性农产品（附件X的附件2）。CCPR决定在选择代表性农产品时应采用以下原则：

- 代表性农产品最有可能含有最高的残留量；
- 代表性农产品可能在生产和/或消费方面占主导；
- 代表性农产品在形态、生长习性、虫害和可食用部位方面与该作物组或亚组内的相关农产品极其相似。

以上3项原则的应用是基于这样一种假设，即各作物组或亚组中所有农产品均按照类似的使用方式或GAP进行施药。委员会还同意，为促进在全球范围内使用农产品组MRL，不同国家或地区可灵活选择替代代表性农产品进行残留试验，因为某一农产品在不同地区可能在膳食消费和/或种植面积上差异

很大。

然而,2014 年 JMPR[30] 指出,CCPR 采用的原则有时不一致,且往往不实用。例如,并不总能保证具有形态代表性的农产品在作物组内也包含较高的残留水平。此外,CCPR 选择代表作物主要依据产量和/或消费量,而不是可能的残留量。

JMPR 继续根据具体情况将食品和饲料法典分类作为推荐个别农产品或农产品组的最高残留水平的主要依据。如果数据允许,将对相关亚组进行最高残留水平的推荐。这种方法的前提是,如果有代表性作物的数据可用,组内不同作物的 GAP 和栽培方式相似,则各作物残留水平差别不大,那么估计的最高残留水平可以满足作物组中没有可用数据的作物。

为了数据评估过程的透明度并促进其在各种情况下应用的一致性,2013 年 JMPR 考虑并评估了过去的经验,并就农产品组残留水平的估计确定了以下基本原则。

- 只有农药在一组或亚组的作物上进行登记时,才评估作物组最高残留水平,同时要考虑到国际食品法典和国家或地区农产品组分类的差异。
- 评估报告应考虑反映最大 GAP 的所有残留数据集。一旦针对单个农产品建立了数据集,就会考虑根据以下原则推荐农产品组残留水平。
  - 如果农产品的残留中值在 5 倍分布范围内,通常会考虑建立农产品组残留水平。
    - i 如果农产品组中单个农产品中的残留水平在统计学上没有差异(Mann-Whitney 或 Kruskal-Wallis 检验),则残留数据可以组合用于组残留水平的评估;
    - ii 如果单个农产品中的残留数据集具有统计学上的差异,则在该作物组使用导致最高残留水平最高的数据集,只要有足够的残留数据点可用;
    - iii 如果(ii)中确定的数据集达不到用来评估组最高残留水平的数据点(最好≥8),则该农产品应被视为例外情况。
  - 如果单个农产品数据集中的残留中值与其他农产品的差异在 5 倍以上,则该农产品将不会包含在该组中,并视为例外。
  - 如果该组中多于一种农产品的残留物中值的差异超过 5 倍,则推荐的组残留水平可能不合适,并需要根据所有可用资料进行判断。

鉴于农药和其他因素导致的残留数据差异很大,对可用残留数据进行个案评估被认为是必要的。如果会议偏离了上述原则,将在相关的 JMPR 报告中提供分歧的合理性。

对于可用资料的个案评估,根据 JMPR 的先前经验,将在评估组 MRL 时考虑以下通用原则和观察结果。

a. 一般来说,整个作物组的使用方式应该相似。如果各个作物的用药方式不同但产生相似的残留水平,也可能推荐组最大残留物水平。

b. 考虑残留特征:内吸或非内吸,降解/消失速率。

c. 应注意作物组和农产品组的区别。这种区别并不总是很明显,因为描述作物和农产品时经常使用相同的词语,例如"菠萝"在某种背景下指的是田间作物,在其他背景下可能代指水果本身。对田间使用,农药是在作物上使用,所以农药产品标签上应标注作物或作物组。MRL 和残留是出现在农产品上,因此MRL 列表中出现的是农产品或农产品组。

d. 通常,JMPR 不在法典食品或饲料较大的"类别",如水果、蔬菜、草、坚果、种子、香草、香辛料或哺乳动物产品间评估最高残留水平。残留数据和批准使用通常都是指那些较小的法典"组"或亚组,如仁果类水果、柑橘类水果、根茎类蔬菜、豆类蔬菜、谷物、茄果类蔬菜、奶、牛肉、猪肉、羊肉等。这个方法被认为更符合当前的国家或地区方法,能提供更准确地膳食摄入评估,以及更有可能得到可获得的残留数据和GAP 资料的支持。

e. 在有些情况下,如果缺少某个农产品的充分数据,JMPR 会使用一种 GAP 相似的作物,以支持最高残留水平的评估,例如梨和苹果或花椰菜和菜花。

f. 对于急性膳食摄入,最高残留水平所依据的农产品的最高残留值(HR)应适用于整个作物组的单一农产品。当使用组 HR 导致 ARfD 超出界限时,不能推荐组最高残留水平。

g. 如果要推荐农产品组的 MRL,例如仁果类水果,则应为该农产品组计算一个单一的 STMR 值。

h. 经过膳食摄入评估后,可以依据下列最低条件推荐农产品组 MRL:

　　○ 至少可以获得组内一种主要作物的相关的、充分的残留数据。(然而,应考虑组内农产品的所有相关数据)。如果后来发现推荐的组 MRL 对某些农产品及其登记用药来说不够充分,那么应该要求提交更多的数据来修订组 MRL 或者单独推荐该农产品的 MRL。

　　○ 根据 GAP 替代建议,如果 IESTI 推算表明短期摄入将超过组内一种或多种产品农药的 ARfD,JMPR 将会检查和推荐替代建议,包括替代 GAP 和单个农产品的 MRL。

i. 如果其他条件允许,组内可能含有最大残留量的一个或几个主要农产品中的残留数据允许将最高残留水平评估外推至组内其他小作物上。

j. 一种夏季生长较快作物的残留数据不能外推至在其他不利降解条件下生长较为缓慢的同种或相关作物,例如从西葫芦外推到南瓜是不可行的。

k. 在制定组 MRL 时,必须考虑农药在一种或者多种作物中的代谢或消失机制等详细信息。

l. 表 5.1 中列举的是 JMPR 推荐的并被普遍认为可接受的组 MRL。

m. 当其他条件相同时,对那些采摘时尚不成熟但很快就会成熟作物的残留数据有时可以外推至一个紧密相关的比表面积更小的品种。由于作物生长的稀释效应,评估的最高残留水平可以从小黄瓜外推至黄瓜,但是反之不成立。

表 5.1　农产品组和最高残留水平评估示例

农药	数据支持 MRL 的农产品	可推荐 MRL 的农产品组或者农产品	代码
抗蚜威	柑橘和橙子	柑橘类水果	FC
联苯肼脂	苹果和梨	仁果类水果	FP
咯菌腈	苹果和梨	仁果类水果	FP
抗蚜威	苹果	仁果类水果	FP
噻虫啉	苹果和梨	仁果类水果	FP
联苯肼脂	杏、樱桃和桃子	核果类水果	FS
抗蚜威	樱桃、油桃、桃子和李子	核果类水果	FS
吡唑醚菌酯	樱桃、桃子和李子	核果类水果	FS
噻虫啉	桃子和甜樱桃	核果类水果	FS
抗蚜威	无核葡萄、醋栗和树莓	浆果及小型水果(葡萄、草莓除外)	FB
噻虫啉	无核葡萄、树莓和草莓	浆果及小型水果(葡萄除外)	FB
硫丹	鳄梨、番石榴、杧果和番木瓜	鳄梨、番石榴、杧果和番木瓜(相互支持)	FI
硫丹	荔枝和柿子	荔枝和柿子(相互支持)	FI
抗蚜威	花椰菜、抱子甘蓝、菜花和结球甘蓝	芸薹属蔬菜	VB
联苯肼脂	香瓜、黄瓜、西葫芦	葫芦科蔬菜	VC
霜霉威	黄瓜、甜瓜、西葫芦	葫芦科蔬菜	VC
抗蚜威	黄瓜、西葫芦	葫芦科蔬菜(除甜瓜和西瓜)	VC
噻虫啉	甜瓜、西瓜	甜瓜、西瓜(相互支持)	VC
抗蚜威	甜椒、番茄	除葫芦科外的水果蔬菜(除蘑菇、菌和甜玉米)	VO
抗蚜威	大豆、豌豆	豆类蔬菜(除大豆)	VP
炔螨特	大豆(干)、蚕豆(干)	大豆(干)、蚕豆(干)(相互支持)	VD
抗蚜威	鹰嘴豆(干)、豌豆(干)	豆类(除大豆)	VD

续表

农药	数据支持 MRL 的农产品	可推荐 MRL 的农产品组或者农产品	代码
硫丹	马铃薯、甘薯	马铃薯、甘薯(相互支持)	VR
抗蚜威	胡萝卜、马铃薯和甜菜	根茎类蔬菜	VR
硫丹	榛子和欧洲坚果	榛子和欧洲坚果(相互支持)	TN
联苯肼脂	杏仁和山核桃仁	树生坚果	TN
噻虫啉	杏仁、山核桃仁和核桃	树生坚果	TN
氯胺吡啶酸	大麦、燕麦和小麦	大麦、燕麦和小麦	GC
抗蚜威	大麦、玉米和小麦	谷物(除水稻)	GC
抗蚜威	大麦秆、玉米秸和小麦秆	谷物秸秆和干草(除水稻)	AS
氯胺吡啶酸	大麦秆、燕麦秆和小麦秆	大麦秆、燕麦秆和小麦秆	AS

n. 当预计不会产生最终残留，并且有代谢试验结果支持时，单个 MRL 可以更快地外推至作物组。例如，果园作物的早期处理、种子处理和除草剂等。

JMPR 通常是在逐例分析的基础上遵循这些原则，并测试代表性农产品推荐相应作物组残留水平的适用性。当代表性农产品有足够的相关残留数据时，将基于这些数据进行残留水平的推荐。

5.5.2 不同地点规范残留试验残留数据的合并

2003 年 JMPR 会议评估了分区报告，并得出结论，气候带对农药残留的影响较小，尽管试验分布的地理位置不同，相似的使用方式和生长条件下的残留数据是具有可比性的。

2013 年 JMPR 考虑了过去几年的经验，决定在当前实践的基础上，对在全球范围内利用规范残留试验残留数据用于残留水平评估的原则进行阐述，前提是初级农产品的生长和加工方法是具有可比性的。

步骤 1：考虑符合国家或地区最大 GAP 的规范残留试验的残留，选择重要残留数据。

- 如果有足够数量的反映国家或地区最大 GAP 的残留数据可用，则根据 JMPR 的现行做法，该数据集用于评估残留水平；
- 如果先前的经验表明农业措施和气候条件导致类似的残留，那么一个国家或地区的最大 GAP 可以用于评估与这个最大 GAP 相匹配但在另一个国家或地区进行的规范残留试验；
- 在国家或地区进行的试验的残留数据不足的情况下，将考虑以不同施药量进行的试验，并根据比例方法校正残留值，以获得最大可能的残留数据集。

步骤 2：如果第 1 步中没有足够的残留数据，则可以考虑在其他国家或地区进行的符合最大 GAP 的试验中获得合适的残留数据，或者将使用比例原则进行最大 GAP 校正的数据与步骤 1 中的数据一并考虑。

如果步骤 1 和步骤 2 中获得的数据集的残留中值在 5 倍范围内(参见第 5.5.1 节)，则可以合并数据集。如果组合数据集中单个残留值超出 7 倍残留中值的范围，则需要考虑到所有相关资料，进一步仔细检查数据集对残留水平评估的适用性。该标准基于对 JMPR 在 1997～2011 年选择的 1 950 个残留数据集(25 766 个单独残留值)的详细分析，用于估计最高残留水平，其揭示了约 90%的残留物在 7 倍于相应数据集的残留中值的范围内，而不管残留数据是来自一个国家或地区还是来自不同国家或地区[38]。

残留值(R)与其数据集中位数(M)的分布百分比						
	$R<3M$	$3M\leqslant R<4M$	$4M\leqslant R<5M$	$5M\leqslant R<6M$	$6M\leqslant R<7M$	$7M\leqslant R$
所有数据(%)	54.21	16.82	8.10	7.38	3.28	10.21
平均值(%)	54.50	17.11	6.97	7.34	2.76	11.32
合计(%)	**54.50**	**71.61**	**78.58**	**85.92**	**88.68**	**100.00**

会议指出，有些情况下需要考虑不同地区栽培习惯的差异。

JMPR将应用上述原则进一步评估残留数据,并具体情况具体分析其适用性。如果该原则被认为不适用,则需要在报告中解释原因。在取得足够经验的基础上,JMPR将根据需要重新考虑并进一步阐述这一原则。

5.6　植物农产品中最高残留水平的评估

根据从提交的资料和试验资料中选择出来的残留值,JMPR审查评估最高残留水平的可能性,随后推荐按照GAP用药的农产品上的MRL。

在评估最高残留水平时,FAO专家组会考虑所有相关资料,特别是规范残留试验产生的残留(见3.6"作物规范残留试验残留结果")以及实验条件和已有的GAP的一致性(见3.5"使用方式")。评估和推荐Codex MRL的程序可能与那些适用于国家或地区水平的程序多少有些不同,因为Codex MRL覆盖的残留来源于世界范围的使用授权,反映的是不同农业措施和环境条件,而国家或地区水平的MRL更多的与国家或地区GAP相关。

尽管规范残留试验都是根据当时的GAP进行的,但是GAP经常会在施药剂量、剂型、施药方法、施药次数和安全间隔期等方面进行调整。有必要对应用比例原则各细节进行判断,以确定实验条件是否仍然与GAP可比。

5.6.1　评估最高残留水平应考虑的信息

当试验中的名义施药剂量是在GAP剂量的±25%以内时,通常认为其与GAP一致,这包括商业操作中可能出现的偏差。如果只有极少量的或没有残留存在,较高施药剂量的数据是重要的。当匹配最大GAP的数据不足以推荐最高残留水平,且可能将残留水平调整至最大GAP时,则使用比例原则(6.2.2)进行数据调整。

制剂

见5.3和5.2.5。

施药方法和次数

施药方法对残留水平的影响是相当大的。例如,直接施药和与覆盖式喷雾施药没有可比性,而飞机施药与地面施药也没有可比性。

对非持久性农药,施药次数不太可能影响残留水平。对于持久性农药,施药次数可能会影响到残留水平。作物的特性也应予以考虑。例如,西葫芦可能会在花期之后几天采摘,在开花之前使用的非内吸性农药残留量较低,施药次数对残留水平应没有多大影响。

安全间隔期

安全间隔期通常但也并不总是对检测到的残留水平有影响(参见5.2"规范残留试验条件与GAP的匹配性")。

未检出残留

一些农药使用方式,如种子处理剂、苗前除草处理,通常会导致在最后收获的农产品中检测不到农药残留,但是当提供了很多残留数据时,可能会在偶尔抽样中检测出残留。根据GAP使用的农药残留大多数情况下是无法检测到的,但在评估最高残留水平时,这些偶尔检出的残留数据不应该被忽视。马铃薯中的甲拌磷和种植前使用草甘膦引起的残留就是2个很好的例子。

气候

当在某国家或地区按照已有GAP开展试验,且试验能够反映该国或地区气候条件的范围和作物管理方式时,规范残留试验适当反映气候条件会增加试验的确定性。在气候条件相同和作物管理方式相似的其他国家或地区进行的试验资料可以在逐一审查的基础上接受。评估所有这些条件会有难度,由于一些条件的差异,如温度和光照强度,会对许多农药的持久性和残留水平有重要影响,因此这些重要参数的评估是必要的。

作物

CCPR 对进入贸易流通的农产品制定 MRL,以便实现对其生产时的 GAP 遵守情况进行控制,同时实现 GAP 的监管。因此,最高残留水平是尽可能按照整个农产品为基础来进行评估的(见附件Ⅵ)。

试验作物应该与国家或地区 GAP 中指定的作物相同。规范残留试验中使用作物的准确描述对决定 GAP 提及的作物是否与试验使用的作物一致至关重要。应使用法典作物分类来描述收获后的农产品。因为种植的豆科作物种类繁多,所以像"豆类"这样的作物描述就很难释义,因此需要一个更加具体的描述。对结球莴苣和叶用莴苣叶面用药可能产生不同的残留水平,所以不可能使用简单描述为"莴苣"的作物进行试验。

国家或地区批准标签上作物组与法典的农产品组含义不尽相同,如叶菜类蔬菜、芸薹属蔬菜、豆类蔬菜等。这就需要仔细核查国家或地区标签上作物分组中的作物。

残留的变异性

评估者有必要对残留数据预期的变异有所认识。如果数据能真实地反映条件范围、施药方法、季节和可能商业化的种植方式,那么产生的残留水平可能存在巨大差异。分析 1997~2007 年间 JMPR 评估过的规范残留试验发现,田间试验残留量的变异系数有时候会超过 110%。如果有大量的试验资料,考虑残留量的范围和变异性将有助于避免在评估最大水平时对较小的差异做出误导性的解释。在数据有限的情况下,大多数规范残留试验资料(最常见的是 6~8)[38]的实际变异性被低估就是这种情况,需要判断以确定某个评估是符合实际、具有可操作性且前后一致的。如果数据过于宽泛多变,也不必过于苛求。如果结果是从多个地方数年内获得的话,那么它们可能会更接近商业操作,将会被广泛使用。除了气候、农业措施、虫害情况和使用建议一致的有限区域内残留的变异性外,在条件差异很大的区域,如温带、地中海和热带地区国家或地区、地区之间可能会有更大的残留变异。使用条件的差异可能会很大,以至于它们会产生不同的残留数据集(见 5.5"数据集的合并")。

即使可获得的数据和资料很多,也经常会面临复杂情况。可以针对数据做出不同的解读,但做出的结论应符合实际、具有可操作性且前后一致。

5.6.2 评估 MRL 的残留数据的选择原则

在评估最高残留水平时,FAO 专家组考虑支持和反映报告 GAP 的所有规范残留试验的残留数据。

在存在多个可疑的残留数据集的情况下,代表较高残留数据集的有限数据可能不足以评估反映这个群(以及使用方式)的最高残留水平,FAO 专家组可以评估只反映可得残留数据充足使用的最大残留限量。另一方面,不能根据新的表明残留量较低的少量试验资料集就重新考虑和降低之前的评估,除非原推荐所依据的 GAP 发生了变化或者用来评估 MRL 的原始试验现在看来已经不充分了。

根据法典定义和 JMPR 的通行做法,最高残留水平主要是依据能产生最高残留值的 GAP(临界或最大 GAP)进行评估的,即当按照一个 GAP(标签指示,通常是最大允许施药剂量、最短 PHI)使用一种农药时,试验资料代表预期的最高残留。施药应该用可能产生最高残留的器械和喷雾体积。食品法典定义(JMPR 的做法)意味着只有"按照国家或地区推荐、批准或登记使用的最高剂量进行的规范残留试验"的结果才可以被列入 MRL 评估值,即各国或地区最大的 GAP 将被用来选择评估 MRL 的试验资料。为了确保评估最高残留水平所采用的残留值是独立的,如果多个小区/试验平行,通常只从每个试验地点选取一个田间试验,详见 5.3。

如果评估中发现存在膳食摄入风险,可针对支持残留试验的最大 GAP 提出替代 GAP。在这种情况下，如果残留数据允许，可以考虑替代的国家或地区 GAP 并使用其支持的残留数据集评估是否存在急性摄入问题，并用于评估 MRL。

基于对试验资料已接受/公认的外推，最高残留水平的评估可涵盖具有相似残留方式的组内的农产品。用于评估农药-农产品一个组合数据集的原则可以应用于评估一个农产品组的残留。例如：应用"一个 GAP"的原则，根据从一种农产品上获得的最高残留数据集来推算一个组的 MRL。

可能还有一些本节列举的基本原则没有涵盖的情况。这种情况需要根据可获得的资料以及先前经验逐案审议并由专家组做出判断。

在只能得到少数残留数据的情况下，推算 MRL 时应该考虑：
- 规范残留试验中可获得数据集的最高值和中值；
- 使用标签规定之外的施药剂量所产生的残留水平（例如，用加倍剂量处理的样品中残留量低于 LOQ 的数据来说明即使按照标签最大剂量施药也检测不到农药残留，或者使用间隔期短于 PHI 采收的样品中的最高残留值）；
- 规范残留试验残留数据的典型分布经验；
- 从代谢试验中获得的关于残留行为的认知，例如它是不是表面残留、是否会从叶片向籽实或根茎的转移；
- 在同类作物上残留试验的认知。

5.7　评估单个农产品最高残留水平的特殊考虑

5.7.1　水果和蔬菜

前文所述的一般原则均适用于评估水果和蔬菜中的最高残留水平。在水果和蔬菜生长过程中的任何阶段以及播种前后的土壤中都可能施用农药，并且农药残留水平与施药方式高度相关。

安全间隔期（PHI）是 GAP 的重要组成部分，对产生的农药残留水平有很大的影响，特别是对于接近收获时叶面施药的水果和蔬菜。关于接近 PHI 的可接受的间隔期范围，见 5.2.3。

如果可获得果皮和果肉的重量，那么整果的残留水平可由果皮和果肉分别获得的残留数据得出。

5.7.2　谷物和种子

种子或谷物的最大残留限量可适用于整个农产品。对于 JMPR 而言，能够区分农产品存在的形式并根据法典农产品分类对初级和加工产品进行描述非常重要，因为有些谷物和种子具有外壳，而有些则没有。JMPR 报告中有时候报告的是精米中的残留，通常这类产品的残留水平与带壳的农产品具有较大差异。最高残留水平的评估应该以用于国际贸易的农产品中的残留水平为基础。

若谷物和种子被碾磨过，则此类农产品属于加工产品。

5.7.3　鲜饲料和干饲料

由于在生产动物鲜饲料和干饲料的作物上需要使用农药，因此可能会导致鲜饲料和干饲料中存在农药残留。

茎叶肥厚含水分多的或处于高水分阶段的作物被称为鲜饲料，大多数可供牲畜直接食用或经轧断后直接喂养牲畜。例如玉米秸秆，苜蓿秸秆和豌豆秸秆。干燥或处于低湿度阶段的作物被称为干草、稻草或干饲料，作为贸易农产品便于储存和运输。

由于鲜食饲料不属于需要制定 Codex MRL 的国际贸易农产品,因此 JMPR 不会为鲜饲料推荐最高残留水平。但 JMPR 仍会评估鲜饲料残留数据,用以评估家畜的摄入负荷量。

如果没有对主要作物提出推荐意见,则也不会对相关的动物饲料和加工产品提出推荐意见。

干饲料以干物质的形式进行国际贸易,因此,其 MRL 的推荐与表示也以干物质为基础。

5.8 针对小作物的残留数据外推

第 5.5.1 节概括了有关评估组最高残留水平的过程,提供了实例并探讨了其局限性。如果有充分的数据评估某一作物组中主要作物的 MRL,则通常也会认为这些数据足以评估包括该组小作物在内的整个作物组的最高残留水平。

然而,即使是在有充足资料的情况下,JMPR 决定从一种或多种主要作物外推至小作物也需要根据具体情况进行逐一考虑。充足资料包括有关作物的 GAP 信息、用于支持初始 MRL 的残留数据的参考信息以及对于外推逻辑的解释。

提交的用来支持 MRL 向小作物外推的数据必须包括以下信息:

● 关于将该作物定义为小作物的原因、农药使用在病虫害控制方面的重要性、在小作物上的使用范围以及国际贸易中存在的问题或潜在问题的性质等背景资料;

● 说明主要作物生产的栽培方式以及农药在拟进行外推的主要作物上的批准或登记使用情况;

● 说明小作物生产的栽培方式、农药在小作物上的批准或登记用途、包括带有英文翻译的标签副本、以及预计小作物上的农药残留水平和主要作物上的农药残留水平相似的原因;

● 对支持 MRL 的主要作物进行规范残留试验,如果 JMPR 之前已审查过该农药的试验资料,则也可参考 JMPR 评估意见。

数据提交时还应包括以下支持资料:

● 有关在小作物上批准或登记使用的规范残留试验资料;

● 对典型商业条件下生产的小作物,已知使用了农药并通过选择性市场调查所取得的监测数据。

5.9 基于规范残留试验资料评估植物源农产品 MRL 的统计学方法

一些管理机构使用基于统计学的计算方法进行最高残留水平的评估,以便于最高残留水平的协调一致,即保证不同的评估者在评估同一残留试验资料集时能够获得相同的 MRL。采用适当的、经过验证的统计方法将会提高评估国际食品法典最高残留水平的透明度,从而增加其在国际上的官方接受程度。

因此,FAO 专家组鼓励开发并利用 OECD MRL 计算器。会议指出,该计算器的目标包括:(1)为国家或地区监管机构提供一种评估 MRL 的工具,且该 MRL 至少能够反映 95%百分位的残留分布情况,从而减少未遵守 GAP 使用农药的情况;(2)为不同机构和组织在评估同一数据时提供一种能够评估出统一 MRL 的机制。

对于未经充分审查的数据集,将计算器计算出的 3 个结果中选最大值作为该计算器推荐的 MRL 草案:

● 将最高残留值作为"底线",以确保推荐的 MRL 始终大于或等于最高残留值;

● 计算数据集的平均值和标准偏差值;将"平均值＋4 倍标准偏差"值作为评估的基本建议(称为"平

均值＋4 倍标准偏差"方法);

- "3 倍平均值×CF"方法可以确保数据集的相对标准偏差至少为 0.5,与为评估最高残留水平所选数据集中残留分布一致,其中 CF 为校正因子。

当所有残留均低于 LOQ 时,则以最高的 LOQ 用来评估 MRL。

如果样品是从一块农田中取得的重复样本,那么应将平均残留量计入电子表格中。如果计算出来的 MRL 低于其中一个测量结果,则考虑用于评估最高残留水平的数据集的分布,重新调整推荐的 MRL。

如果数据集由 3～7 个残留值组成,则会显示消息"因[小数据集]导致评估 MRL 的高度不确定性",用以提醒用户围绕这种小数据集的任何统计计算都会存在较大不确定性。对于有 8 个残留值的数据集,评估的失败率(即,推荐 MRL 低于残留分布 95％百分位数的概率)可达到约 25％。在理想情况下,需要 15～20 个有效数据才能实现推荐 MRL 涵盖残留数据集在 95％百分位以上的最优情况。

OECD MRL 计算器用户指南和 OECD MRL 计算器统计白皮书中给出了计算器应用的详细说明和基本统计学原理。

其电子版本见附件 XIV.3。

目前,FAO 专家组也使用其他统计方法来协助选择相似的残留数据集,且在有合适的数据集情况下,考虑统计因素,如马铃薯中涕灭威残留评估(1996 年),肉中 DDT 残留的 EMRL 推荐(2000 年),各种农产品中的林丹残留量(2015 年)以及香辛料中 MRL 推荐(2004 年,2015 年)。

5.10　加工产品

5.10.1　一般原则

使用残留水平受初级农产品加工或烹饪影响的数据来评估加工因子,参见 3.7"储藏和加工过程中农药残留归趋"。

加工因子的最佳评估应该用于加工产品中最高残留水平、HR-P 和 STMR-P 的评估。

加工产品的最高残留水平,应该用初级农产品 MRL 或者最高残留水平乘以从 MRL 符合性监测残留物定义得出的加工因子(Pf_{ENF})。

对于 IEDI 和 IESTI 的评估,初级农产品的 STMR 和 HR 乘以从膳食风险评估残留物定义得出的加工因子(Pf_{RISK}),从而获得加工产品的残留中值和最高残留值。采用这种方法评估的加工产品中的 HR 和 STMR 应该用 HR-P 和 STMR-P 表示。

只有当加工产品中的残留量高于相应初级农产品的最高残留水平时,才会推荐加工产品的最高残留水平。

无论是否有消费数据,均需要评估人类消费农产品的 HR-P 和/或 STMR-P。

若能够获取农产品可食部位中的残留量数据,如香蕉果肉,则应按照登记使用最大剂量进行的规范残留试验中获得的可食部位的残留量来直接评估 HR 和 STMR,而不是采用整个农产品的残留量进行评估。

农产品可食部分的 STMR 评估应具有充分的数据支撑。例如,对于内吸性杀虫剂氟啶虫胺腈,2013 年 JMPR 认为可食部分的 3 个数据点不足以评估柑橘类水果的 STMR 和 HR,那么在这种情况下,评估 STMR 和 HR 应基于整个水果中的相关数据。

如果没有可食部位的残留数据,那么在膳食风险评估时应使用整个农产品的残留值,尽管这可能会导致消费农产品中的实际残留量被总体高估。

5.10.2 对干辣椒的特殊考虑

CCPR 同意把小作物干辣椒作为一种特殊情况考虑,即采用一个通用系数将鲜辣椒中的残留量转化为干辣椒的残留量。JMPR 在评估相关资料的基础上,使用的浓度系数如下:

- 从甜椒上评估的 HR 评估干辣椒中农药残留水平时浓度系数为 10;
- 从鲜辣椒的最高残留水平评估干辣椒中残留水平时浓度系数为 7。

2007 年 JMPR 推荐:

- 如果有辣椒的代表性加工试验的残留数据,那么干辣椒中的残留水平应根据实际实验数据进行评估;
- 应使用鲜辣椒的实测残留量乘以相关浓度因子来评估转换数据集的最高残留水平和残留中值。

5.11　基于监测数据评估最高残留水平

5.11.1 香辛料中最高残留水平、HR 和 STMR 的评估

无论法典分类中是否将其归类为香辛料,2004 年 CCPR 接受了香辛料的定义,并同意根据监测数据来确定香辛料的 MRL。需要进一步指出的是,香辛料定义中并不包含辣椒、香草和茶叶,评估这些农产品的最高残留水平应当使用 GAP 及相应的规范残留试验资料。

来自监测项目和规范田间试验的残留数据的主要差异如下:

- 无法确定采样农产品的来源和处理方式;
- 采样农产品可能是由几个小产地的农产品混合而成的;
- 香辛料样品中的残留量是通过 LOQ 相对较高的多残留方法来检测的;
- 当报告的残留量低于 LOQ 时,无法确定所取农产品是否使用或接触过农药。

因此,以监测结果为基础评估农药最高残留水平时,需要采用一种与评估规范残留试验结果不同的方法。

2004 年 JMPR 详细阐述了香辛料中监测残留数据在评估中应用的原则,2015 年对其做了进一步完善[21]。香辛料中农药残留是向上分散的或者倾斜分布的,也没有合适的拟合分布。因此,应该使用非参数统计量方法来评估最高残留水平,该水平覆盖置信水平 95% 时的数据总体。这样评估的最高残留水平就会至少包含 95% 的残留值(在置信度 95% 的情况下)。为了保证抽样的残留水平在 95% 的置信区间内,至少需要 59 个样品,但这仍然不能知道有多少测量值高于 95% 百分位,更高百分位的测量值是多少(95.1%、99% 或 99.9% 百分位)。

含有可测残留的样品数量决定了用于评估最高残留水平的程序。

- 假设实验室仅报告有效结果。则所有的残留数据均会被考虑在内,而不会排除任何异常值;
- 当残留量被报告为 <LOQ 时,并不一定表明抽样农产品未经农药处理或未暴露于农药。使用多残留分析程序不太可能对采集样品中可能含有的所有农药的残留进行分析,因而不能认为 <LOQ 就是"无"残留情况;
- 只能从规范残留试验中计算 STMR 和最高残留值。监测数据中的相应数值以中位数和高残留值表示,这些数据可以像 STMR 和最高残留值一样用于评估短期和长期膳食的残留摄入量;
- 当样品未检出残留时,则将报告的最高 LOQ 值用作最大残留物水平和高残留物值。种子通常被混合后才投放市场,因此无法计算出种子的"高残留量",其残留中值由报告的 LOQ 值计算得来;
- 当有大量残留数据时,最高残留值可能是高于残留值 95% 置信上限的值,在评估最高残留水平时

不应考虑该值；

● 若含有可检测残留的样本数量不足以计算置信度为 95％ 时的置信上限，当评估的最高残留水平高于得到的最高残留值时，应给予足够的富余量。需要注意的是，不能考虑报告的残留值低于 LOQ 的样品，因为它们是未必经过处理或未接触过农药的；

● 监测结果不应用于评估反映采收后用药的最高残留水平，因为采收后用药会导致比叶面喷施或喷雾漂移暴露高得多的残留值。

最高残留水平只能根据用于 MRL 符合性监测的残留物定义确定的农药残留进行评估。

5.11.2　最高再残留水平的评估

最可能制定再残留限量（EMRL）的化学物质，是那些曾经被广泛用作农药，而且在禁用后较长时期内在环境中持续存在的化合物，这些物质可能在食品或饲料中出现并引发充分关注，需要进行监管。

预测环境中残留持久性（包括被食品或饲料作物吸收的可能）大都需要结合之前被批准用作农药的化合物数据源，可能包括它们的物理和化学性质、代谢试验资料、规范田间试验资料、环境归趋数据、轮作作物数据、相似化学物质持久性，特别是监测数据。

为了涵盖国际贸易，需要对所有相关的、地域代表性的监测数据（包括残留结果为 0）进行合理评估。考虑到贸易问题，当获得的数据越广泛时，越能更好地对再残留限量进行评估。然而，通常最多只能获得 3～4 个国家或地区（通常为发达国家或地区）的数据。就国家或地区监测的性质来说，收到的数据通常来自那些在国家或地区层面上发现残留，且有可能会导致贸易风险的农产品。

在评估再残留水平时，JMPR 试图考虑许多因素，具体包括数据量、农产品在国际贸易中的重要性、潜在的贸易风险、检出率、具体作物对残留吸收特性的认识（如胡萝卜对 DDT 的吸收）、历史监测数据（如以前的评估报告）、在相似作物中的残留水平及出现频率。在某些情况下，特别是如果可以得到一个相对好的数据库，且结果的分布相对较窄时，那么评估的再残留水平通常可证明是报告的最高值。

近年来，有再残留水平低于监测到的最高值的情况，特别是高值很少出现的时候。例如，尽管从一个国家或地区进口的 4 个样品中有 2 个 DDT 的浓度为 0.4 mg/kg 和 0.5 mg/kg，但 JMPR 认为进口的 800 个样品中只有 2 个的样品的 DDT 浓度超过了 0.2 mg/kg，因此 1993 年 JMPR 建议胡萝卜中 DDT 的 EMRL 为 0.2 mg/kg。这个限量涵盖了置信度为 99％ 以上的残留数据总体。1996 年，JMPR 采取相同的方法推荐肉脂肪中 DDT 的限量。该方法还认为残留是逐渐降解的，JMPR 收到的监测数据可能是过时的。在高残留值出现的频率少的情况下更有可能使用该方法。

在考虑 EMRL 方面，JMPR 并不从统计学角度认为离群值是极端值，因为高残留水平不是真正的统计学意义上的离群，而是大统计量中的一个试验点。在推荐 EMRL 时为反映逐步降解的化合物的残留水平，同时不会造成不必要的贸易壁垒，确定何时适合剔除这些离群值是一个挑战。

通常来说，JMPR 认为用于评估再残留水平的数据库是非常重要的，因为 EMRL 数据是基于对未知来源的样品分析而得到的，因此不会呈现出正态分布（需要说明的是由于数据存在质的不同，即 MRL 来源于规范残留试验资料，但 EMRL 来源于监测数据，因此难以将 EMRL 和 MRL 使用的数据库进行比较）。例如，由 598 份随机选择样品评估的 EMRL 应确保能够涵盖一个群的 99.5％，并容许与置信度为 95％ 时存在 0.5％ 的偏差率（《国际食品法典》第 2 卷，第 2 版，372 页）。另一方面来说，如果来自一个国家或地区的随机样品只有 100 个，偏差率 10％，尽管该样本数量很小，但是这些样品间的区别十分显著。

由于 EMRL 数据是来自于不同群的随机监测数据，因此 JMPR 在决定合并这些数据集之前，会对不同的群进行独立审查，例如不同地域或不同属性动物等，但一般并不考虑这些数据是否具有"世界性"。因此，无论分析样本数量有多少，均应当提交所有的相关监测数据。

当推荐一个 EMRL 时，JMPR 要从可能会发生的超标率角度来比较数据分布。由于国际上没有已达成一致的可接受超标率水平，JMPR 基于可获得的数据推荐 EMRL。但是 0.5％～1％ 或者更高超标率通常被认为是不可接受的。

2000 年 JMPR 在评估肉中 DDT 残留时,评估脂肪中残留水平的出错率分别为 0.1%、0.2% 及 0.5%。对于可接受的超标率、推荐 EMRL 以及对贸易干扰的可能性之间的折中不属于 JMPR 决定的科学问题。考虑不同水平的超标率属于风险管理决策的范畴。

可以预料的是那些推荐了 EMRL 的化学物残留将会逐渐减少或消失。减少的速率取决于以下几个因素:包括化学物质的特性、作物、地域及环境条件。

由于残留会逐渐减少,因此 JMPR 建议每 5 年应重新评估 EMRL。最终,数据可能会显示没有必要再对化学物质进行监测。该观点得出的结论表明残留发生水平和概率不再会对贸易造成重大影响,也不再是一个重要的健康关切因素。

尽管 JMPR 在评估再残留水平时并未使用目标监测数据,但 JMPR 认可当随机监测中发现高残留值时,进行后续试验以便更清楚地了解高残留值是非常重要的。如果执行方式恰当,这些试验可以说明高残留是否来源于有意的非授权使用,并且可以识别那些应限制生产或实施残留消减策略的区域。

5.12 动物产品的最高残留水平、STMR 和 HR 的评估

肉、奶和蛋等动物产品中的农药残留可能来自动物食用含有农药残留的饲料或为控制体外寄生虫等害虫直接向家畜使用的农药。近年来已开发了评估动物产品中最高残留水平的方法,具体解释见 JMPR 报告。

JMPR 当前使用的程序如下所述。

5.12.1 因进食饲料引起的农药残留

动物可能会长期暴露于某些收获后含有最高水平农药残留的农产品,例如干草、谷物和饲料等。此外,根据 JMPR 专家组的经验,动物饲料上的许多农药残留水平在储藏期间降解是有限的。另外,商业生产的混合饲料不可能都含有每种成分理论上的最高农药残留水平。

因此,使用单个饲料中的最高残留值(重复样品中的平均残留值)来评估动物产品中的农药最高残留水平,同时应将 STMR 或 STMR-P 应用于混合农产品的每种组分。

STMR-P 也要用于加工产品中的单个饲料,如苹果渣。动物产品中的农药残留评估有 2 步,涉及家畜饲喂试验和摄入负荷计算。对这 2 组独立的资料进行汇总(图 5.2),然后合并来评估可能产生的动物产品的农药残留。

推荐使用以下抉择矩阵进行最高残留水平和 STMR 值的评估:

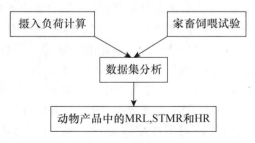

图 5.2　动物产品中农药残留的评估

推荐采用下列决策表评估最高残留水平、STMR 和 HR:

最高残留水平和最高残留值（HR）	STMR
选择： 饲料，最高残留值或加工产品的规范残留试验中值（用于摄入负荷计算） 最高残留水平[a]（来自家畜饲喂试验）	选择： 饲料的（STMR）或（STMR-P）（用于摄入负荷计算） 残留水平均值[1]（来自家畜饲喂试验）

STMR-P：加工产品的规范残留试验中值，是由初级农产品的规范残留试验中值乘以相关的加工系数得到的。

a 饲喂试验中相关动物组的组织和蛋中的农药残留水平。对奶而言，表示在所有情况下相关动物组的奶中农药残留的平均水平。

目前 JMPR 使用附件Ⅸ表格中所列的家畜食谱和可用的残留试验资料评估牲畜的摄入负荷量。为了辅助使用，表Ⅸ.1 列出了食品法典农产品代码编号，并与饲料相对应。表Ⅸ.2—Ⅸ.4 包括所有饲料的食品法典农产品组代码，以方便选择用于计算适当动物负荷的农产品。可用于计算的 MS Office Excel 表 44 附在附件ⅩⅣ.2 中。

家畜食谱表是由 OECD 农药工作组制定的，包括肉牛、奶牛、绵羊、山羊、猪、肉鸡、蛋鸡和火鸡的数据。数据来自澳大利亚、日本、欧盟以及美国–加拿大等不同地区。选择 OECD 表中的饲料类别，是为了确保能评估出最高残留水平，并制定一个现实的但不是营养最佳的家畜食谱。表格的主要目的是为了评估各地区家畜的最高摄入负荷量，然后可用于为家畜饲喂试验设定一个合适的给药剂量。

饲喂试验通常使用的是泌乳奶牛和产蛋母鸡。在这种情况下，将计算肉牛和奶牛、肉鸡和蛋鸡的家畜摄入负荷量。

动物产品中的最高残留水平来源于饲料中的最高残留值，动物产品的 STMR 来源于饲料的 STMR。每个 MRL 和 STMR 评估值均制定单独表格，表格列出了所有饲料、它们的法典农产品分组和作物田间残留试验中发现的残留水平。提供了确定残留水平的基础；例如，初级农产品最高残留水平评估的基础是其残留最高水平，而加工产品的评估基础则是 STMR-P。

计算中涉及的步骤在下面举例说明，参阅表 5.2。为了简化示例，日本饲料消费量数据不包括在内，但应在评估中予以考虑。

表 5.2　肉牛最大摄入负荷量（示例）[1]

农产品/作物	产品分组	农药残留 （mg/kg）	来源	% 干物质	干重计残留 （mg/kg）	摄入组成 （%）			对残留的贡献 （mg/kg）		
						US-CAN	EU	AU	US-CAN	EU	AU
葡萄渣，干	AB	0.038	STMR-P	100	0.038			20			0.01
豆类牧草（青）	AL	2.1	最高值	35	6.000	30		60	1.80		3.60
苜蓿饲料	AL	4	最高值	89	4.494	60		80	2.70		3.60
豌豆秸秆（青）	AL	0.86	最高值	25	3.440	20	20	60	0.69	0.69	2.06
玉米饲料	AS AF	4.3	最高值	83	5.181	25	25	40	1.30	1.30	2.07
小麦秸秆和饲料，干	AS AF	4.3	最高值	88	4.886	10	20	80	0.49	0.98	3.91
燕麦牧草	AS AF	1.4	最高值	30	4.667	30	30	50	1.40	1.40	2.33
麦麸	CM	0.084	STMR-P	88	0.095	40	30	40	0.04	0.03	0.04
稻谷	GC	0.57	STMR	88	0.648	20		40	0.13		0.26
小麦	GC	0.035	STMR	89	0.039	20	40	80	0.01	0.02	0.03
总计						255	165	550	8.54	4.40	17.91

1：日本摄入负荷未显示。

a.将最高残留值或STMR/STMR-P值输入含有对应家畜食谱(附件Ⅸ)的Excel表格中,残留以干重计;

b.摄入负荷量是根据食谱中农产品比例计算而来的;

c.不含农药残留的饲料品种会从表格中删除,保留的条目是按照作物/农产品组(升序)和干物质残留(降序)排序的。

每组中农产品的选择,可考虑从含有最高残留水平的饲料开始,分配家畜食谱中每种饲料的比例。通常每个法典农产品分组中只使用一种饲料,如果使用不止一种农产品,要看该组中饲料的全部百分比。值得注意的是,某些组有2个代码(例如AS和AF,AM和AV)。只有当食谱中每种饲料的百分比之和不超过100%时,才能确定为每种动物食谱中的饲料比例。饲料在法典农产品组的分配如图5.3所示。

表5.3中的第一个农产品组是AB组,但是只有一种农产品,不用改变。

对于AL组(豆类饲料),美国-加拿大的动物摄入成分,首先是30%的豆类饲料,没有变化。然后是60%首蓿饲料,但是本组中豆类饲料已经用去了30%,因此首蓿饲料变成30%(=60-30)。由于豌豆秸秆比例为20%,小于本组之前的总量,因此删除20%。

对于欧盟的动物摄入成分,只有20%豌豆秸秆,不用改变。

对于澳大利亚的动物摄入成分,首先是60%豆类饲料,不用改变。

其次是80%首蓿饲料,但是由于该组中豆类饲料已经用去了60%,所以首蓿饲料变成20%(=80-60)。至于占60%的豌豆秸秆,因为少于该组之前的总量,所以删掉60%。

在每组中选择农产品以后要保留下列农产品(表5.4)。

如果总摄入贡献超过100%,需要将摄入贡献减少至100%,以保持尽可能高的摄入负荷的方式。删除(或降低)最低干物质残留的那些农产品的贡献,直至贡献率达到100%。

对干物质残留进行递减排序,首先删除较低摄入成分的值,以达到100%。

对美国-加拿大列,删除40%麦麸,并将稻谷减至10%。

对欧盟列,将小麦比例由40%减至20%。对澳大利亚列,只保留前2个条目就能达到100%(表5.5)。

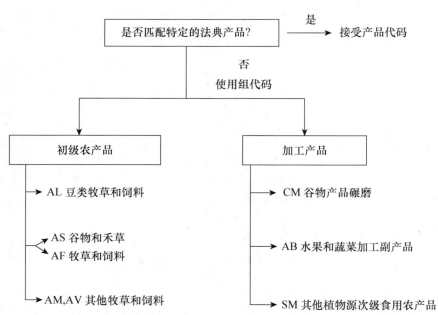

图5.3 用于计算家畜摄入负担的饲料分组

表5.3 选择促成肉牛最大负荷量的农产品[1]

农产品/作物	农产品分组	农药残留（mg/kg）	基础	干物质（%）	干重计残留（mg/kg）	摄入组成（%）			对残留的贡献（mg/kg）		
						US-CAN	EU	AU	US-CAN	EU	AU
葡萄渣，干	AB	0.038	STMR-P	100	0.038			20			0.01
豆类牧草（青）	AL	2.1	最高值	35	6.000	30		60	1.80		3.60
苜蓿饲料	AL	4	最高值	89	4.494	30		20	1.35		0.90
豌豆秸秆（青）	AL	0.86	最高值	25	3.440		20			0.69	
玉米饲料	AS AF	4.3	最高值	83	5.181	25	25	40	1.30	1.30	2.07
小麦秸秆和饲料，干	AS AF	4.3	最高值	88	4.886			40			1.95
燕麦牧草	AS AF	1.4	最高值	30	4.667	5	5		0.23	0.23	
麦麸	CM	0.084	STMR-P	88	0.095	40	30	40	0.04	0.03	0.04
稻谷	GC	0.57	STMR	88	0.648	20		40	0.13		0.26
小麦	GC	0.035	STMR	89	0.039		40	40		0.02	0.02
总计						150	120	300	4.84	2.26	8.85

1：日本摄入负荷未显示。

表5.4 选择获得100%最大残留负荷为摄入的农产品

农产品/作物	农产品分组	农药残留（mg/kg）	基础	干物质（%）	以干重计残留（mg/kg）	摄入组成（%）			对残留的贡献（mg/kg）		
						US-CAN	EU	AU	US-CAN	EU	AU
豆类牧草（青）	AL	2.1	最高值	35	6.000	30		60	1.80		3.60
玉米饲料	AS AF	4.3	最高值	83	5.181	25	25	40	1.30	1.30	2.07
小麦秸秆和饲料，干	AS AF	4.3	最高值	88	4.886						
燕麦牧草	AS AF	1.4	最高值	30	4.667	5	5		0.23	0.23	0.00
苜蓿饲料	AL	4	最高值	89	4.494	30			1.35		
豌豆秸秆（青）	AL	0.86	最高值	25	3.440		20			0.69	
稻谷	GC	0.57	STMR	88	0.648	10			0.06		
麦麸	CM	0.084	STMR-P	88	0.095	40	30			0.03	
小麦	GC	0.035	STMR	89	0.039		20			0.01	
葡萄渣，干	AB	0.038	STMR-P	100	0.038						
总计						100	100	100	4.7416	2.2529	5.6724

奶牛和家禽的计算程序与肉牛相同。

肉牛摄入负荷量的最终结果见表5.5，连同奶牛、肉鸡和蛋鸡的计算结果见JMPR报告的附件。

表5.5 计算肉牛100%最大残留负荷摄入的最终表

农产品作物	农产品分组	农药残留（mg/kg）	基础	干物质（%）	以干重计残留（mg/kg）	摄入组成（%）			对残留的贡献（mg/kg）		
						US-CAN	EU	AU	US-CAN	EU	AU
豆类牧草（青）	AL	2.1	最高值	35	6.000	30		60	1.80		3.60
玉米饲料	AS AF	4.3	最高值	83	5.181	25	25	40	1.30	1.30	2.07
燕麦牧草	AS AF	1.4	最高值	30	4.667	5	5		0.23	0.23	
苜蓿饲料	AL	4	最高值	89	4.494	30			1.35		
豌豆秸秆（青）	AL	0.86	最高值	25	3.440		20			0.69	

续表

农产品作物	农产品分组	农药残留(mg/kg)	基础	干物质(%)	以干重计残留(mg/kg)	摄入组成(%)			对残留的贡献(mg/kg)		
						US-CAN	EU	AU	US-CAN	EU	AU
稻谷	GC	0.57	STMR	88	0.648	10			0.06		
麦麸	CM	0.084	STMR-P	88	0.095		30			0.028	
小麦	GC	0.035	STMR	89	0.039		20			0.008	
总计						100	100	100	4.74	2.25	5.67

如果所选择的含有农药残留物的饲料合计未达到100%,则假定动物饲喂了不含残留物的其他饲料。

STMR摄入负荷量是根据动物饲料的STMR或STMR-P的评估残留值计算的,与最大负荷量遵循相同的计算程序。

用于评估最大和STMR残留的最大和STMR摄入负荷量,见残留评估报告(表5.6)。

表5.6 家畜摄入负荷量最大值和中值实例

	家畜摄入负荷量,(……农产品),(mg/kg)干物质					
	美国-加拿大		EU		澳大利亚	
	最大值	平均值	最大值	平均值	最大值	平均值
肉牛	4.74	2.83	2.25	2.03	5.67	4.05
奶牛	4.55	3.1	4.79	3.27	6.12[a]	4.07[b]

a 肉牛或奶牛的最高最大残留量或摄入负荷量适合于哺乳动物组织和奶中的MRL的评估。

b 肉牛或奶牛的最高平均摄入负荷量适合于评估哺乳动物组织和奶中的STMR。

注:如果肉牛的最大或平均负荷量比奶牛的更高,那么这些值将会用来评估哺乳动物组织的农药残留水平。

为了便于计算而开发了一个自动化的Excel电子数据表[44],并附在附件XIV.2中。

当从一个图中取得重复样品时,待测残留物的平均值应在Excel模板中进行评估。为了简化和易于使用,表格包括每种饲料的干物质百分比(DM)信息,以及是否应在最大摄入负荷量计算中使用STMR或残留最高值(HR)。如果残留物已经以干物质为基础表示,那么相应的干物质百分比(DM%)应该用100%替代。

使用摄入负荷量来评估动物产品的最高残留水平、STMR和HR

通过比较摄入负荷量的计算与家畜试验中的饲喂水平,来评估最高残留水平和STMR,以下列原则为基础:

● 当饲喂试验中的饲喂剂量与摄入负荷量相当时,试验报告的残留水平可直接用来评估由摄入负荷导致的组织、奶和蛋中的农药残留水平;

● 当饲喂试验中的饲喂剂量与摄入负荷量不同时,组织、奶和蛋中的残留水平可通过在最接近的饲喂水平间用内插法计算,或者利用如图5.4所示的拟合良好的线性回归方程来计算;

● 当摄入负荷量低于试验中的最低剂量时,可将最低饲喂水平的转换因子(奶或组织中的残留水平÷膳食残留水平)应用于组织、奶和蛋中的残留量评估;

● 当肉牛和奶牛的摄入负荷量不同时,应使用肌肉、脂肪、肝脏和肾脏残留量的较高值,如表5.7所示;

● 为了评估肉、脂肪、肝脏、肾脏和蛋类中的最大和最高残留水平,应使用试验相关饲喂组动物中的最高残留水平;

● 为了评估肉、脂肪、肝、肾和蛋中的STMR,应使用试验相关饲喂组动物的平均残留水平;

● 为了评估奶中的最高残留水平和STMR,使用试验相关饲喂组中达到平稳期的平均残留水平;

● 类似的,为了评估蛋中的最高残留水平和STMR,使用试验相关饲喂组中达到平稳期的最高残留

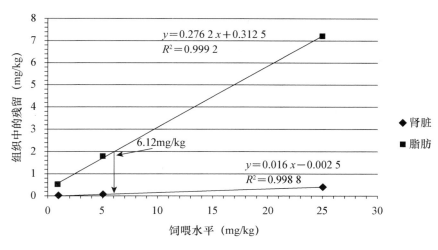

图 5.4　相近饲喂水平间插值法

水平和平均残留水平；

● 用来外推的摄入负荷量不得超过最高饲喂水平的 30%；

● 如果动物产品的残留物定义包括母体和代谢物 A（针对代谢物 A，没有特定的转移试验），并且动物饲料中的残留物包括代谢物 A，则假设残留的代谢物 A 全部进入组织、奶中等（最差情景），应在摄入负荷量计算中加入代谢物 A。

评估的最大和平均动物摄入负荷量（表 5.6 所列）应与以评估动物产品的最高残留水平、STMR 和 HR 为目的家畜饲喂试验中获得的残留量进行比较。

对于 MRL 的计算，组织中的最高残留值是通过在奶牛饲喂试验的 2 个相关饲喂剂量（5 mg/kg 和 25 mg/kg）之间插入最大摄入负荷量（6.12 mg/kg）计算得到的，使用的是饲喂组内单个动物的最高组织浓度。MRL 的数值是根据 5.13 节中描述的比例修约评估的最高残留值得到的。

组织中的 STMR 值是通过在相关饲喂剂量间（1 mg/kg 和 5 mg/kg）插入平均摄入负荷量（4.07 mg/kg）计算得到的，使用的是每个饲喂组的平均组织浓度。

在表 5.7 中，圆括号"（）"中为摄入负荷量，方括号"［ ］"中为饲喂剂量和饲喂试验中的残留质量分数，无括号的则是有关摄入负荷量的评估浓度。

来自奶牛饲喂试验的数据是用来支持哺乳动物肉和奶的 MRL，因为奶牛的摄入负荷量高于肉牛。

考虑到农药残留的脂溶性，与计算的最大和平均摄入负荷量相对应的平均值和最高残留值用于评估相关动物产品的最高残留水平和 STMR。

表 5.7　评估的摄入负荷量对应的残留量汇总表

摄入负荷量（mg/kg）/饲喂质量分数［mg/kg］	奶	肌肉	肝脏	肾脏	脂肪
MRL	平均	最高	最高	最高	最高
MRL 肉牛或奶牛 (6.12) ［5，25］	0.12 ［0.1，0.57］	0.1 ［0.07，0.4］	0.02 ［0.01，0.08］	0.09 ［0.07，0.4］	2.2 ［1.8，7.2］
STMR					
	平均	平均	平均	平均	平均
STMR 肉牛或奶牛 (4.07) ［1，5］	0.08 ［0.03，0.1］	0.04 ［0.01，0.05］	0.008 ［0.03，0.01］	0.03 ［0.01，0.04］	1.0 ［0.25，1.3］

如果农药同时用作兽药,且 JECFA 已经推荐动物产品的最大残留限量,则 2 种用途产生的较高残留量将会作为 Codex 推荐最高残留水平的依据。

5.12.2　家畜直接使用农药所产生的残留

农药可以直接施用于家畜,以控制虱子、苍蝇、螨虫和壁虱。其使用方式包括蘸施、喷施、灌注及注射。若动物产品中存在残留,则需要按照使用方式、施药剂量及休药期进行残留试验。

动物上的规范残留试验的点数远少于作物上的规范残留试验(见 3.8.3 动物饲喂和体外直接用药试验的资料和数据)。

家畜规范残留试验条件应该符合标签上所规定的最大条件。如果存在蘸施或灌注处理等不止一种施药方式,则需要有每种方式的残留数据。评估报告应该记录依据已批准方法和剂量在单个动物组织中获得的最高残留值。最高残留值将作为推荐 MRL 的依据。评估报告应记录处理组的奶中每天平均残留量。评估时将依据在标签规定条件下一天中获得的奶中平均残留量的最高量推荐 MRL。

STMR 的概念是在按照最大 GAP 使用某种农药条件下,为获得典型残留量在作物上进行规范田间试验而进行设计的,STMR 方法不能用于单个动物直接使用试验。但是当一种农药(在标签规定的最大条件下)直接在动物上使用时,其典型残留量的概念在长期膳食摄入评估中很有用。因此,会采用处理后最短间隔(或者较长时间,但残留量更高)内屠宰的动物组织中残留量的平均值来代表其典型残留量。

5.12.3　来自直接使用和动物饲料残留 MRL 建议值的协调

如果来自 2 个残留物来源的最高残留水平建议不一致,那么将采用较高的推荐值。同样,对于评估长期膳食摄入来说,应采用按标签规定最大条件直接使用获得的典型残留评估值或由家畜摄入负荷量和动物饲喂试验获得的 STMR,并应取两者中的较高值。

5.12.4　动物产品中的最高残留

当作物和动物饲料中出现农药残留时,可能会将残留物转移到动物体内。家畜饲喂试验的结果以及动物饲料和农产品加工副产品中的残留量是评估动物产品最高残留水平的主要信息来源(参见 3.8.3)。此外,动物代谢试验也可以提供有用的信息。

动物吸收农药可能会导致动物产品中的农药残留,摄入方式包括在动物或其棚舍直接施用农药或摄入含农药残留的饲料。

含有农药残留的动物饲料可能来源于:

- 主要用于动物饲料的作物,例如牧草、秸秆和饲料;
- 将主要用于人类食物的作物饲喂动物,例如谷物;
- 主要用于人类食物的作物产生的废料,例如外皮、果肉、植物茎、植物残株或废弃物;
- 动物饲料本身未经过农药处理,但是存在环境污染物,例如来自 DDT 污染过的土壤里生长的作物或牧草。

饲养动物时,饲料中的农药残留有很大可能性会被稀释。不可能所有初级农产品的生产者都同时使用同种农药,而且农药的使用也不总是按最高允许施药剂量或最接近收获时间使用。然而,动物仍有可能会在一定延长时间内暴露于某些收获后施药、含有最高水平农药残留的农产品,如草料、谷物和饲料等。例如,一个农场每年种植 20 hm² 的动物饲料(牧草、饲料或谷物),每公顷可生产 10 t 干饲料,每个月足够 333 头牛食用。如果饲料构成不足膳食组成的 100%,即牛群除了饲料外还食用其他食物,生产的干草每月就可以饲喂更多的牛,或者饲喂时间就可以更长。另一方面,由商业化配料生产的混合饲料的单个成分不大可能含有理论最高水平的农药残留。因此,用单种饲料中的最高农药残留值评估动物产品中的最高残留水平,同时 STMR 或 STMR-P 应适用于混合农产品中的每种成分。

在对动物转化试验的结果进行评估时,考虑到许多国家或地区的现行做法,JMPR 决定,在一般情况下,当动物产品中的残留来源于饲料中的残留时,牛的饲喂试验结果可以外推适用于其他家畜(反刍动物、马、猪、兔及其他),蛋鸡的饲喂试验结果可以适用于其他种类的家禽(火鸡、鹅、鸭及其他)。推荐的几组最高残留水平应从以下选择:MM 0095 肉(来自海洋哺乳动物以外的哺乳动物)(去除脂肪的肌肉组织,对于脂溶性农药来说,对一部分黏附脂肪进行分析并制定 MRL 适用于脂肪);MO 0105 食用内脏(哺乳动物)和 ML 0106 奶。当肝脏和肾脏中的残留显著不同时,可选择的推荐 MRL 为 MO 0098 牛、山羊、猪和绵羊的肾脏或 MO 0099 牛、山羊、猪和绵羊的肝脏,以较高者为准,并为其他可食用内脏使用 MO 0105 食用内脏(哺乳动物)。如果肝脏和肾脏中的残留基本相同或为 0 时,则可选择的推荐 MRL 为 MO 0105 食用内脏(哺乳动物)。为家禽推荐的最高残留水平应从以下选择:PM0110 家禽肉(肌肉组织包括为批发或零售配送准备的黏附脂肪和皮。对于脂溶性农药来说,对一部分黏附脂肪进行分析并制定 MRL 适用于家禽脂肪)、PO 0111 家禽食用内脏(除了家禽肉和脂肪以外的其他可食用组织和器官,宰杀后的家禽,适合人类食用,如肝脏、胃、心脏、皮)和 PE 0112 蛋。

基于动物直接给药的外推通常是不合理的,因为不同动物在通过皮肤转移残留以及动物行为方面存在显著的物种差异,例如牛需要梳毛而羊不需要,这对组织中可能的残留有影响。因此,当残留是因对动物直接使用产生时,制定的 MRL 值应与登记标签上规定的动物种类以及提供的动物试验相关,即如果标签明确指明适用于绵羊,则其 MRL 应仅适用于绵羊产品(肉和内脏)。当使用方式相似且过去的经验表明物种之间具有足够可比性的情况下,JMPR 同意外推到第二个物种。

来自动物代谢和饲喂试验的资料以及可能的残留水平应该作为这些外推决定的依据。如果预期残留不会高于牛的残留时,那么应当鼓励外推适用于组。

有一些农药化合物非常容易代谢或在动物组织、蛋或奶中会迅速分解。在这种情况下,无论饲喂水平如何,在动物暴露于饲料中的残留之后,母体农药,有时候甚至其主要代谢物在动物组织、蛋或奶中都检测不到。因此,监测项目不可能在动物产品中检测到此类农药化合物的残留。

当针对此类农药获得合适的家畜代谢和饲喂试验以及分析方法时,JMPR 建议其 MRL 等于或接近于动物产品的 LOQ。这些推荐的 MRL 表明这些产品进入市场流通的情况已经过充分评估,产生的残留量不应该高于规定的 LOQ。在这种情况下,在推荐的 MRL 中应加上一个脚注,指出"经 JMPR 评估,饲喂含有[×××农药]残留饲料的该动物产品不会有农药残留"。

肉

对于非脂溶性的农药来说,可为肌肉组织评估最高残留水平并推荐肉中 MRL。

对于脂溶性农药来说,最高残留水平是根据以脂质含量表示的可剔除脂肪中的残留量来评估的。对于那些黏附脂肪不足以提供合适样本的产品,例如兔肉,可对整个肉类产品(去骨)进行分析,并在整个产品基础上评估最高残留水平。

可食用内脏

最高残留水平以整个产品为基础进行评估。

奶和奶制品

对于牛奶来说,不同品种的奶牛脂肪含量差异很大。另外,由于脂肪含量不同的奶制品有很多,对每种产品提出单独的 MRL 是不切实际的。

直到 2007 年,JMPR 才按照 CCPR 大会的决议,以整个牛奶产品为计算依据,来表示牛奶中脂溶性农药的 MRL,假定所有的奶都含有 4% 的脂肪(基于脂肪中检测的残留量来计算整个产品的残留量)。对于非脂溶性的农药来说,用于监测目的的分析部分是全脂奶,并且 MRL 以全脂奶为基础表示。然而,许多农药具有中等脂溶性;即使将它们视为脂溶性的,它们在牛奶脂肪和非脂肪部分之间也可以平均分布。

2007 年 JMPR 决定,如果数据允许,将对脂溶性农药评估 2 个最高残留水平。一个是全脂牛奶的

MRL,而另一个是乳脂肪的 MRL。出于监管目的,可以比较乳脂肪中的残留量与乳脂肪的 MRL,或者比较全脂牛奶中的残留量与全脂牛奶的 MRL。必要时,可以考虑奶制品的脂肪含量以及非脂肪部分的贡献,通过这 2 个值计算最高残留水平。2008 年 CCPR 同意,为监管和监测牛奶中脂溶性农药的残留,尽管针对全脂牛奶和乳脂肪均建立了 MRL,但应对全脂牛奶进行分析,并将结果与全脂牛奶的 Codex MRL 值进行比较。CCPR 委员会要求 JMPR 对全脂牛奶的 MRL 加一个脚注,说明在这种情况下乳脂肪和全脂牛奶均制定了 MRL。

牛奶和奶制品中残留的表达细节见 5.13"最大残留限量的表示"。

蛋

对于蛋来说,最大残留限量是根据去壳后的整个产品进行评估的。

5.13 最大残留限量(MRL)的表示

评估的最高残留水平和推荐的残留限量用 mg 残留(定义的残留物)/kg 农产品来表示。Codex MRL 适用的农产品部位参见《食品法典》第 2 卷(已在附件Ⅵ中给出)。[22]

残留量是以鲜重为基础来表示,或者是考虑大多数农产品(动物饲料除外)进入国际贸易时的残留状态。因为水分含量差异非常大,所以推荐动物饲料的 MRL 应该以干重为基础。这就意味着在对收到的农产品进行农药残留分析时,最好用推荐使用在该农产品上的标准方法来测定样品的水分含量,然后按照农药全部残留在干物质中的假设折算干物质中残留量。

如果提交的动物饲料中的残留数据不能清楚说明残留是以干物质计算的,或者没有提供饲料水分含量报告,此时应做"最差情景",也就是假设残留量是以鲜物质计的,或者认定不能用这些数据来评估最高残留水平。

对动物产品,有一些特殊情况需要说明:

对于脂溶性农药,肉中的残留限量应该以附着的脂肪或脂肪组织中的含量计,在残留值加"(脂肪)"用以说明。对一些农产品,其附着的脂肪成分含量不足,不能提供合适分析样品,这种情况下可以将整个肉产品(去骨)进行分析,MRL 适用于整个产品。

对其他所有农药,MRL 适用于进入贸易环节的整个农产品。

在过去,奶和奶制品中脂溶性农药残留的 MRL 和 EMRL 是以整个产品为基础来计算的,并假定所有奶和奶制品的脂肪含量为 4%。对于脂肪含量大于或等于 2% 的奶制品,MRL 是以脂肪计的。如果奶中的 MRL 也是以脂肪计,推荐的 MRL 将是目前 MRL 的 25 倍。对脂肪含量低于 2% 的奶制品,MRL 认为是奶的 MRL 的一半,且以整个产品为基础表示。

2004 年 JMPR 决定,在评估数据充分的情况下,要同时评估 2 个最高残留水平,一个是针对全奶,一个是针对乳脂肪。市场监测时,需要对乳脂肪中的残留与奶(脂肪)中的 MRL 进行比较,或者对全奶中的残留与奶中的 MRL 进行比较。在需要时,奶制品中的最高残留水平可以通过 2 个值来计算,即计算奶制品的脂肪含量和非脂肪部分的贡献。

对于脂溶性的农药,奶的 MRL 需要标注 F。

二嗪磷推荐 MRL 的示例(mg/kg)

MO 0098	牛、猪、羊的肾	0.03
MM 0097	牛、猪、羊的肉	2(脂肪)
ML 0106	奶	0.02 F

根据 2008 年 CCPR 的决定，对于制定的奶脂肪和全奶 MRL 应该加上脚注注明，"出于监测和监管目的，应对全奶进行分析，并与全奶 MRL 进行比较"。

对于非脂溶性农药来说，MRL 所对应的农产品应该是指全奶。

对于动物直接给药处理的农药 MRL，需要在脚注说明"MRL 来源于动物体外给药处理"。

来源于特殊使用方式或条件的 MRL，需要在限量后用字母加以区别，目前通过字母标注的情况有以下几种：

E	基于再残留制定的 MRL
Po	MRL 适用于采后用药处理的农产品
PoP	MRL 适用于采后用药处理，并进行了加工的初级农产品

为更充分地反映统计学计算方法的影响，JMPR 认为，应按照 OECD MRL 计算器[39] 使用指南推荐更加详实的分档规则来替代 2001 年 JMPR 报告提出的最后一版的 MRL 值分档规则。

为了便于在全球范围内制定协调一致的 MRL，在计算器最后一步最高残留水平推荐值进行修约。对于 1～10 之间的数值，推荐值应该保留一位有效数字；对于 10～100 之间的数值，推荐值应该是 10 的整数倍，对于 100～1 000 之间的数值，推荐值应该是 100 的整数倍，以此类推。为避免在修整时将 MRL 翻倍，保留 0.015、0.15、1.5、15 这样的中间数值。例如：0.12 应该修整为 0.15，0.16 应修整为 0.2，12 应该修整为 15 而不是 20。如果一个特殊 MRL 水平超出指定数值，那么向下修整的可能性也是存在的。更准确地说，修整后的推荐值应该是（mg/kg）：0.001、0.001 5、0.002、0.003、0.004、0.005、0.006、0.007、0.008、0.009、0.01、0.015、0.02、0.03、0.04、0.05、0.06、0.07、0.08、0.09、0.1、0.15、0.2、0.3、0.4、0.5、0.6、0.7、0.8、0.9、1、1.5、2、3、4、5、6、7、8、9、10、15、20、30、40、50、60、70、80、90、100、150、200、300、400、500、600、700、800、900、1 000……

OECE 的 MRL 计算器 Excel 模板同时给出了修约后的推荐值和未修约的数值。如果残留水平低于 0.01 mg/kg，OECD 计算器的推荐值通常修约为 0.01 mg/kg；如果需要制定更低的残留水平，例如对于有着极低 ADI 和/或 ARfD 的农药，可能需要取未修约的推荐值。

定量限水平的 MRL 的表示

LOQ 是指在可接受的确定度内，某种农产品中可定量的农药的最低浓度。见附件 II 术语表。

JMPR 认识到规范实验室在分析那些来源不明的低残留含量的样品时，可能会遇到一些困难，因此通常会推算一个在那些条件下可获得的 LOQ。该数值被推荐为"与定量限相当或相近的"最大残留限量。这些限量值会在数字后以 * 标注，例如 0.02 *。这类限量通常会被认为是"实际 LOQ"，应与规范田间试验报告的 LOQ 相区别。

这样确定的一个 MRL 并不总是意味着那种农产品中一定不会存在农药残留。另一种更加灵敏或者特殊的分析方法就可以检测到这些农产品中的残留，例如 1995 年 JMPR 报告中五氯硝基苯评估报告中的表 14 和表 26。

在许多情况下，根据 GAP 使用农药获得作物或农产品中的残留水平太低，不能通过可用的分析方法测量。制定和执行与 LOQ 相当或相近的 MRL 的分析程序可能要求不同方法，这取决于残留的组成和定义。需要强调的是，应该对所有可得到的相关资料进行认真审查，以保证建立的 MRL 与单个残留成分的实际 LOQ 水平相当，且能够完全囊括根据 GAP 获得的农产品中所有这些成分的残留水平。

在可检测到残留情况下，与 LOQ 水平相当或相近的残留的定义也可能包括单个残留成分，例如甜菜中的丁苯吗啉；或者几个残留成分，例如花生油中的涕灭威和以涕灭威表示的亚砜和砜，豆油中的灭草松和以灭草松表示的 6-羟基灭草松和 8-羟基灭草松，马铃薯中的倍硫磷和以倍硫磷表示的氧化同系物及其亚砜和砜。

从规范实验室的角度来说,最好是给出一个简单的残留物定义,也就是说,尽可能选择单一组分作为监测对象,且单一组分的标准品应该是现成的或者不太昂贵。

在残留物定义包括几个代谢物的情况下,要区别2种基本情况。

a. 残留成分,或者按分析方法转化的单一化合物或分析物,例如倍硫磷。总残留是测定单个化合物,以母体农药来表示的,例如倍硫磷的氧化同系物砜是作为倍硫磷来测定和表示。MRL 是在测定残留总量的基础上制定和监测的。所有残留成分转化后,确定一个单一的化合物,MRL 就可以按与 LOQ 相当或相近的水平进行简单监测。这种情况与残留被定为单一化合物的其他情形相似。

b. 根据方法分别确定残留成分。可测量的残留浓度根据分子量进行权重和加和,它们的总量被用来推算最高残留水平。

用一个例子来更好地解释。灭草松在植物源农产品中的残留被定义为灭草松、6-羟基灭草松和8-羟基灭草松的总和,以灭草松表示。规范田间试验报告的 3 个成分的 LOQ 都是 0.02 mg/kg,而 MRL 监管时 3 个成分实际采用的 LOQ 均为 0.05 mg/kg。如果将 3 个残留成分实际采用的 LOQ 之和设定为灭草松的 MRL,那应该是 0.2 mg/kg(实际 LOQ 的 3 倍,包括所有 3 个残留成分,并修约)。在这种情况下,3 个成分中任何一个的残留为 0.2 mg/kg,或者 3 个成分的总和为 0.06 mg/kg,都认为没有超出 MRL。因此,单个成分的残留推荐值有可能是按建议用量产生的残留量的 10 倍或 3 倍考虑的。同样,如果考虑规范田间试验获得的 LOQ 之和,那么 MRL 推荐值将会是 0.1 mg/kg,仍然高于 GAP 用药条件下产生的残留量的 5 倍。

1995 年 JMPR 认为,在农产品中的农药残留无法检测的情况下,仍以单个残留成分的 LOQ 之和来制定 MRL 的方法可能不适用于市场监测的目的。这种情况下,最好的办法是在考虑代谢物的相对比例的基础上,视情况逐一判定。

下面列举了几种情况进行说明:[36,43]

a. 采收后处理 4~5 周后,浆果中残留的咪唑菌酮和其代谢物 RPA 410193 的数量级一样。在大多数情况下,植物源农产品在采收后的短期内(2~21 d),代谢物的残留水平要远远低于母体。咪唑菌酮和代谢物 RPA 410193 的残留总和和计算方法如下所示:

植物源农产品(葡萄和草莓除外)

咪唑菌酮(mg/kg)	RPA 410193(mg/kg)	残留总量(mg/kg)
< 0.02	< 0.02	< 0.02
0.05	< 0.02	0.05
0.42	0.08	0.51[a]

[a]0.42 + (0.08 ×1.11) = 0.508 8

b. 腈菌唑在植物源农产品中用于膳食摄入评估的残留物定义为腈菌唑和 α-(4-chlorophenyl)-α-(3-hydroxybutyl)-1H-1,2,4-triazole-1-propanenitrile (RH-9090)及其轭合物,以腈菌唑表示。因为其分子量相似,建议将腈菌唑和 RH-9090 加和作为残留总和。

RH-9090 残留量低于 LOQ(0.01 mg/kg),但高于 LOD(0.002 5 mg/kg)

腈菌唑(mg/kg)	RH-9090(mg/kg)	残留总量(mg/kg)
< 0.01	< 0.01	< 0.02
0.08	< 0.01	0.09

(i)RH-9090 低于 LOD (0.002 5 mg/kg)

腈菌唑(mg/kg)	RH-9090(mg/kg)	残留总量(mg/kg)
＜0.01	＜0.002 5	＜0.01
0.08	＜0.002 5	0.08

（ⅱ）RH-9090 等于或高于 LOQ（0.01 mg/kg）

腈菌唑(mg/kg)	RH-9090(mg/kg)	残留总量(mg/kg)
0.21	0.03	0.24

c. 对于肟菌酯，动物产品及膳食摄入评估的残留物定义为母体农药和 CGA 321113（肟菌酯等价物）。残留物总和要基于肟菌酯和 CGA 321113 的相对分子质量折算为肟菌酯。CGA 321113 到肟菌酯的转换因子是 1.036。由于 CGA 321113 在作物中的残留物中比例通常不是很大，当肟菌酯或者 CGA 321113 低于 LOQ 时，它们残留总量的计算方法如下：

肟菌酯(mg/kg)	CGA 321113（mg/kg）	残留总量（以肟菌酯表示）(mg/kg)
＜0.01	＜0.01	＜0.01
＜0.01	0.011	0.021
0.10	＜0.02	0.10
0.92	0.16	1.1

以上的例子并不包括所有情形。计算残留水平最好的方法还是根据实际情况逐一分析。

5.14　最大残留限量的推荐

JMPR 将评估的最高残留水平作为 MRL 推荐给 CCPR。如果膳食摄入风险超过 ADI 或 ARfD，JMPP 会予以说明（第六章"农药残留膳食摄入量的评估"）。

在不能确定 ADI 或者先前评估的 ADI 被撤销的情况下，JMPR 不会推荐 MRL 或者提出撤销先前推荐的 MRL。

5.14.1　临时 MRL 的推荐

临时最大残留限量是在特定时期内实施的最大残留限量，有明确的前提条件。
JMPR 相关政策已经确定在未来的评估中将不再推荐 TMRL。

5.14.2　指导水平

在没有制定 ADI，或者制定的 ADI 已被 JMPR 撤销的情况下，根据农药使用的良好农业规范使用某种农药后产生的最大农药残留浓度推荐指导水平。在 1993 年 CAC 已经决定将不再建立指导水平。

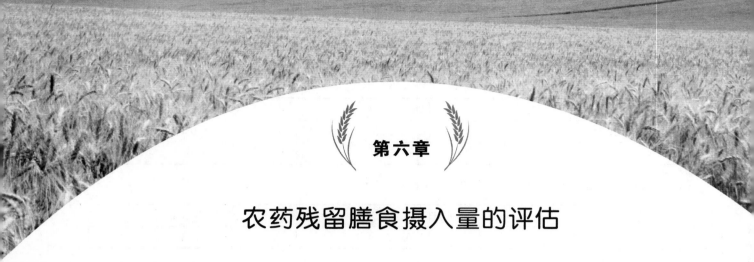

第六章

农药残留膳食摄入量的评估

内容

背景

长期膳食摄入

短期膳食摄入

急性参考剂量

国际估算短期摄入量计算表

JMPR 对膳食摄入量超过 ADI 或 ARfD 的情形处理

6.1 背景

为了评估推荐给 CCPR 拟作为 MRL 的最高残留水平是否能保证消费者安全,需将提供的残留数据与居民膳食消费结构相结合,评估出消费者可能的残留摄入量。当评估的农药残留膳食摄入量不超过每日允许摄入量(ADI)或急性参考剂量(ARfD)时,认为该 MRL 可以充分保护消费者的安全。

1997 年之前,对 TMDI 的计算是根据 WHO 1989 年发布的《农药残留慢性膳食摄入测算指南》进行的,任何特定农药的膳食摄入量都是通过其在食品中的残留量乘以来自全球的 5 个居民膳食区域(地区膳食结构)的膳食消费量得到。每个膳食区域总的农药摄入量都是通过计算所有含有目标农药残留的总和而得到的。

$$\text{TMDI}= \sum (\text{MRL}_i \times F_i)$$

通过下列方式可以对摄入量评估进行校正计算,例如只计算农产品可食部分中的残留量、考虑在农产品加工过程(罐装和碾磨)中的残留量减少或增加,以及在制备或烹调过程中的残留量减少或增加带来的影响。

根据 CCPR 的要求,1995 年 FAO/WHO 联合组织了关于《农药残留膳食摄入计算指南》[47]的专家组咨询会,会议对现有的指南和可以提高预测可靠性和准确性的推荐方法进行了评审。其目的是使更多的国家或地区,同时最重要的是使消费者更好地认可 Codex MRL。咨询报告中包括了改进膳食摄入量计算方法的建议,以及尤其值得关注的是计算国际估算每日摄入量(IEDI)和国家或地区估算每日摄入量(NEDI)时,利用规范残留试验中值(STMR)代替 MRL。

IEDI 计算时综合考虑了很多因素,其中一些应用在国际层面上,另一些为国家或地区层面上因素的综合。具体需要考虑的因素如下:

- 规范残留试验中值(STMR);
- 残留物定义,包含所有具有毒理学意义的代谢产物和降解产物;
- 残留值小于或者接近 LOQ(用 * 标记)时,残留中值使用定量限 LOQ 计算,除非另有试验证据表明残留量确定为 0;
- 可食部位;
- 储藏、加工或烹饪等操作对残留水平的影响;
- 其他已知的农药使用方式。

国家或地区估算每日摄入量(NEDI)与 IEDI 应采用相同的因子,但是下列基于国家或地区农药使用方式和食品消费数据等附加因素也应纳入考虑,这些额外的因素将对 NEDI 进行矫正:

- 加工作物或农产品的比例;
- 国内生产和进口作物的比例;
- 监管和监测数据;
- 总膳食(市场菜篮子)研究;
- 食物消费数据,包括特定人群的消费数据。

修订后的指南还收录了关于农药残留急性危害风险评估以及预测有毒农药残留急性膳食摄入的章节。该指南将上述内容进一步细化为操作程序。参见本章第 3 节"短期膳食摄入"。

修订后的指南于 1997 年正式发行。

6.2 长期膳食摄入

农药残留浓度(STMR,STMR-P,在没有可用数据时建议用 MRL)乘以每种农产品平均每日单位消费量(基于 GEMS/Food 膳食表)为各个农产品的摄入量,将各种食物中的摄入量加和得到长期膳食摄入量。

1997 年,WHO 引入 GEMS/Food 膳食分组。最初的膳食分组是基于 1990~1994 年 FAO 食品供应记录(SUA)数据。通过聚类和迭代方法,采用 19 种标记食物来定义代表了 183 个国家或地区的 13 个膳食组。随后使用 1997~2001 年食品供应记录(SUA)数据对 13 个膳食组数据进行了更新。在 2006~2013 年期间,JMPR 利用更新后的 13 个膳食组进行了农药残留暴露风险评估。

2012 年,WHO 引入了一种新的方法重新将食品 SUA 数据进行聚类分析(数据来源:http://faostat3.fao.org),根据 179 个国家或地区膳食结构上的相似性归类成 17 个新的膳食分组。新的分组详见网站(http://www.who.int/foodsafety/databases/en/),该数据来源于 FAO 2002~2007 年这 5 年的最新统计。再将这些平均数据通过人口规模进行权重分析,得到了 5 年期的平均消费量 kg/(人·组)。在 17 个分组中,考虑了国家或地区的重要消费农产品与其他国家或地区重要消费农产品的一致性,然后将其消费量合并进行分布拟合分析。该方法与 13 个分组的方式相比,主要的影响是特定国家或地区该种食物摄入量会被高估。此外,由于 17 个分组膳食数据源自 FAO 数据库中多产品来源的数据集,因此对于某些农产品预测得到的暴露水平会更高。

2014 年,WHO 决定利用基于国家或地区消费数据库推导得到的分裂系数,将 GEMS/Food 数据库中的平均消费数据集分开，以满足农药膳食风险评估所需。这些改进的 17 个膳食群组已被 WHO 合作中心的荷兰国家公共卫生与环境研究所(RIVM)(http://www.who.int/foodsafety/areas_work/chemical-risks/gems-food/en/)收录进 JMPR 的 IEDI 模型，并在 2014 首次由 JMPR 使用。上面所说的 JMPR IEDI 模型实际上是一个自动化的 Excel 电子计算表格，用于农药残留慢性膳食摄入量的计算。使用 IEDI 模型时，将 JMPR 估计值 ADI，STMR(-P)，必要时用 MRL 按照模型附带的手册流程输入。然后模型将自动计算并生成一个概览表。会议指出 IEDI 模型 G09 组人群的平均体重仍然为 55 kg，除此之外其他组人群体重为 60 kg。

数据录入时需要特别注意，确保食品名称与相应的残留值完全匹配，并且考虑到下列因素，例如需要知道初级农产品经过加工的比例和加工部分的 STMR-P 值，或者需要提供农产品可食部分的比例和可食部分的残留量。具体加工因子计算方法和原理参照第 5 章第 10 节。

在某些情形下，特定农药与农产品组合下的 STMR 值可能无法得到。此时，可以用 MRL 值代入电子表格来提供一个位于 TMDI 和 IEDI 的中间估值。这种情况需要在报告中充分说明。

摄入量电子计算表格的说明：

- 膳食量单位为 g/(人·d)；
- 每日摄入量单位：μg/人；
- 在计算过程中必要时带入 MRL；
- 肌肉和脂肪的数据输入是基于牛和其他哺乳动物按照 20%/80%脂肪/肌肉比、猪肉按照 10%/90%的脂肪/肌肉比。

示例计算流程如下：

以溴氰菊酯为例，某饲喂暴露试验中牛脂肪中的残留量 HR 为 0.19 mg/kg，STMR 为 0.16 mg/kg。牛肌肉残留量 HR 为 0.027 mg/kg，STMR 为 0.01 mg/kg。家禽脂肪组织中残留量 HR 为 0.09 mg/kg，STMR 为 0.038 mg/kg。家禽肌肉中残留量 HR 为 0.02 mg/kg，STMR 为 0.02 mg/kg。下表列出了对肌肉的新计算过程。

在 Excel 电子自动表格模板中数据栏对应的哺乳动物脂肪/肌肉比为 20%/80%，家禽脂肪/肌肉的比例为 10%/90%，然后可进行正确计算。

溴氰菊酯(135)：国际估算每日摄入量(IEDI)
ADI=0.01 mg/kg 体重或 600 μg/人；550 μg/人(适用于远东国家)

		MRL	膳食量：g/(人·d)。摄入量=每日摄入量：μg/人						
			STMR 或 STMR-P	G01		G02		G03	
代码	农产品	mg/kg	mg/kg	膳食量	摄入量	膳食量	摄入量	膳食量	摄入量
MM 95	肉(哺乳动物，海洋动物除外)			31.2		72.44		20.88	
	肌肉(肉消费量×80%)		0.01	24.96	0.25	57.95	0.58	16.70	0.17
	脂肪(肉消费量×20%)		0.16	3.29	0.53	6.14	0.98	0.82	0.13
PM110	禽肉								
	肌肉(肉消费量×90%)		0.02	13.17	0.26	26.78	0.54	7.24	0.14
	脂肪(肉消费量×10%)		0.04	0.10	0.00	0.10	0.00	NC	—
		总计=		1.0		2.1		0.4	
		% ADI=		0%		0%		0%	

计算长期摄入的电子表格见附件Ⅺ中的表Ⅺ.4 和Ⅺ.5。

只有当 STMR 或 STMR-P 代入计算时，才能得到国际估算每日摄入量(IEDI)。IEDI = ∑(STM-

$R_i \times F_i$)

　　式中

STMR$_i$（或 STMR-P$_i$）：　　　　　　第 i 种食品的残留试验中值或加工产品残留试验中值；

F$_i$：　　　　　　　　　　　　　　GEMS/Food 发布的第 i 种农产品地区消费量

　　JMPR 在进行膳食摄入评估计算时考虑的是 JMPR 的推荐结果。实际应用中不是将所有现有 Codex MRL 代入计算，因为对于 JMPR 建议撤销的 Codex MRL 并不用于评估。

　　当农药同时作为兽药使用且制定了动物产品中的残留限量时，那么动物产品上的该兽药残留也需计算 IEDI。

　　长期膳食摄入量表达方式通常为体重为 60 kg 的人所摄入农药残留量占 ADI 的百分比，但 G09（亚洲国家或地区）使用 55 kg 作为体重。该百分比数值修约后得到最高为 9 的整数，大于 10 后取 10 的整数倍。计算某一农药的 IEDI 时，若百分比高于 100% 时，说明提供给 JMPR 的膳食摄入量超过了 ADI，这种情况需要记录到报告中。由于评估建立在保守的假设上，因此超过 100% 时，也不一定意味着会带来健康关注[50]。在那些膳食摄入量超过 ADI 的案例中，JMPR 会在风险评估报告中明确指出哪些评估部分可进一步细化（详见 6.6）。

　　在国家或地区层面，综合考虑膳食消费量、监测和监管数据、总膳食量、农产品加工比例和作物进口比例的具体信息，膳食摄入量的评估可更加精准。

6.3　短期膳食摄入

　　为回应 CCPR 提出的为有急性毒性的农药推荐 MRL 的保留意见，1994 年 JMPR 对急性膳食风险进行了评估。CCPR 表示传统的 ADI 并不适合用于计算农药残留的短期膳食风险。1997 年，WHO 发布了修订版的指南[48]，新增了农药残留急性危害的风险评估和急性毒性膳食摄入评估的章节内容。随后，JMPR 公布了相关的计算步骤和操作指南，并在 1999 年正式对食品中农药残留的急性风险进行了例行评估。

　　当消费高残留量的大份额食物时，会导致高残留摄入问题。食物的大份额消费量通常指每日消费量的高（P97.5）百分位数。英国和其他国家或地区的研究表明，单个水果或蔬菜（例如一个苹果或一个胡萝卜）中的残留水平可能大大高于代表该批次的复合样品中的残留量。在风险评估中引入变异系数可以解决这个问题。此概念为评估农药残留的短期膳食摄入量提供了基础。

　　用于制定最大残留限量的田间试验中，复合样品可食部分中的最高残留值被定义为 HR，用 mg/kg 表示。当只有整个农产品信息而非可食部分的信息时，尽管非最佳选择，也可以用整个农产品的 HR 计算膳食摄入量。

　　通常，根据最大 GAP（cGAP）进行残留试验，可以获得复合样品中的最高残留值。但是，当在非最大 GAP 条件下获得的残留值更高时，HR 应该从这些非最大 GAP 的试验结果中选择。

　　当在一个试验地点需要采集重复样品，并且 MRL 的制定是基于重复样品中的平均值时，应采用独立单个样品的残留最高值作为 HR。

　　罐装和混合不太可能影响消费时农产品中的残留，例如水果制干或菠萝罐装，计算这类加工产品的摄入量时，需要使用"最高残留值"。这种情况下，使用加工因子应与最大 GAP 条件下的规范残留试验的 HR 相结合，而不是与 MRL 相结合。关于修约和残留物定义的类似论点也适用于 HR。加工产品的最高残留值被称为 HR-P。

HR-P 是加工产品中的最高残留值,由初级农产品的最高残留值和相应的加工因子计算得出。

计算国际估算短期摄入量(IESTI)时可使用由 WHO GEMS/Food 提供的不同国家或地区、不同人群(儿童和一般人群)的大份额消费量和体重。

RIVM 开发的 Excel 计算模板中包含了农产品个体重量和大份额消费量(消费量的高(P97.5)百分位数)以及与食品消费数据相关人群的平均体重数据。

摄入量计算可分为 4 种不同情形(1、2a、2b 和 3)。情形 1 是一个简单的例子,复合样本中的残留量反映了该农产品在一餐中的残留量。情形 2 所描述的是,单个水果或蔬菜中的残留量可能比复合食物的残留量更高。情形 2 可进一步分为情形 2a 和情形 2b,分别代表了农产品个体重量小于和大于最大消费量。情形 3 考虑了加工产品,如面粉、植物油和果汁等散装和混合农产品。

LP: 食物的大份额消费量[指每日消费量的高(P97.5)百分位数],单位为 kg 食物/d。

HR: 基于规范田间残留试验得到的复杂样品可食部分最高残留值,主要用于计算 MRL,单位为 mg/kg。

HR-P: 加工产品的最高残留值,单位为 mg/kg,由初级农产品中的最高残留值乘以加工因子计算得出。

U 整个农产品的个体重量(参照最大残留限量定义,包括不可食用部分)。

U_e: 可食部分的个体重量,以 kg 为单位,由获得最高残留值的国家或地区提供,根据可食部分个体重量的中位数计算得到。

ν: 变异因子——在混合的复杂样品中,用于评估平均残留量与最高残留值之间的差距。定义为 97.5% 百分位点残留量除以该批次农产品的平均残留量。

STMR: 规范残留试验中值,单位 mg/kg。

STMR-P: 加工产品的规范残留试验中值,单位 mg/kg。

ARfD、HR、HR-P、STMR、STMR-P 和加工因子的定义见附件 II 术语表。

应指出:

● 参照食品法典,LP 应该与 HR 或 STMR 值有关的农产品相匹配。以鲜食为主的水果或蔬菜农产品,其 LP 与初级农产品相关。当食品的主要份额是通过加工获得,且可获得加工产品的残留量资料时,以谷物为例,LP 应该与加工的农产品(如面粉或面包)相关。

● 尽管 1998 年在国际农药残留变异性和急性膳食风险评估会议上决定,计算 IESTI 时应使用个体重量(Ue)的中值,但这个数值有时无法获得,所以各国或地区经常使用其他值替代中值,例如使用平均值或估计值。JMPR 使用食品法典成员方向 WHO GEMS/Food 提交的数据,并假设这些数据代表可食部分的个体重量中值。

情形 1

混合样品(初级农产品或加工产品)中的残留物反映该农产品在一餐中消费的残留水平(个体重量低于 25 g)。情形 1 也适用于肉类、肝脏、肾脏、食用内脏、鸡蛋、谷物、油籽和豆制品,用于采收后用药的情况。

$$IESTI = \frac{LP \times (HR\,or\,HR\text{-}P)}{bw}$$

情形 2

例如水果或蔬菜,单个农产品可能含有比混合样本更高的残留量(整个水果或蔬菜的个体重量大于 25g)。

情形 2a

初级农产品的个体可食部分重量(U_e)小于大份额消费量。

$$IESTI = \frac{U_e \times (HRorHR\text{-}P) \times v + (LP - U_e) \times (HRorHR\text{-}P)}{bw}$$

2a 的计算公式基于下列假设:混合农产品中第一个个体残留量是[HR×v],剩余的个体残留量是 HR,该公式可计算与第一个个体相同批次的混合农产品的摄入量。

情形 2b

初级农产品可食部分个体重量 U_e 超过大份额消费量。

$$IESTI = \frac{LP \times (HRorHR\text{-}P) \times v}{bw}$$

2b 公式基于下列假设:消费的个体仅为 1 个,且个体残留量为[HR×v]。

情形 3

适用于散装或混合的加工产品,可用 STMR-P 替代最高残留值。也适用于牛奶、谷物、油籽和豆类,用于评估采收前用药的暴露评估。

$$IESTI = \frac{(LP \times STMR\text{-}P)}{bw}$$

6.4 急性参考剂量

急性参考剂量(ARfD)是表示在短期内(一般指一餐或一天),通过食物和饮用水摄入的化学品,在对所有已知研究结果进行评估后,其不会对消费者造成可观察到的健康风险的剂量,通常用单位体重的摄入量表示。ARfD 源自实验室动物饲喂试验中获得的毒理学数据。在风险评估中通常将评估的短期膳食摄入量与 ARfD 进行比较。

在某一农药的短期膳食暴露风险评估中,该农药的 ARfD 可能存在 3 种情况:

1) 已制定 ARfD,并考虑了特殊人群,例如为育龄妇女(14~50 岁)制定 ARfD;

2)没必要制定 ARfD;

3)农药尚未制定 ARfD。

当农药已经制定了 ARfD 时,用 ARfD ％来表示 IESTI 的短期膳食摄入风险。

当没必要制定该农药的 ARfD 时,不需要计算 IESTI 的短期膳食摄入风险,此时也不会用到 HR 和 HR-P 值。然而在计算动物膳食负荷时,根据农产品的类型仍然可能会用到"最高残留值"。

6.5 国际估算短期摄入量计算表

如果可以获得农产品的大份额消费量数据和农药的 ARfD 数据,那么在评估每种农产品与农药组合的急性风险时,可以通过计算得到该农药的 IESTI 占 ARfD 的百分比。如果高于 100％,则 JMPR 认为农产品中该农药的急性膳食摄入量高于 ARfD,且应在评估报告中做出相关说明。根据 IESTI 计算结果,见附件 X 中关于"膳食风险评估"的标准描述部分。

荷兰国家公共卫生与环境研究所(RIVM)与 WHO/GEMS/Food 合作开发了一种类似于长期摄入量计算的 Excel 计算表。

表 XI.6 和 XI.7(附件 XI)是为培训使用 IESTI 计算表所提供的示例格式;所选农产品和 STMR、STMR-P、HR 和 HR-P 均采用原有表格数据。只有提示输入的数据才需要被录入进 IESTI 计算表中。

注:在使用 IESTI 计算器时,按照每个农产品顺序首先要输入 STMR,然后依次输入 HR,从而得到 MRL 的制定建议。更多说明可以在自动 IESTI 模型的手册中找到。

关于 ARfD(%)的修约规定,小于或等于 100% 则保留一位有效数字,大于 100% 保留两位有效数字。

表中的 IESTI 值以 $\mu g/(kg\ bw)$ 表示,优于传统的 $mg/(kg\ bw)$,目的是方便后续计算;ARfD(%)不受单位改变的影响。

体重

关于体重数据的选择,在 1999 年的一次特别会议中建议 6 岁及以下儿童使用 15 kg,而普通人群使用 60 kg。为了与 ARfD 进行比较,IESTI 需要用每公斤体重表示,因此 JMPR 建议在计算中使用相关成员方提供的体重数据。如果没有相关的体重数据,JMPR 同意使用体重的默认值 15 kg 或 60 kg。

食物个体重量和可食用部分百分比

食物个体重量对情形 2 中的 IESTI 计算有相当大的影响。向 WHO GEMS/Food 提供的食物个体重量可能是一个范围。

JMPR 认为推荐 MRL 时计算 IESTI 的个体重量应采用 GAP 试验地区的数值。

JMPR 认为在没有提供个体重量数据的情况下,将不会进行计算,除非可以证明该农产品的个体重量在不同地区没有差异。

国家或地区主管单位在提供个体重量(U)的同时也需提供可食部分比例的资料。情形 2 计算使用的个体重量指的是可食部分个体重量(U_e)。例如,鳄梨个体重量(U)为 0.3 kg,其可食部分的重量占 60%,即可食部分的个体重量(U_e)为 0.18 kg。

变异因子

自 1997 年专家组研讨[52]会引入变异因子概念,随着个体农产品上的残留分布信息和数据库内容不断增加,变异因子得到逐渐完善。

2003 年,JMPR[53] 评估了有关个体农产品上的最大残留量与复合农产品中的平均残留量之间的关系[54]。大会同意在 IESTI 计算中采用默认的变异因子 3 来评估个体重量 U 超过 25 g(0.025 kg)的农产品上的最高残留值。2005 年在 JMPR[32] 大会上根据经过广泛评估的单个作物上的残留数据,确立了默认变异因子为 3,即变异系数的平均值(2.8)通过修约得到。如果能得到充分、有效的数据,FAO 专家组同意可以优先使用专门的变异因子而非默认值。

2007 年 JMPR[32] 指出,在 IESTI 方程中使用的参数存在争议,特别是在欧盟的内部。其原因是在计算中应采用哪个级别的保守性水平存在不同观点。CCPR 支持 JMPR 目前采用的保守水平。

IESTI 电子计算表格对数据的选择有以下几点建议

1. 农产品,STMR、STMR-P、HR 和 HR-P:使用推荐表中的相关值;

2. IESTI 模型计算器中的大份额消费量参照了提交给 WHO 的国家或地区膳食消费调查数据。特殊群体的消费量(以 g/kg 体重计)采用提交的大份额消费量的最大值,上述一般人群的统计数据也用于填补育龄妇女缺失的消费量。大份额消费量的计算是基于至少 120 个人日的消费量的第 97.5% 百分位数,或者在证明了数据科学性可以被接受之后,采用小于 120 个人日消费数据。如果大份额消费数据被认为是不可靠的,则参考其他国家或地区的大份额消费数据;

3. 农产品个体重量:IESTI 模型计算器中的大份额消费数据是结合了相关国家或地区的个体重量和可食用部分百分比。对于没有个体重量数据的国家或地区,最大消费数据参照其他国家或地区的最大农产品个体重量(可食部分的个体重量);

4. 情况选择:根据情况选择个体重量。U,个体重量;U_e,可食部分个体重量。

动物产品的 IESTI 计算

参见 5.12"动物产品的最高残留水平和 STMR 值的评估"。

根据推荐的取样原则(参考文献－食品中的农药残留,CODEX ALIMENTARIUS,1993),如果满足下列情况之一,则"判定该批次样品没有超过 MRL":

a.除肉类和家禽产品以外,产品的最终样品(由初级样品合并而成)中残留量低于 MRL;

b.所分析的肉类和家禽的初级样品的残留量均小于 MRL。

这意味着动物产品的 IESTI 计算不需要变异因子。

在评估除牛奶以外的动物产品急性摄入量时,应采用情形 1 的公式。计算时,牛和其他哺乳动物的脂肪与肌肉比例采用 20%/80%,家禽的脂肪与肌肉比例采用 10%/90%。

对于牛奶产品的评估,应使用情形 3 的公式(散装或混合产品,残留值用 STMR 计算)。

6.6　JMPR 对膳食摄入量超过 ADI 或 ARfD 的情形处理

本章描述的评估步骤适用于首次或周期评审农药,根据国际上现有的数据和方法,评估结果是对这些农药膳食摄入量的最佳估计。当摄入量估计值超过 ADI 或 ARfD 时,JMPR 用脚注注明来引起关注。

对于首次或周期评审农药,如果在一个或多个 GEMS/Food 地区膳食条件下计算长期摄入量均超过 ADI,那么在建议表中的该农药上将加入这样一个脚注,同时在第四章总结风险评估结果的时候做出相应标注。

"根据提交给大会的资料,得出如下结论:[农药]残留的长期膳食摄入量可能会引起公共健康方面的关注"。

如果 JMPR 评估农药在一种或多种农产品上的短期膳食摄入量均超过 ARfD,则在建议表中将对这些农产品附加一个脚注:

"根据提交给大会的资料,得出如下结论:消费[农产品]所带来的××残留短期膳食摄入量可能会引起公共健康方面的关注"。

公众认为,估计摄入量的微小差异对食品安全而言有着实质的不同,例如,120%的 ARfD 是不可接受的,而 80%的 ARfD 是可以接受的。但是,ARfD 的推导和摄入量的计算已经保守估计。例如,当 ARfD 建立时,考虑了个体间差异的安全系数,因此 ARfD 的制定是为了保护那些高端敏感的个别人群。对特定农药最敏感的人群与残留摄入量高于 ARfD 的人群之间的重叠可能性非常小。因此,在超过 ARfD 的情况下,应考虑其他因素,例如超过 ARfD 的程度,ARfD 建立的依据以及摄入量评估的不确定性。在超过 ADI 和/或 ARfD 的情况下,JMPR 会在其报告中指出风险评估的哪些部分存在优化余地。如果不可能进一步优化,那么评估的最高残留水平则不会被 CCPR 采纳作为 MRL。

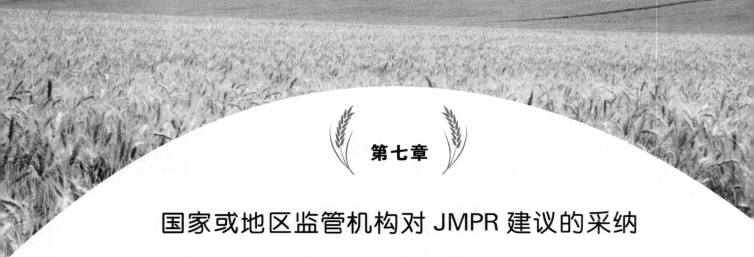

第七章

国家或地区监管机构对 JMPR 建议的采纳

内　容

　　导论
　　农药安全性评估
　　残留试验和推荐 MRL
　　残留分析结果与 MRL 比较的说明

7.1　导论

　　大多数情况下,向 JMPR 提供用来进行农药评估和评价的数据多数是公司尚未发布或拥有专利的资料。在这样的情况下,JMPR 的文件是数据信息的唯一来源。因此,我们鼓励监管部门和其他相关团体利用 JMPR 的严格评估结果。

7.2　农药的安全性评价

　　JMPR 的评估报告应该对 FAO 和 WHO 成员方对农药及其残留进行安全性评价有帮助。不过,在上述成员方应用该评估结果时会遇到 2 个主要的问题:(1)JMPR 只评价有效成分而并非制剂的毒性,制剂毒性是由国家或地区层面来控制的;(2)JMPR 评估中所用的有效成分的纯度及规格与商业化产品的关系是不明确的。

　　影响原药有效成分纯度的主要因素包括:合成路径和条件,生产原材料的纯度、包装和储藏条件。某些杂质的毒性可能比有效成分的毒性高出几个数量级,因此,这些杂质即使含量很低也会在很大程度上影响农药产品的毒性。

　　大多数情况下,联席会议进行毒理学试验评估的测试材料与提供资料的公司所出售的产品有效成分是一致的。而由国家或地区登记机构批准的有效成分的纯度和规格不一定与 JMPR 专著中数据相一致。

因此,国家或地区登记部门应该认真审查用于登记的农药有效成分和联席会议评价的标样之间的相似程度。为了更好地做出判断,登记部门要探究农药产品生产过程中杂质的信息,还应该在农药登记时考虑到制剂中其他成分的安全性。因此,JMPR 不推荐在国家或地区农药登记时使用 JMPR 评估结果作为唯一的依据。

如果是以登记为目的的评估,登记部门应该使用厂家提供的符合国家或地区法律的登记数据文件,同时,还要使用未公布的专利数据来确保被登记农药的生产过程与 JMPR 评估中的相同,并且农药的纯度和杂质也应该是相似的。

JMPR 评估中农药产品标准的相关性

2006 年出版的《FAO Manual on the development and use of FAO/WHO specifications for Pesticides》[57] 提供了现行数据评估流程的概要,新评估流程极大地扩展了对数据的要求。FAO 与 WHO 合作,对原始数据保密,对标准品的理化性质、杂质成分、毒理学和生态毒理学概况进行评价,以确保标准中涵盖所有相关杂质。根据 FAO 标准手册,杂质是在农药生产和储存过程中产生的副产物,跟有效成分相比,这些副产物对人类健康或者环境有显著的毒理学效应,对植物有毒害作用,导致作物腐坏,影响农药的稳定性,或者产生其他的副作用。除了 WHO 的毒理学、生态毒理学和杂质概况的评价数据外,FAO 还尝试通过获得主管部门的登记数据来评估:

（i）通过比较提交给 FAO 和登记部门的数据,确定 FAO 手册中提议的原药是否与登记部门登记的原药成分相当;

（ii）不同厂商原药成分相当的决定是否根据提交到 FAO 的数据得出。

FAO 的标准现在仅适用于原药经过这些组织评估过的产品,这是一项重大的改变,因为根据之前的程序,FAO 的标准是可以应用于任何理论上相似的产品。考虑到这一改变,新程序中增加了原药等同（相似）产品的定义,这样就可以将 FAO 的标准扩展应用到真正等同的产品上。

包含等价性定义的新程序可以用来提高产品质量,改善对农药使用者和消费者的保护,同时还可以降低对环境不必要的影响。这一程序已经被研究公司和生产厂家广泛接受并用于一般农药的评估。

提交到 FAO/WHO 农药标准联席会议（JMPS）的数据需要与 JMPR 的评估相协调,但是值得注意的是,JMPS 本身不直接服务于食品法典委员会。

7.3　残留试验和推荐 MRL

规范残留试验结果、代谢试验、动物转化和加工试验中相关的农药残留资料比农药的安全评估结果使用的更普遍。

为了确定 JMPR 的结论和推荐给特定国家或地区的适用性,需要对第五和第六章中讨论的试验条件的可比性进行评估。

Codex MRL 主要是为了监管和控制农药在国际贸易的农产品中的使用与国家或地区批准使用模式之间的一致性。Codex MRL 在某一国家或地区的适用性与该国或地区的 GAP 有关系,因为最大残留限量的评估是基于国家或地区的 GAP。在确定国家或地区使用条件和专著中描述的实验条件是否具有可比性时,典型种植条件下规范实验的结果是非常有参考价值的。

当某一国家或地区在该使用条件下的残留量远远低于 Codex MRL 时,应该考虑制定和执行更低的国家或地区 MRL,因为高的 MRL 可能会助长非法使用农药的行为,这与 GAP 是相违背的。但是,根据关贸总协定中的乌拉圭回合谈判《SPS协议》中的规定,对于进口农产品,在满足保护消费者的可接受水平同时,国家或地区主管部门有义务接受较高水平的MRL。

7.4 残留分析结果与 MRL 比较的说明

在考虑以监管为目的的样品分析时,同行经常问的一个问题是,根据 JMPR 推荐制定的 Codex MRL 是应该作为一个严格限量,还是可以适当更宽泛些?

根据定义,MRL 是一个限量标准,不能超出。监管机构有责任在高度质量保证的前提下,确认所检查样品中的残留是否超过 MRL,以便采取监管措施。

根据相关的 ISO[58] 和食品法典指南[59],在确定其与法定限量(MRL,CXL)的一致性时,扩展组合的测量不确定度应该被考虑在内。

分析结果的不确定度(S_R)来源于连续过程的随机变化,包括采样(S_S),样品制备(S_{Sp})和分析(S_A)不确定度,计算公式如下:

$$(S_R) = \sqrt{[(S_S)^2 + (S_{Sp})^2 + (S_A)^2]}$$

由于平均残留量是相同的,方程也可以写作:

$$(CV_R) = \sqrt{[(CV_S)^2 + (CV_{Sp})^2 + (CV_A)^2]}$$

最终分析结果的不确定度不能小于每一步测量的不确定度。

在测定农药残留的时候,只需要考虑样品制备(在取出代表性检测样品前的实验室样品均一化过程,如切碎、研磨等)(S_{Sp})和分析(S_A)的不确定度。

当一种销售的农产品被检测时,实验室样品的残留分析的组合不确定度应该考虑按照食品法典采样指南[60]中的最小尺寸要求。在欧盟[61],默认使用扩展组合不确定度的 50%,这是根据欧洲水平测试结果计算得到的。根据这个决策规则,测量值在至少 97.5% 的置信度时高于 MRL。因此,当 x−U > MRL 时,就超过了 MRL。例如,当 MRL=1,x=2.2 时,x−U=2.2−1.1=1.1 就大于 MRL(1.1 为 2.2 的 50%)。当默认不确定度在可接受的重复性相对标准偏差范围内时,该重复性相对标准偏差是在 1 μg∼ 0.1 mg/kg 浓度水平测定 0.01∼0.1 mg/kg 农药残留时获得的(见 3.3.3 表 3.5),通常可以直接应用,得到的方法确认结果是小于默认值的。

当农产品上市之前被检测时,包括采样不确定度的组合不确定度(CV_R)都应该被考虑到。如果 x+2×CV_R×x ≤MRL,则被采集的样品符合 MRL。

基于大量残留数据的评价结果,按照食品法典的采样步骤[63],样品平均不确定度可以按以下分类给出估计值:

- 小型或中型作物(个体质量≤250 g,最小样品数量=10):25%
- 大型作物(个体质量> 250 g,最小样品数量=5):33%
- 芸苔属叶菜(个体质量> 250 g,最小样品数量=5):20%

国际联合实验表明,将分析结果与 MRL 比较时,真实性(主要受系统误差的影响)比精密度更重要,例如,随机误差。

为了得到可靠的结果,鼓励承担常规监测分析的实验室注意以下几点:

- 关注用于监管目的或者膳食摄入评估的残留定义;
- 建立内部质量控制措施来确保它们可以对实验室内的差异进行评价;

- 参与国际间抽样检查项目来评价它们分析结果的准确性；
- 关注残留的储藏稳定性信息，严格根据食品法典委员会的指南准备分析样品；
- 确认样品的采样步骤，并对采样人员进行适当的培训。

规范残留试验和选择调查中应该采用相同的防范措施为估计最高残留水平提供数据。

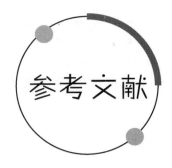

参考文献

1. Codex Alimentarius Commission Procedural Manual-Twenty third edition, 2015, www. codexalimentarius. net

2. FAO/WHO, 2012. Pesticide Residues in Food, Joint FA/WHO Meeting on Pesticide Residues-Report 2012, FAO Plant Production and Protection Paper 2015, pp. 3－5. http://www. fao. org/agriculture/crops/core-themes/theme/pests/jmpr/jmpr-rep/en/

3. OECD Guidelines for the Testing of Chemicals, Test No. 501：Metabolism in Crops；Test No. 503：Metabolism in Livestock http://www. oecd-ilibrary. org/content/book/9789264061835-en

4. OECD Guidelines for the Testing of Chemicals, Test No. 502：Metabolism in Rotational Crops http://www. oecd-ilibrary. org/content/book/9789264061859-en

5. OECD Guidelines for the Testing of Chemicals, Test No. 504：Residues in Rotational Crops (Limited Field Studies) http://www. oecd-ilibrary. org/environment/test-no-504-residues-in-rotational-crops-limited-field-studies_9789264013384-en

6. OECD Guidelines for the Testing of Chemicals Test No. 503：Metabolism in Livestock http://www. oecd-ilibrary. org/content/book/9789264061873-en

7. Codex Secretariat. Revised Guidelines on Good Laboratory Practice in Residue Analysis CAC/GL 40 1993, Rev. 1-2003, http://www. codexalimentarius. net/download/standards/378/cxg_040e. pdf

8. OECD, Guidance Document on Pesticide Residue Analytical Methods, Series on Pesticides No. 39, ENV/JM/MONO(2007)17, 2007

9. European Commission, Guidance document on analytical quality control and validation procedures for pesticide residues analysis in food and feed. SANCO/12571/2013

10. FAO/WHO. Pesticide Residues in Food, Joint FAO/WHO Meeting on Pesticide Residues-Report 2010, FAO Plant Production and Protection Paper 200, pp. 8－11

11. Skidmore, M. W. , Paulson, G. D. , Kuiper, H. A. , Ohlin, B. and Reynolds, S. 1998. Bound xenobiotic residues in food commodities of plant and animal origin. Pure & Applied Chemistry, 70, 1423－1447.

12. OECD Guidelines for the Testing of Chemicals, Test No. 506：Stability of Pesticide Residues in Stored Commodities, http://www. oecd-ilibrary. org/environment/test-no-506-stability-of-pesticide-residues-in-stored-commodities_9789264061927-en

13. Fussell R. J. , Jackson-Addie K. , Reynolds S. L. and Wilson M. F. , （2002）： Assessment of

the stability of pesticides during cryogenic sample processing, J. Agric. Food Chem. , 50, 441.

14. FAO/WHO. 1993. Codex Classification of Foods and Animal Feeds in Codex Alimentarius, 2nd ed. , Volume 2. Pesticide Residues, Section 2. Joint FAO/WHO Food Standard Programme. FAO, Rome. Note: the CCPR currently is working on the revision of classification of commodities. The reader is advised to check which groups have been finalised and enforced By the Committee/CAC

15. FAO/WHO. Pesticide Residues in Food, Joint FAO/WHO Meeting on Pesticide Residues-Report 2010, FAO Plant Production and Protection Paper 200, pp. 8-11. http://www. fao. org/agriculture/crops/core-themes/theme/pests/jmpr/jmpr-rep/en/

16. Report of the 47th session of the Codex committee on pesticide residues *2016, REP/15/PR Appendix XI*

17. FAO. Manual on the development and use of FAO specifications for pesticides. 2nd revision of 1st edition. http://www. fao. org/fileadmin/templates/agphome/documents/Pests _ Pesticides/PestSpecsManual. pdf

18. OECD Draft Guidance Document on Crop Field Trials September 2014. http://www. oecd. org/chemicalsafety/testing/OECD-draft-CFT-GD-for-review-12-Sept-2014. pdf

19. OECD. Guidance Document on Overview of Residue Chemistry Studies (as Revised in 2009) Series on Testing and Assessment No. 64 ENV/JM/MONO(2009)31,http://www. oecd. org/officialdocuments/publicdisplaydocumentpdf/? cote=env/jm/mono(2009)31&doclanguage=en

20. Report of the 47th session of the Codex committee on pesticide residues *2016, REP/15/PR Appendix XI* http://www. codexalimentarius. net/web/standard_list. do? lang=en

21. FAO Pesticide Residues in Food 2015 Report. FAO Plant Production and Protection Paper, FAO, Rome,http://www. fao. org/agriculture/crops/core-themes/theme/pests/jmpr/jmpr-rep/en/

22. Portion of Commodities to which Codex Maximum Residue Limits Apply and which Is Analysed, CAC/GL 41-1993,http://www. codexalimentarius. org/standards/list-of-standards/

23. Hill, A. R. C. ; Harris, C. A. ; Warburton, A. G. Effects of sample processing on pesticide residues in fruits and vegetables. In *Principles and Practices of Method Validation*; Fajgelj, A. ,Ambrus, AÄ . , Eds. ; Royal Society of Chemistry: Cambridge, United Kingdom, 2000; pp 41-48.

24. Fussell, R. J. Hetmanski, M. T. Macarthur, R. Findlay, D. , Smith, F. , Ambrus, Á. and Brodesser, J. P. Measurement Uncertainty Associated with Sample Processing of Oranges and Tomatoes for Pesticide Residue Analysis. J. Agric. Food Chem. ,55, 1062-1070, 2007.

25. Codex Alimentarius Commission, Recommended method of sampling for the determination of pesticide residues for compliance with MRLs, CAC/GL 33-1999 http://www. codexalimentarius. org/standards/list-of-standards/

26. OECD Guidelines for the Testing of Chemicals, Test No. 507: Nature of the Pesticide Residues in Processed Commodities-High Temperature Hydrolysis,http://www. oecd-ilibrary. org/environment/test-no-507-nature-of-the-pesticide-residues-in-processed-commodities-high-temperature-hydrolysis _ 9789264067431-en

27. OECD Guidelines for the Testing of Chemicals, Test No. 508: Magnitude of the Pesticide Residues in Processed Commodities,http://www. oecd-ilibrary. org/environment/test-no-508-magnitude-of-the-pesticide-residues-in-processed-commodities_9789264067622-en

28. OECD Guidelines for the Testing of Chemicals, Test No. 505: Residues in Livestock,http://www. oecd-ilibrary. org/environment/test-no-505-residues-in-livestock_9789264061903-en

29. EFSA. Scientific Opinion on evaluation of the toxicological relevance of pesticide metabolites for dietary risk assessment. EFSA Journal 10(7):2799. [187 pp.] 2012 doi:10. 2903/j. efsa. 2012. 2799. http://www. efsa. europa. eu/en/efsajournal/pub/2799

30. FAO Pesticide Residues in Food 2014- Report. FAO Plant Production and Protection Paper No. 221. FAO, Rome, p. 6. http://www. fao. org/agriculture/crops/core-themes/theme/pests/jmpr/jmpr-rep/en/

31. Haddad S, Poulin P, Krishnan K. 2000. Relative lipid content as the sole mechanistic determinant of the adipose tissue: blood partition coefficients of highly lipophilic organic chemicals. Chemosphere 40:839−843.

32. FAO/WHO. Pesticide Residues in Food, Joint FA/WHO Meeting on Pesticide Residues-Report 2005, FAO Plant Production and Protection Paper 183, pp. 27−31. http://www. fao. org/agriculture/crops/core-themes/theme/pests/jmpr/jmpr-rep/en/

33. Hamilton D. Personal communication

34. Timme, G. ; Frehse, H. , Laska, V. Statistical interpretation and graphic representation of the degradation behaviour of pesticide residues Ⅱ. Pflanzenschutz-Nachrichten Bayer 33. 47-, Pflanzenschutz-Nachrichten Bayer, 1986, 39, 187−203.

35. Report of the 44th session of the Codex Committee on Pesticide Residues, Alinorm 04/27/24, Appendix XI. 2012,www. codexalimentarius. net

36. FAO/WHO, Pesticide Residues in Food, Joint FA/WHO Meeting on Pesticide Residues-Report 2013, FAO Plant Production and Protection Paper 219, pp. 5. http://www. fao. org/agriculture/crops/core-themes/theme/pests/jmpr/jmpr-rep/en/

37. Report of the OECD/FAO Zoning Project Series on Pesticides, Number 19, ENV/JM/MONO (2003)4 16 May 2003. http://www. oecd. org/officialdocuments/publicdisplaydocumentpdf/? cote＝env/jm/mono(2003)4&doclanguage＝en

38. Ambrus, Á. , Horváth, Zs. , Farkas, Zs. , Szabó, I. , Dorogházi, E. , Szeitzné-Szabó, M. Nature of the field-to-field distribution of pesticide residues. J. Environ. Sci and Health, 49, 4, 229−244 2014.

39. OECD MRL Calculator: User Guide Series on Pesticides No 56, 2011. http://search. oecd. org/officialdocuments/displaydocumentpdf/? cote＝env/jm/mono(2011)2&doclanguage＝en

40. OECD MRL Calculator Statistical White Paper Series on Pesticides No. 57. http://www. oecd-ilibrary. org/docserver/download/9714381e. pdf? expires ＝ 1443880669&id ＝ id&accname ＝ guest&checksum＝690A3054A68BA03D392355BF6119CFC0

41. Report of the 36th session of the Codex Committee on Pesticide Residues, Alinorm 04/27/24, (paras 235−247) 2004,www. codexalimentarius. net

42. Report of the 37th session of the Codex Committee on Pesticide Residues, Alinorm 05/28/24, (para 182) 2005, www. codexalimentarius. net

43. FAO Pesticide Residues in Food 2004 Report. FAO Plant Production and Protection Paper No. 178. FAO, Rome, Section 2. 6. http://www. fao. org/agriculture/crops/core-themes/theme/pests/jmpr/jmpr-rep/en/

44. Sieke, C. Department of Pesticide Safety, Federal Institute for Risk Assessment, Personal communication

45. Report of the 40th session of the Codex committee on pesticide residues 2008, Alinorm 08/31/

24，para 125 and 161，http://www.codexalimentarius.net/web/standard_list.do? lang=en

46. FAO/WHO Pesticide residues in food—1995 evaluations. Part I. Residues. FAO Plant Production and Protection Paper 137，1996.

47. WHO. 1989. Guidelines for predicting dietary intake of pesticide residues. GEMS/Food WHO，Geneva.

48. WHO. 1997. Guidelines for predicting dietary intake of pesticide residues，2nd revised edition Unpublished document (WHO/FSF/FOS/97.7). http://www.who.int/foodsafety/publications/pesticides/en/

49. WHO. 1995. Recommendations for the revision of the guidelines for predicting dietary intake of pesticide residues. Report of the FAO/WHO Consultation，(WHO/FNU/FOS/95.11) Geneva.

50. FAO Pesticide Residues in Food 2008- Report. FAO Plant Production and Protection Paper No. 193 FAO，Rome，http://www.fao.org/agriculture/crops/core-themes/theme/pests/jmpr/jmpr-rep/en/

51. Dutch National Institute for Public Health and the Environment (RIVM) and WHO/GEMS/Food http://www.who.int/foodsafety/areas_work/chemical-risks/gems-food/en/

52. FAO/WHO. 1997. Geneva consultation acute dietary intake methodology. Geneva，Switzerland. 10-14 February 1997. WHO/FSF/FOS/97.5

53. FAO Pesticide Residues in Food 2003 Report. FAO Plant Production and Protection Paper No. 176. 2.10. FAO，Rome，http://www.fao.org/agriculture/crops/core-themes/theme/pests/jmpr/jmpr-rep/en/

54. Hamilton D J，Ambrus Á，Dieterle R M，Felsot A，Harris C，Petersen B，Racke K，Wong S-S，Gonzalez R，Tanaka K，Earl M，Roberts G and Bhula R. Pesticide residues in food-Acute dietary Intake. Pest Manag Sci 60：311-339 (2004).

55. Ambrus Á.，Variability of pesticide residues in crop units，Pest Manag Sci. 62：693-714，2006.

56. FAO Pesticide Residues in Food 2007 Report. FAO Plant Production and Protection Paper No. 191. 2.1. FAO，Rome，http://www.fao.org/agriculture/crops/core-themes/theme/pests/jmpr/jmpr-rep/en/

57. FAO，Manual on development and use of FAO and WHO specifications for pesticides. February 2006. http://www.fao.org/agriculture/crops/thematic-sitemap/theme/pests/jmps/en/

58. Joint Committee for Guides in Metrology (JCGM/WG 1). Evaluation of measurement data-guide to the expression of uncertainty in measurement；http://www.bipm.org/utils/common/documents/jcgm/JCGM_100_2008_E.pdf

59. Codex Alimentarius Commission. Guidelines on Measurement Uncertainty；CAC/GL 54-2004；Annexhttp://www.codexalimentarius.org/search-results/? cx = 018170620143701104933％3Aizresgmxec&cof=FORID％3A11&q=GUIDELINES＋ON＋MEASUREMENT＋UNCERTAINTY＋CAC％2FGL＋54&sa.x=17&sa.y=6&sa=search&siteurl=http％3A％2F％2Fwww.codexalimentarius.org％2F&siteurl=www.codexalimentarius.org％2F&ref=&ss=55j3025j2

60. Codex Secretariat. Revised Guidelines on Good Laboratory Practice in Residue Analysis CAC/GL 40 1993，Rev. 1-2003http://www.codexalimentarius.net/download/standards/378/cxg_040e.pdf

61. European Commission. Guidance document on analytical quality control and validation procedures for pesticide residues analysis in food and feed. SANCO/12571/2013http://www.eurl-pesti-

cides. eu/docs/public/tmplt_article. asp? CntID=727

62. Farkas, Zs. , Slate, A. , Whitaker, T. B. Suszter, G. , and Ambrus Á. Use of Combined Uncertainty of Pesticide Residue Results for Testing Compliance with Maximum Residue Limits (MRLs) J. Agric. Food Chem. 2015, 63, 4418−4428.

63. Ambrus, A. & Soboleva, E. Contribution of sampling to the variability of pesticide residue data JAOAC International. 87, (2004) 1368−1379.

64. Stephenson G. S. , Ferris, I. G. , Holland, P. T. , and Nordberg, M. , 2006, Glossary of terms related to pesticides (IUPAC Recommendations 2006), Pure & Appl. Chem. 78. 2075−2154.

65. Tomlin C. D. S. (ed). The Pesticide Manual 15th edition. British Crop Protection Council, 2009.

66. OECD Test No. 509 Crop Field trial http://www. oecd-ilibrary. org/environment/test-no-509-crop-field-trial_9789264076457-en

67. Yolci Omeroglua *, Á. Ambrus, A. , Boyaciogluc D. and Solymosne Majzik E. Uncertainty of the sample size reduction step in pesticide residue analysis of large-sized crops, Food Additives & Contaminants: Part Part A (30 (1): 116−126

68. OECD. 2001. Dossier Guidance —OECD guidance for industry data submissions on plant protection products and their active substances Revision 2, 2005. http://www. oecd. org/chemicalsafety/pesticides-biocides/34870180. pdf

69. Report of the 39th Session of the CCPR (2007) para 34

70. Report of the 40th session of the Codex committee on pesticide residues 2008, Alinorm 08/31/24, para 125 and 161

71. WHO. 1998. GEMS/Food Regional Diets. Regional per capita consumption of raw and semi-processed agricultural commodities. Food Safety Unit. WHO/FSF/FOS/98. 3, Geneva. http://www. who. int/foodsafety/chem/gems/en/index1. html

72. FAO. Pesticide Residues in Food 2008-Report. FAO Plant Production and Protection Paper No. 193 FAO, Rome. P 51.

73. Dutch National Institute for Public Health and the Environment (RIVM) and WHO/GEMS/Food http://www. who. int/foodsafety/areas_work/chemical-risks/gems-food/en/

74. European Commission. Guidance document on analytical quality control and validation procedures for pesticide residues analysis in food and feed. SANCO/12571/2013http://www. eurl-pesticides. eu/docs/public/tmplt_article. asp? CntID=727

75. Stephenson G. S. , Ferris, I. G. , Holland, P. T. , and Nordberg, M. , 2006, Glossary of terms related to pesticides (IUPAC Recommendations 2006), Pure & Appl. Chem. 78. 2075−2154.

76. OECD. 2001. Dossier Guidance —OECD guidance for industry data submissions on plant protection products and their active substances Revision 2, 2005. http://www. oecd. org/chemicalsafety/pesticides-biocides/34870180. pdf

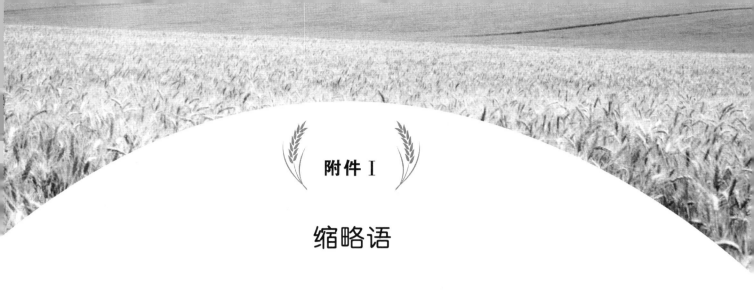

附件 I

缩略语

ADI	每日允许摄入量
ai	有效成分
ARfD	急性参考剂量
bw	体重
CAS	美国化学文摘服务社
CAC	国际食品法典委员会
CCN	国际食品法典分类编码（包括化合物和农产品分类编码）
CCPR	国际食品法典农药残留委员会
CIPAC	国际农药分析协作委员会
CLI	植保国际、国际植物保护协会
CV	变异系数
CXL	食品法典最大残留限量，见 MRL
DAT	采收间隔期
EMDI	评估每日最大摄入量
EMRL	再残留限量
FAO	联合国粮食及农业组织
GAP	农药使用的良好农业规范
GEMS/Food	全球环境监测系统–食品污染监测与评估计划
GLP	良好实验室规范
HPLC-MS-MS	高效液相色谱串联质谱法
HR	最高残留值（用于评估农产品短期膳食摄入暴露的试验中，农产品可食部位的最高残留值）
HR-P	加工品的最高残留值，由初级农产品中最高残留值乘以相应的加工因子获得
IEDI	国际估算每日摄入量
IESTI	国际估算短期摄入量
IUPAC	国际理论化学与应用化学联合会
ISO	国际标准化组织
ISO-E	国际标准化组织–英文通用名
JMPR	FAO/WHO 农药残留专家组联席会议（FAO 食品和环境中农药残留专家组与 WHO 核心评估组专家组成的联席会议）

LOQ	定量限(与表示测定限 limit of determination 的 LOD 相似,但不同于表示检出限 limit of detection 的 LOD)
LP	用于 IESTI 计算中的大份额膳食数值[kg 食品/(人·d)]
MRL	最大残留限量
NEDI	国家或地区估算每日摄入量
NOAEL	未观察到有害作用剂量水平
OECD	经济合作与发展组织
PHI	安全间隔期
RAC	初级农产品
SPS	WTO 实施卫生与植物卫生措施协议
STMR	规范残留试验中值(残留试验中农产品可食部分的残留中值用于长期和短期膳食暴露)
STMR-P	加工产品的规范残留试验中值(由初级农产品中的残留中值乘以相应的加工因子获得)
TAR	作物中放射性标记农药的使用总活度,或给予家畜的放射性标记农药总活度
TMDI	理论每日最大摄入量
TMRL	临时最大残留限量
TRR	总放射性残留量(注意:特定植物或动物部位中的回收放射性总剂量的缩写也是 TRR)
U	个体重量(整个农产品)(与 MRL 定义中相一致,包括不可食部分)
U_e	用于 IESTI 计算的可食部分个体重量(kg)
US EPA	美国环保署
UV	紫外
υ	变异因子(用于 IESTI 计算)
WHO	世界卫生组织
WTO	世界贸易组织

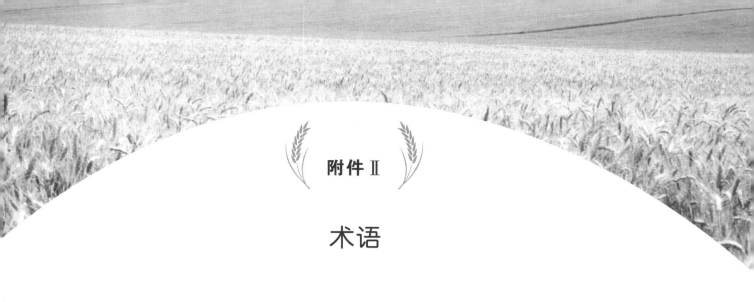

附件 II

术语

JMPR 在早期会议上对某些术语形成了一致意见,在 1969 年以附件 IV 形式附在了 JMPR 报告中 (FAO/WHO 报告,1970a)。之后又不断进行了补充和修订。这里给出的是 JMPR 和 CAC 目前使用的术语及相关注释。其他术语可参考 IUPAC 推荐的农药术语表(Stephenson 2006[64])。

每日允许摄入量(ADI)

某化合物的每日允许摄入量,是指 JMPR 根据现有资料,人类终生每日摄入该化合物而不产生可检测到的健康风险的估计量。用每 kg 体重可摄入化学品的 mg 数表示,单位为 mg/kg bw。(《食品法典》,2A 卷)

注:如需了解农药残留 ADI 更多相关信息,可参考 1975 年 JMPR 报告,FAO 植物种植与保护 1 号公告或 WHO 的 592 号技术报告。

急性参考剂量(ARfD)

某化合物的急性参考剂量,是指根据现有资料,人类在 24 h 或更短时间内,通过膳食或饮水摄入某化合物,不产生可检测到的健康风险的估计量,以每 kg 体重可摄入的量表示(mg/kg bw)。(2002 年 JMPR 报告)

注:考虑到摄入的持续期,膳食量通常以天为单位进行统计,无法详细到每餐饮食,因此较之前的版本进行了修改。

测量正确度

测量值与真值之间的接近程度[58]。

注 1:不能使用"精密度"来代替"正确度"。

注 2:真值是个理想的数据,通常不能准确获得。

施药剂量

施用于特定面积或环境(空气、水、土壤)单元体积中的农药有效成分的质量[67]。

关键的支持试验

关键的支持试验包括代谢、家畜饲喂、加工、分析方法和冷冻储藏稳定性试验。

残留物定义(用于 MRL 符合性监测)

用于 MRL 符合性监测的残留物定义,指确定最大残留限量时的残留物,包括农药及其代谢物、衍生物及相关化合物的总和。(JMPR,1995 年报告,2.8.1)

注释:用于 MRL 符合性监测的残留物定义取决于代谢和毒理试验、规范残留试验、分析方法,以及该监测定义用于市场监测的适用性。

残留物定义(适用于膳食摄入风险评估)

用于膳食摄入风险评估的残留物定义,指 STMR 所对应的农药及其代谢物、杂质和降解产物的总和。

注释:用于膳食摄入风险评估的残留物定义取决于代谢和毒理学的试验结果,以及用于膳食摄入风险评估的适用性。

农副产品

《食品法典》中所指的农副产品,主要指应用物理、生物和化学处理,从初级食品或初级农产品中分离出的食品或可食物质,不以人类消费为目的。(JMPR Report 1979,Annex 3)

期望的资料

进一步评估农药所期望获得的资料。

再残留限量(EMRL)

再残留限量所指农药残留或污染物来源于环境,也包括曾经使用过农药的环境,它不是由于直接或间接使用农药或污染物而导致的农产品中的残留。再残留限量由国际食品法典委员会推荐,指在食品、农产品或动物饲料上合法的,允许的或可接受的最大残留浓度。通常以每 kg 食品或农产品中农药残留的 mg 数表示(mg/kg)。(Codex Alimentarius Vol. 2A)

注释:

"EMRL"与 JMPR 之前使用的"ERL"是同义词。

"最大残留限量"也涵盖了由于动物饲料残留而导致的动物产品中的农药残留。"实用残留限量"定义比较含糊,已弃用。

EMRL 定义取代了 1967 年 JMPR 会议以来所使用的"实际残留限量"和"间接残留量"等表述。

农药使用的良好农业规范(GAP)

农药使用的良好农业规范是指实际情况下能够有效控制病虫草害的国家批准的农药安全使用方式。它包括不超过农药最高批准用量的施药量范围,以及尽可能达到最低残留量的施药方法。

由国家或地区批准的农药安全使用方式,包括国家或地区登记或推荐用量,要考虑到公共卫生、职业健康及环境安全。

实际情况包括食品和动物饲料的生产、储存、运输、销售和加工过程中的任一环节(CAC, 1995)。

指导水平

指导水平是指目标农药暂无每日允许摄入量或临时每日允许摄入量时,根据官方推荐或授权用药后残留的最大浓度。遵照良好农业规范操作后,残留量不会超过该指导水平。以每 kg 食品中残留量的 mg 数表示(mg/kg)。(JMPR Report 1975,Annex 3)

最高残留值(HR)

最高残留值是指农药依照良好农业规范 GAP 最高标准在作物上使用,其可食部分混合样品中残留量的最大值(用 mg/kg 表示)。最高残留值是指按照 JMPR 的膳食摄入评估中规定的残留物定义,在依据 GAP 进行的规范残留试验中,残留水平的最高值(每组试验产生一个最高残留值)。

加工产品的最高残留值(HR-P)

加工产品的最高残留值,是由初级农产品中的最高残留值乘以相应的加工因子而得到的。

国际估算每日摄入量(IEDI)

国际估算每日摄入量是对长期农药残留摄入的估计,它是基于每人每日平均食物消费量和规范残留试验中值计算的。IEDI 关注可食部分的残留量,使用 JMPR 膳食摄入评估残留物定义相关残留物的量进行评估,还需考虑农产品加工过程,如制备、烹饪或商业加工等过程中的残留变化,以及其他膳食来源的残留摄入。以每千克体重的残留毫克数表示。

参考文献:WHO. 1997. Guidelines for predicting dietary intake of pesticide residues (revised). Prepared by the Global Environment Monitoring System-Food Contamination Monitoring and Assessment Programme (GEMS/Food) in collaboration with Codex Committee on Pesticide Residues (WHO/FSF/FOS/97. 7.)

国际估算短期摄入量（IESTI）

国际估算短期摄入量是对短期农药残留摄入的估计。它是基于每人每日食物最大摄入量和规范残留试验中的最大值来计算，主要考虑可食部分的残留，使用 JMPR 膳食摄入评估残留物的量进行评估。以每 kg 体重的残留 mg 数表示。

注：IESTI 是"international estimated short-term intake"及"international estimate of short-term intake"的首字母缩写，两者表达的意义相同。

测定限（LOD）

测定限是指在特定的食品、农产品或动物饲料中，按照可接受的确证和定量的常规的检测方法，检测的农药或污染物的最低浓度（Codex Alimentarius，Vol. 2A）。

注释：LOD 也用作"limit of detection"的缩写，容易混淆，所以 JMPR 现在用 LOQ 来解决这一问题，其定义如下。

定量限（LOQ）

定量限是指可以对目标残留物进行定量的最低水平。通常指在一定的检测条件下，样品中目标残留物测定在可接受的精密度（重复性）和正确度下可测定的最低水平。

参考文献：Joint FAO/IAEA Expert Consultation on "Practical Procedures to Validate Method Performance of Analysis of Pesticide and Veterinary Drug Residues，and Trace Organic Contaminants in Food"（Hungary，8-11 Nov，1999）. Annex 5，Glossary of Terms. www. iaea. org/trc/pest-qa_val3. htm.

注释："Limit of quantification"和"limit of quantitation"意思相近，都缩写为 LOQ。FAO 以回收率能够满足要求的最小添加水平为 LOQ。JMPR 曾使用 LOD（Limit of determination）表示定量限（LOQ）。

最高残留水平

最高残留水平由 JMPR 评估，在遵循农药使用的良好农业规范条件下，食品或饲料中可能检测到的最大残留浓度（以 mg/kg 表示）。由 JMPR 评估的最高残留水平可用来设立 Codex MRL。

最大残留限量（MRL）

最大残留限量是指 CAC 制定可以合法存在于食品或动物饲料中的农药残留的最大浓度（以 mg/kg 表示）。MRL 的制定基于 GAP 数据，由符合相应 MRL 的农产品所加工的食品在毒理学上是可接受的（Codex Alimentarius Vol. 2A）。

Codex MRL 的初衷是用于国际贸易，JMPR 根据以下资料来评估 MRL：

a）农药及其残留物的毒理学评估；

b）残留值：在 GAP 条件下规范残留试验的残留数据。需提供在授权使用或登记的最高剂量下进行的规范残留试验的相关数据。考虑到国内或地区内不同区域害虫防治需求的差异，Codex MRL 考虑使用其中出现的可以控制病害的最高使用剂量来进行规范残留试验。

各种膳食残留评估的计算和国内或地区内、国际层面与 ADI 比较的判断，应当表明符合 Codex MRL 的食物对人类消费都是安全的。

注释：除非另有说明，MRL 适用于首次在商业中提供的农产品。对于国际贸易的农产品，MRL 在进入进口国或地区之前有效力，或无论在何处，加工之前需进行比对。

多成分加工产品

就《食品法典》而言，"多成分加工产品"指由一种以上主要成分组成的加工产品（JMPR Report 1979，Annex 3）。

农药

农药是指食品、农产品或饲料在生产、储藏、运输、配给和加工过程中用来预防、杀灭、引诱、驱散或控制害虫、不需要的植物或动物种类，或用来给动物防控体外寄生虫的物质。农药包括植物生长调节剂、落叶剂、干燥剂、疏果剂、发芽抑制剂,及应用在作物收获前后来防止农产品在运输储藏过程中变质的物质,通常不包括化肥、动植物营养素、食品添加剂和兽药(CAC,1995)。

农药残留

农药残留是指农药使用后,残存于食品、农产品或饲料中的特定物质,包括具有毒理学意义的各种衍生物,如转化产物、代谢物、反应物及杂质(Codex Procedural Manual 18th. ed)。

注释:农药残留包括未知来源的残留物,如背景残留,以及已知的因使用化学试剂而产生的残留。

助剂不包含在残留物定义范围内。

初级饲用农产品

《食品法典》中的初级饲用农产品,指处于或接近于自然形态的产品,可以销售的对象包括:

a)　畜牧业者,不需要加工就可用于牲畜或者仅需要简单青贮或类似的农场加工即可作为饲料;

b)　动物饲料厂家,作为复合饲料的初级材料。

参考文献:FAO/WHO. 1993. Codex Classification of Foods and Animal Feeds in Codex Alimentarius, 2nd ed. , Volume 2. Pesticide Residues,Section 2. Joint FAO/WHO Food Standard Programme. FAO,Rome.

初级食用农产品

《食品法典》中的初级食用农产品,指处于或接近自然形态、加工成食品出售给消费者或无须加工便可作为食物的农产品,包括经过辐照的初级食用农产品和去除植物某部位或某部分动物组织的农产品(JMPR Report 1979,Annex 3)。

加工因子

加工产品中的农药残留量与初级农产品中农药残留量之比。

$$加工因子 = \frac{加工后产品的残留水平(mg/kg)}{初级农产品中的残留水平(mg/kg)}$$

注释:加工因子也有其他表示方法,如残留水平增加时以"浓缩因子"表示,降低时以"减少因子"表示(与加工因子相反)。

加工产品(通用定义)

《食品法典》中的加工产品,是指对"初级食品农产品"进行物理、化学或生物加工后,直接销售给消费者或者直接用作工厂进一步深加工的农产品。"初级农产品"经过离子辐射、清洗、分类或类似的处理都不属于加工产品(JMPR Report 1979,Annex 3)。

临时每日耐受量

临时每日耐受量的基础是毒理学数据,指人类可以耐受的可能来源于被污染的食品、饮用水或环境的先前用过农药的摄入量(JMPR Report 1994,2.3)。

注释:这里使用"可耐受"一词,而不是"可接受",是强调人们对环境污染不可避免地导致健康食品受到污染的可耐受程度。使用"临时"是因为人类对这些农药暴露的风险还缺乏数据,同时也鼓励各国或地区提交相关安全资料。

标准分析方法

标准分析方法是指与强制性法规相结合的适用的农药残留分析方法(JMPR Report 1975,Annex 3)。

注释:根据目的,选择标准分析方法时通常需要考虑残留物的性质和浓度。根据特定法规的要求,规范分析方法的精确度、精密度和定量限至少要清晰判别测得的残留量是否超过最大残留限量。通常,规范分析方法不在法规中明确指出,特定条件下,可能会有多个分析方法符合要求。

必需资料

评估最高残留水平或对临时评估进行确认时所必需的资料(JMPR Report 1986,2.5)。

注释:进一步工作所需要的结果应该在不晚于指定日期完成,以保障后续的再评估。如果相关资料完备,再评估应在正式会议之前进行。每个推荐的临时最大残留限量将直接对应其相关的需求信息(JMPR Report 1992,2.8)。

次级食用农产品

《食品法典》中的"次级食用农产品",是"初级食品"经过一些简单的、从根本上不改变食品组成和农产品成分的处理的食品,如去掉特定部分、干燥、去壳和粉碎。次级食用农产品可以再进行进一步处理,或用作加工的原料或直接销售给消费者(JMPR Report 1979,Annex 3)。

单一成分加工产品(JMPR Report 1979,Annex 3)

《食品法典》中的"单一成分加工产品",是指由一种成分组成的加工产品,可能有包装,或添加风味物质或香辛料等次要成分,通常简单包装,无论烹饪与否都可以食用。

规范残留试验(用于评估最高残留水平)

规范残留试验是评估最高残留水平的科学试验,农药根据特定条件施用于作物或动物,通常要能够反映实际用量,而后分析收获的作物和动物组织中的农药残留量。特定条件是指与现有的或推荐的GAP相类似。

规范残留试验中值(STMR)

规范残留试验中值(mg/kg)是根据 GAP 最大施药量施药后,食品可食部分中残留的可能值。STMR 是依据 GAP 最大施药量进行规范残留试验后测得的残留数据的中间值(每个处理得到 1 个值)。

加工产品的规范残留试验中值(STMR-P)(新定义)

规范残留试验中值-加工产品的残留中值是加工产品中的可能残留量,由原初级农产品中的残留中值乘以相应的加工因子而得到。

临时最大残留限量(TMRL)或临时再残留限量(TEMRL)(Codex Alimentarius Vol. 2A)

临时最大残留限量或临时再残留限量仅在特定、有限的期限内适用。在以下 2 种情况下可以推荐:

1. JMPR 对关注的农药或污染物只评估了临时 ADI;

2. 有时尽管 ADI 已经评估,但是 GAP 还不完全明确,或 JMPR 评估 MRL 或 EMRL 需要的残留数据还不充分。

注:TMRL 及 TEMRL 不能推进到法典委员会评估的第 7 步。

JMPR 1992 年给出如下定义(Report,section 2.8)

临时最大残留限量是在特定、有限的时期内设定的最大残留限量,这显然与所需的资料相关。

说明:

JMPR 在 1966 年提出"temporary maximum residue limit"替代"temporary tolerance",并于 1975 年更改为"temporary maximum residue limit",即"临时最大残留限量"。

1988 年 JMPR 决定不再建立新农药和周期评审农药的临时每日允许摄入量。

根据 JMPR1992 年报告,推荐 TMRL 还有一种可能性,即一些残留资料的缺失对于 MRL 的评估不会造成影响,并在短时间内就能获取。每项推荐的 TMRL 都与所需的信息项直接相关。

见 5.14.1"临时 MRL 的推荐"

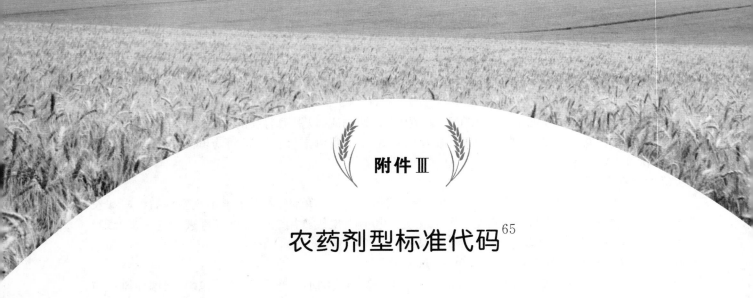

农药剂型标准代码⁶⁵

AB	谷粒毒饵	KP	固固桶混剂
AE	气雾剂	(LA)	涂膜剂
AL	其他液体制剂	LN	长效防蚊帐
AP	其他粉剂	LS	种子处理液剂
(BB)	块饵剂(见 RB)	(LV)	电热蚊香液
BR	缓释剂	MC	蚊香
CB	浓饵剂	ME	微乳剂
CF	种子处理微囊悬浮剂	(MG)	微粒剂(见 GR)
CG	微囊粒剂	(MV)	电热蚊香片
CL	触杀液剂或胶剂	OD	可分散油悬浮剂
CP	触杀粉剂	OF	油悬浮剂
CS	微囊悬浮剂	OL	油剂
DC	可分散液剂	OP	油分散粉剂
DP	粉剂	PA	糊剂
DS	种子处理干粉剂	(PB)	饵片(见 RB)
DT	片剂(直接使用)	PC	浓胶(膏)剂
EC	乳油	PO	喷洒剂
(ED)	静电喷雾液剂	PR	棒剂
EG	乳粒剂	PS	种衣剂
EO	油乳剂	RB	饵剂
EP	乳粉剂	(SA)	点撒剂
ES	种子处理乳剂	(SB)	饵渣(见 RB)
EW	水乳剂	SC	悬浮剂
(FD)	烟罐(见 FU)	SD	直接喷施悬浮剂
(FG)	细粒剂(见 GR)	SE	悬乳剂
(FK)	烟烛(见 FU)	SG	可溶粒剂
(FP)	烟弹(见 FU)	SL	可溶液剂
(FR)	烟棒(见 FU)	SO	展膜油剂
FS	种子处理悬浮剂	SP	可溶粉剂
(FT)	烟片(见 FU)	(SS)	种子处理可溶粉剂

FU	烟剂		ST	可溶片剂
（FW）	烟球（见 FU）		SU	超低容量（ULV）悬浮剂
GA	气体制剂		TB	片剂
（GB）	饵粒（见 RB）		TC	原药
GE	发气剂		TK	母药
（GF）	种子处理胶剂		（TP）	追踪粉剂
（GG）	大粒剂（见 GR）		UL	超低容量（ULV）液剂
GL	乳胶		VP	熏蒸剂
（GP）	漂浮粉剂		WG	水分散粒剂
GR	颗粒剂		WP	可湿性粉剂
GS	脂膏		WS	种子处理可分散粉剂
GW	可溶胶剂		WT	水分散片剂
HN	热雾剂		XX	其他剂型
KK	固液桶混剂		ZC	微囊悬浮悬浮剂
KL	液液桶混剂		ZE	微囊悬浮悬乳剂
KN	浓缩冷雾剂		ZW	微囊悬浮水乳剂

注:括号中的代码不再使用。

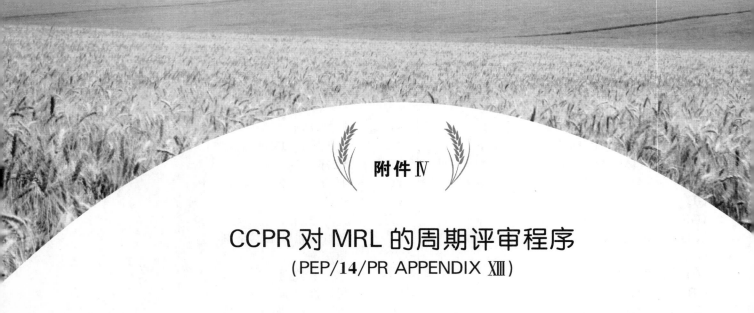

附件 IV

CCPR 对 MRL 的周期评审程序
(PEP/14/PR APPENDIX XIII)

国际食品法典农药残留委员会 MRL 周期评审程序

周期评审也称为周期性再评估。这 2 个词是同义词。"周期评审计划"和"周期评审程序"含义也相同。

周期评审程序,目的是确保支持 Codex MRL 的数据符合现代标准。老化合物也需要提交完整的数据。建议根据新的数据对现有的 MRL 进行确认、修改或删除,或引入新的 MRL。周期评审程序包括以下 2 个阶段:

JMPR 评估农药的选择

CCPR 每年与 JMPR 秘书处合作,就下一年的 JMPR 评估计划达成一致,并建立其他农药的优先列表,用于未来的日程安排。

编制计划表和优先列表清单

CCPR 每年会将用于 JMPR 评估的计划表和优先列表清单提交给 CAC 批准,同时将其作为一项新工作,要求重新组建优先列表电子工作组(EWG)。

优先列表 EWG 的任务是为 JMPR 下一年的评估编制一份计划表,提交 CCPR 审议,同时维护农药优先列表清单,以便 CCPR 对未来的计划进行时间上的安排。

计划表和优先列表清单由以下列表格组成:

a. 表 1——CCPR 提议的优先列表清单(新农药、新使用方式和其他评估);

b. 表 2A—周期评审的计划表和优先列表清单;

c. 表 2B—周期评审清单(超过 15 年未评估的农药,且尚未制定评估计划,15 年规则);

d. 表 3—周期评审记录;

e. 表 4—无数据支持的 GAP 农药/农产品组合。

食品法典委员会秘书处每年在 CAC 大会 1 个月后发送信函,为优先列表 EWG 成员搜集农药使用的资料。

每年 9 月初,EWG 主席将向 EWG 的成员/观察员发出电子邮件,要求将涉及公共健康的农药提名到周期评审列表中。

提名表格应清楚显示数据和国家或地区评估的可用性,并说明需要评估的作物和残留试验的数量。该要求还应表明农药的国家或地区登记的现状。

周期评审提名应在附件Ⅳ的附件 1 的表格中提交,并附有关于相关问题的科学数据。提供最新评估的 ADI 和 ARfD 资料。

符合要求的提名将被列入清单,并根据以下标准进行优先排序:

a. 11 月 30 日前收到的提名将被列入日程文件的草案,以通知的形式于第 2 年 1 月初发布;

b. 成员和观察员自发布之日起 2 个月内向 EWG 主席和 JMPR 联合秘书处提供意见;

c. 根据收到的意见,EWG 主席将新的提名列入优先列表,并为 CCPR 编制议程文件。优先列表的时间安排将考虑新农药、新应用、其他评估和周期性评价之间的平衡关系;

d. 在全体讨论推荐 MRL 之后,EWG 主席修订优先列表清单,然后将其作为议程文件(CRD)提交给 CCPR 评估。为了避免成员/观察员无法在截止日期前向 JMPR 提供数据,CCPR 将安排候选农药;

e. 对议程文件(CRD)进行全体讨论之后,CCPR 将确定下一年 JMPR 评估的优先列表。列表将会考虑可用的 JMPR 资源;

f. 届时,优先列表将关闭,不再接受另外的农药。但是,经 JMPR 秘书处同意,可能会接受另外的食物或饲料列入优先列表。

用于 JMPR 评估计划和优先列表中农药的提名要求和标准

15 年以上未审查毒理学数据和/或 15 年来对于最大残留限量没有再审查的农药将列入优先列表的表 2B 中。

如果确定存在公共健康问题,表 2B 中列出的农药应安排进行周期评审并提名至表 2A。提名成员应提交附件 1 中的关注表并向 JMPR 秘书处/优先列表 EWG 提供相关的科学信息和数据。

表 2B 所列农药可提名列入表 2A,因此可根据评价所需数据的可用性,进行定期评估。提名成员应提交相关毒理学和残留数据的清单及简要说明,供 JMPR 秘书处/优先类别 EWG 考虑。成员通知优先列表 EWG 是否支持所有或部分 CXL,并明确支持和不支持哪些 CXL。

表 2B 所列的农药已有 25 年未进行定期审查,将提请 CCPR 注意,以便转入表 2A 并列入附表。

过去 15 年来定期审查并因此未列入表 2B 中的农药可考虑转入表 2A,在表 2A 中,附件 1 所列的关注列表和随附的科学资料,经审查后,表明对公共健康的关切。

表 2A 中列出的农药的时间安排和优先顺序标准

优先列表 EWG 和 CCPR 的周期评审标准如下所示:

a. 如果有关农药摄入和/或毒理学数据表明某种程度的公共健康问题;

b. 如果法典尚未建立 ARfD,或者从登记国家或地区成员信息中明确已建立的 ADI 或 ARfD 具有公共健康问题,或国家或地区评价结论表明存在公共健康问题;

c. 有国家或地区近期评估的现行有效的标签(批准 GAP);

d. 已有成员单位告知 CCPR,农药残留造成了贸易中断;

e. 提交数据的日期;

f. 如果有一个周期评审密切相关的候选农药,也可被同时评估;

g. CCPR 按照 4 年规则确定优先列表。

如果提交的数据不足以支持或修改现有的 CXL,则应用 4 年规则。CXL 将被建议撤销。但是,成员/观察员可承诺 4 年内向 JMPR 和 CCPR 提供所需的数据以供审查。在对补充数据进行审查之前,现有的 CXL 的维持期不超过 4 年。但不会存在第二个 4 年期限。

周期评审农药的确定及数据的提交承诺

根据"JMPR 评估的农药选择"一节中描述的过程和程序,对农药进行周期评审。该程序为成员/观察员提供周期评审的通知。

当某一农药被列入周期评审清单时,其成员/观察员能够就以下两方面对其提供支持:

a. 情况 A：农药得到原登记公司的支持，他们承诺提交完整的数据集以满足 JMPR 的数据需求。

如果原登记公司不支持某些用途，则其成员/观察员可予以支持。

b. 情况 B：原登记公司不支持该农药；在这种情况下，有兴趣的成员/观察员可以支持对该农药的评价。

继续支持某农药、现有 CXL 或新提议 MRL 的承诺

根据 FAO 手册第三章的规定，成员/观察员为周期评审提供数据的承诺应提交给向 EWG 主席和 JMPR 联合秘书处，JMPR 关于该农药的评议不再需要最初的提案人支持。

对于情况 A 和情况 B，应根据 JMPR 对相关案例的指导提交数据。

- 如果原登记公司不支持某些用途，但成员/观察员支持；
- 如果当前的 GAP 支持当前的 CXL，则需要提供理由和相关标签；
- 如果对 GAP 进行修改，应根据现行 GAP 进行规范残留试验，并进行相关试验以用于制定动物和加工产品中的 MRL。

Codex MRL 周期评审程序

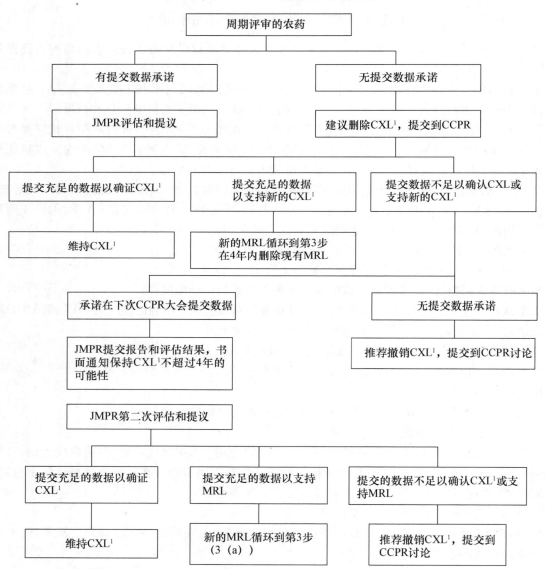

附件 Ⅳ ᵃ的附件 1ᵃ

用于周期评审的农药的公共健康关注表

提交者:		
日期:		
农药/农药编码	食品/食品编码	CXL（mg/kg）
是否需要关注?		
关注的是哪个优先级标准/标准（具体的关注声明）		
是否提供数据支持?		
数据/资料（在 CCPR 会议 1 个月内,对已经或即将提交给 EWG 优先列表和相应的 JMPR 秘书处的单独数据/资料进行描述）		
是否持续关注?		
持续关注及提供支持数据的概要		

a：CCPR 报告中的附件 B

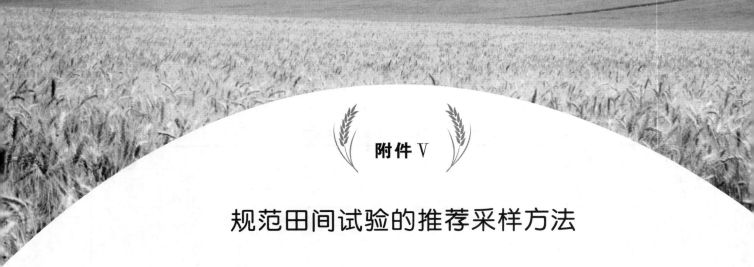

附件 V

规范田间试验的推荐采样方法

内 容

一般建议

污染控制

对照样品

消解试验和正常收获期采样

动物组织、牛奶和鸡蛋采样

加工产品采样

储藏农产品采样

样品缩分

样品包装和储藏

1. 一般建议

对整个小区的全部产品进行分析,可获得所试验的农药残留行为的最准确信息。但不可能对全部产品进行处理分析,因此必须选取代表性的样品。关注采样细节对获得有价值的样品至关重要。如果样品在分析前被正确采集、运输和储藏,则可得到有效的分析结果。

选择采样点和采样方法必须考虑整个试验小区影响残留分布的所有因素。对于任何给定小区,最好的方法是使用受过充分培训、能识别出重要和有效的残留数据并能够解释结果的人。

样品必须具有代表性,才能使得分析结果适用于整个试验。在田间小区采集的样品数量越大,样品代表性越好。然而,采样成本和实际操作问题会影响大样本采样方案中样品的采集规模。根据经验,需要给出具有代表性的和有效性的最小采样量建议。尽管分析方法能检测小样本量中的微量农药,但是样品量通常不取决于分析方法。

采样方法[66]

一般来说,应根据具体情况选择田间样本的采样部位:

- 随机的,例如可使用随机数;
- 有计划的,例如:大田作物的对角线法("X"或一个"S"路线);
- 根据预定的采样位置,分层随机采样。例如:在果树树冠内部和外层,每一层都有充足的水果,即无论水果直接接触到喷雾或被枝叶遮盖,在每一层内的水果都有相等的被采样机会。

需考虑的要点是:
- 避免采集小区边沿的样品(喷雾开始和结束的部分);
- 采样和装入袋中的样品有重量和数量的要求,在到达野外洁净的实验室或分析实验室前,不进行二次抽样;
- 采集可食、可饲作物的所有部位;
- 如表 V.1—V.10 中所述,采集相应农产品贸易中的组成部分;
- 在适当的情况下,采用通常的能反映"农药使用的良好农业规范"条件的农产品采收方式(见本附件的"污染"部分)。

复样

正常情况下,每小区采集一个样品即可。采集额外样品是出于安全考虑,防止在运输过程中样品的丢失或毁坏,从而避免无谓的投入和浪费。

在采样过程中应保持样品的完整性。

样品处理

- 注意在样品的处理、包装或制备期间,表面残留不能有所损失;
- 避免样品损坏或变质,进而影响样品的残留水平;
- 为了提供初级农产品的代表性样本,可能需要将黏附在作物上的土壤去掉,如根类作物。可以用刷子刷净,必要时可用缓慢流动的冷水冲洗(见本附件 V,"鳞茎类蔬菜、根类蔬菜、块茎类蔬菜");
- 处理前的小区可作为样品对照小区(见本附件"污染"和"对照样品"部分)。

2. 污染控制

在采样、运输或后续操作期间,避免来自供试农药或其他化学品的任何污染是至关重要的。因此,应特别注意如下事项:
- 确保采样工具和包装袋清洁。为避免污染,应使用尺寸合适且有足够强度的新包装袋和容器。包装袋或容器的材料不应对分析造成干扰;
- 避免手和衣物接触农药后对样品造成污染;
- 防止样品受到运输或储藏过农药的容器或设备(包括车辆)的污染;
- 避免采集小区边缘的样品,这些样品上残留的沉积可能不具有代表性;
- 当用商业机械收获时,应特别注意避免污染(见本附件,"谷物产品""种子"和"香草、香辛料、茶叶、啤酒花和啤酒");
- 避免作物和土壤样品的交叉污染;
- 采样时应先采集对照样品,随后依次采集低浓度处理组和高浓度处理组样品等。

3. 对照样品

对照样品与试验样品一样重要。对照样品的质量和状态应该与试验样品类似,例如,水果的成熟度、叶片类型等。

必须采集对照样品。在一个周期为 14 d 的消解试验中,应在试验开始和结束时采集充足的对照样品(见本附件"消解试验的采样")。

4. 消解试验和正常收获期采样

对于消解试验和收获期采样来说,样品代表性和采样方案可能是不同的。

消解试验的采样

在施药的当天进行第一次采样。一般在施药后必须立即采集,或在喷雾施药的情况下,雾滴干燥后立即采样(约 2 h)

- 应注意避免污染;
- 采样的目的是要从小区中采集大小和重量具有代表性的样品。

正常收获期采样

- 采样以得到典型收获习惯下的代表性样品;
- 避免采集患病或大小不正常的作物,在收获时它们也会被舍弃。

具体采样步骤

除非另有说明,以下建议指采样收获时正常成熟的作物。作物分类包含在《食品法典》卷 2A 第 2 节中[22]。

水果和树生坚果

- 环绕每棵树或灌木,从树或植株的各个部位,包括高处和低处、直接暴露或树叶覆盖处选择水果。同排生长的小水果,应在两侧采样,避免在每行末端 1 m 内采集水果样品;
- 选择水果的数量取决于果树或植株上水果的密度,即取更浓密部位;
- 一般情况下,采样要兼顾大和小的果实样品,但对于那些过于小的或损坏的水果样品不予采集,因为它们通常不能用于出售(只有残留试验的消解试验时需要采集不成熟的样品);
- 果汁、苹果酒和葡萄酒的采样要反映普遍的消费习惯。

表 V.1 水果采样

农产品	法典编号	数量及采样方法
柑橘类水果,如橙、柠檬、柑橘、柚子、葡萄柚、克莱门氏小柑橘、橘柚、橘子、金橘	组 001	
仁果类水果,如苹果、梨、榅桲、欧楂果	组 002	分别在 4 棵树上的不同部位采集至少 12 个果实样品

续表

农产品	法典编号	数量及采样方法
大核果类水果,如杏、油桃、桃子、李子	组 003	(如果样品的重量不到 2 kg,应采集至少 2 kg 的样品)
其他类水果,例如鳄梨、番石榴、杧果、番木瓜、石榴、柿子、猕猴桃、荔枝、菠萝	组 006	
皮可食(亚)热带水果,如椰枣、橄榄、无花果	组 005	分别在 4 棵树上的不同部位采集 1 kg 样品
小核果类水果,如樱桃	组 003	分别在 4 棵树上的不同部位采集 1 kg 样品
葡萄	FB 0269	12 串,或 12 串的部分,从不同的葡萄藤蔓采集至少 1 kg 样品
黑醋栗、覆盆子和其他小浆果	组 004	从 12 个不同区域或 6 个灌木采集 1 kg 样品
草莓、醋栗	FB 0275、FB 0276 FB 0268	从 12 个不同的植株或 6 个灌木采集 1 kg 样品
其他类小水果,如橄榄、椰枣、无花果	组 005	分别在 4 棵树的不同部位采集 1 kg 样品
菠萝	Fl 0353	12 个果实
草香蕉、车前	Fl 0327	24 个果实。在 4 个灌木上分别在顶部,中部和最低部各集 2 个成熟果实样品
树生坚果,如核桃、栗子、杏仁	组 022	1 kg
椰子	TN 0655	12 个坚果
果汁,葡萄酒、苹果汁	组 070	1 L

蔬菜

鳞茎类蔬菜、根类蔬菜、块茎类蔬菜:

● 从整个小区采集样品,避免在小区边缘 1 m 内和行结束处采集样品。采样点的数量取决于作物的样本大小(见下文);

● 为了提供初级农产品的代表性样本,可以用刷子或温和、流动的冷水冲洗,去除黏附的土壤;

● 根据当地农业措施剪掉顶部。任何修剪的细节都应该记录下来。如果某些作物(胡萝卜、马铃薯)的顶部不作动物饲料使用,则应丢弃;否则应分开包装,如萝卜、甜菜。

表 V.2 鳞茎类、根和块茎类蔬菜采样

农产品	法典编号	数量及采样方法
饲料甜菜 甜菜	AM 1051 VR 0596	12 个植株
马铃薯、甘薯、山药	VR 0589	12 个块茎(样品量不低于 2 kg,必要时采集重量达到 2 kg 的样品数量)
其他根类作物,如胡萝卜、红甜菜、菊芋、甘薯、根芹菜、芜菁、芜菁甘蓝、欧洲防风、山葵、婆罗门参、菊苣、萝卜、鸦葱、木薯、芋头	组 016	12 个块根(样品量不低于 2 kg,必要时采集重量达到 2 kg 的样品数量)
韭葱 鳞茎洋葱	VA 0384 VA 0385	12 个植株(样品量不低于 2 kg,必要时采集重量达到 2 kg 的样品数量)
大葱(青葱)	VA 0389	24 个植株(样品量不低于 2 kg,必要时采集重量达到 2 kg 的样品数量)
大蒜 葱	VA 0381 VA 0388	12 个鳞茎植株(样品量不低于 2 kg,必要时采集重量达到 2 kg 的样品数量)

芸薹属类、叶类、茎秆类、豆类和果菜类蔬菜:

● 采样区域覆盖整个小区,避免在距边缘 1 m 内和每行的两端采样。采样点的数量取决于作物样本的大小(见下文);

● 被叶片或其他部位遮挡未暴露于供试农药的作物样本,如豌豆或豆类,也应采集;

● 为了提供初级农产品的代表性样本,可以用刷子或温和、流动的冷水冲洗,去除黏附的土壤;

● 去除明显腐烂或枯萎的叶子,一般不需要其他处理。不过任何处理的细节均应记录。

采样的数量见表Ⅴ.3。

谷物:

● 如果小区面积小,应采集整个小区样品;

● 如果小区的面积足够大,且不使用机械收获时,在小区中应至少选择 12 行,剪(割)取地面以上 15 cm 的茎秆,并将谷粒和茎秆分开;

● 注意避免用机械方法分离作物不同部位时所带来的污染。该处理最好在实验室中进行;

● 如果采用机械收获,应在整个小区等间隔采收至少 12 个谷粒和秸秆样品;

● 避免采集小区边缘 1 m 内的样品。

采样的数量见表Ⅴ.4。

牧草,饲料和动物饲料:

● 用剪刀剪取正常收获高度(通常为地面以上 5 cm)样品、取样点均匀分布整个小区,且不少于 12 个点,取样点应距小区边缘 1 m 以上;

● 记录采集的高度和避免土壤污染;

● 机械收获时,可从被收获的作物中进行采样。

采样的数量见表Ⅴ.5。

甘蔗(GS 0659)

在小区中选择 12 个取样点,采集整株甘蔗并截短,例如截成 20 cm 长。对于甘蔗汁中的农药残留,因其可能会在短时间内发生变化,在操作时要非常小心,如有必要,可榨取 1 L 的果汁并立即冷冻,然后罐装储藏运输。

表Ⅴ.3 其他蔬菜采样

农产品	法典编号	数量及采样方法
芸薹属大型作物,如甘蓝、花椰菜、大头菜	组 010	12 个植株
花椰菜 秋葵	VB 0400 VO4293	从 12 个植株上采集 1 kg
抱子甘蓝	VB 0402	从 12 个植株上采集 1 kg。每个植株至少取不相邻的 2 份进行混合
黄瓜	VC 0424	采集 12 个果实,分别取自不同植株
腌食用小黄瓜、西葫芦、南瓜	组 011	采集 12 个果实,分别取自不同植株(样品量不低于 2 kg,必要时采集足够多的果实数量以达到 2 kg)
甜瓜、葫芦、南瓜、西瓜	组 011	采集 12 个果实,分别取自不同植株
茄子	VO 0440	采集 12 个果实,分别取自不同植株
甜玉米	VO 0447	采集 12 穗(样品量不低于 2 kg,必要时采集足够多的穗数以达到 2 kg)
蘑菇	VO 0450	12 个(样品量不低于 0.5 kg,必要时采集重量达到 0.5 kg 的样品数量)

续表

农产品	法典编号	数量及采样方法
番茄、 辣椒	VO 0448 VO 0051	小果品种 24 个,大果品种 12 个。样品应采自 12 株不同的植株(样品量不低于 2 kg ,必要时采集重量达到 2 kg 的样品数量)
菊苣 a	VL 0476	12 个植株
莴苣 a,叶用莴苣、结球莴苣 结球莴苣 菊苣	组 013	12 个植株
菠菜 a,菊苣叶 a	VL 0502 VL 0469	1 kg,采自 12 个植株
羽衣甘蓝	VL 0480	采集 2 kg,取自 12 个植株,每个样品来自不相邻植株的混合体
小叶沙拉作物,如水芹、蒲公英、玉米沙拉、羔羊沙拉、欧芹、薄荷	组 013	0.5 kg,采自 12 个植物体(或小区中的采样点)
芹菜	VS 0624	采集 12 个植株
芦笋、大黄	VS 0621 VS 0627	12 个,采自 12 个不同的植株(样品量不低于 2 kg,必要时采集重量达到 2 kg 的样品数量)
朝鲜蓟	VS 0620	12 头
豌豆、菜豆豆类,如法国豆、豌豆、菜豆	组 014	1 kg(新鲜绿色或干种子)
豆类植物,如干蚕豆、蚕豆、小扁豆、大豆	组 015	1 kg
饲料作物	组 050,051, 052	2 kg,采自小区中 12 个采样点(作物使用机械收获时,可从收获的作物中进行采样)
干草		0.5 kg,采自小区中 12 个不同的区域
饲料作物,秸秆	组 050,051, 052	0.5~1 kg,采自小区中 12 个采样点
饲料		1 kg,采自小区中 12 个采样点

注:a 消解试验的样品处于不同成熟阶段。

油籽,如油菜籽、芥菜籽、罂粟籽	组 023	2 kg 采自小区中 12 个采样点(作物使用机械收获时,可从收获的作物中进行采样)

表 V.4   谷物采样

农产品	法典编号	数量及采样方法
谷物,如小麦、大麦、燕麦、黑麦、黑小麦和其他小粒谷物、玉米(带轴)、稻米、高粱	组 020	1 kg(作物使用机械收获时,可从收获的作物中进行采样)
上述作物的秸秆	组 051	0.5 kg
玉米秸秆,饲料和草料(成熟的植物,但不包括棒子)	AF 0645(草料) AS 0645(饲料)	12 个植株,各切分成 3 个相等的长度(带叶),从 1~4 取茎秆顶部部分,从 5~8 取中间部分,从样品 9~12 取底部部分,从而保证样品中包含所有的 12 个植株的茎秆
青贮玉米	组 051	12 个植株(按上述方法剪切,采样,适当保留茎秆部分上现有的玉米轴)
玉米穗轴	组 051	12 穗(样品量不低于 2 kg ,必要时采集重量达到 2 kg 的样品数量)

表 V.5　饲料作物和动物饲料采样

农产品	法典编号	数量及采样方法
青饲料或青贮饲料作物,苜蓿、三叶草、豌豆及豆类饲料,野豌豆、红豆草、莲花、大豆饲料和草料,黑麦牧草,饲料谷物,高粱饲料	组 050、051	1 kg,采自小区中 12 个不同的区域(作物使用机械收获时,可从收获的作物中进行采样)
上述作物的干草	组 050、051	0.5 kg

种子

采样方法与谷物一致,同一小区采集至少 12 个点的成熟种子样品。手动采集样品时,通常种子应带壳送到实验室。使用机械采收时,只提供种子。

棉籽(法典编号 SO0691):

● 在正常的收获阶段采集棉花样品 1 kg,带或不带纤维。

花生(法典编号 SO0697):

● 在正常的收获阶段采集花生 1 kg。

芝麻籽、油菜籽(法典编号 SO0700、SO0495):

● 在成熟及通常的收获期,采集带荚的样品 1 kg。

葵花籽、红花籽(法典编号 SO0702、0699):

● 人工采集成熟的果实。通过机械脱粒后将籽粒运送到实验室。取 12 个果实或 1 kg 的籽粒。

咖啡和可可豆(法典编号 SB0716、0715):

● 根据实际消费习惯采集样品,样品重量 1 kg。一般不需要采集刚收获的农产品。

香草和香辛料、茶叶、啤酒花、啤酒

● 根据消费习惯进行采样;

● 通常不需要采集刚收获的新鲜茶叶,然而,对于香草,如欧芹和细香葱,样品应该在新鲜状态下采集。啤酒花应同时采集新鲜和干燥的样品。

表 V.6　香草、香辛料、茶叶、啤酒花和啤酒采样

农产品	法典编号	数量及采样方法
观赏和药用植物,如欧芹、百里香	组 027、组 028、组 057	0.5 kg 新鲜的 0.2 kg 干的
茶(干叶)	组 066	0.2 kg
啤酒花(干花球)	DH 1100	0.5 kg
啤酒		1 L

5. 动物组织、牛奶和鸡蛋采样

农场饲喂动物试验以及动物直接使用试验,是为了定量研究使用农药后肉、奶、蛋及脂肪、肝、肾等可食部位中的农药残留水平。

设计采样方案时应该考虑特定的研究目的。最小采样量的设计见表 V.7(来自《OECD 化学品测试指南,NO. 505:畜禽产品中的残留物》)。

表 V.7 反刍动物产品采样

样品材料	采样方法	重量/单位（匀浆）实验室样品
肉	收集约等份的腰部、肋或后肢腿（圆形片）肌肉	0.5 kg
脂肪	收集约等量的皮下膈膜和肾周脂肪[a]	0.5 kg
肝	收集整个器官或具代表性的部位，例如器官的横截面	0.4 kg
肾	从两个肾脏上取样	0.2 kg
初级奶[b]	采集每个动物的奶样品	0.5 L

a 对于脂溶性农药，应单独分析反刍动物的肾周，膈膜和皮下脂肪，而不是作为一个混合样品。

b 对于脂溶性农药，乳脂中的残留物需要在给药结束后测定，高剂量的除外。脂肪应通过物理手段将脂肪从奶中分离出来，而不是通过化学溶剂萃取，因为用化学溶剂萃取的农药残留包括了水相和脂相中的残留。以上述方式，可以获得奶油（包含 40%～60% 的脂肪）而非 100% 的牛奶脂肪；也应报告奶油的脂肪含量。给药结束，经过一个平衡阶段后，建议在最后一次给药后至少选择 4 个取样时间点采样。

动物的不同组织不应混合或合并采样。

表 V.8 家禽样品采样

样品或材料[a]	采样方法	分析样品制备	重量/单位（匀浆）实验室样品
肉	采集相同数量的腿和胸脯组织	从 3 只母鸡[b]获取嫩肉，放入绞肉机，小心地混合	0.5 kg
带脂肪的皮	至少采集 3 只母鸡的所有腹部的脂肪	切碎 3 只母鸡[b]的脂肪	0.05 kg
肝	采集整个器官	切碎 3 只母鸡[b]的肝脏	0.05 kg
蛋		清理干净蛋壳，打破来自 3 只母鸡的鸡蛋，合并蛋白和蛋黄，丢弃蛋壳[c]，部分化合物需将蛋黄和蛋清分开进行分析[c,d]	3 枚鸡蛋

a 家禽皮肤上使用的，对皮肤也应该进行分析。

b 结合的样品材料的先决条件是，每个剂量组至少 3 个样本可用（即，涉及至少 9 个动物个体）。

c 可以在样品运送到分析实验室之前或之后进行制备。鸡蛋加入溶剂均质化后进行分析。

d 对于鸡蛋的分析应将蛋黄和蛋清合并成一个样品，对于脂溶性残留物，残留物沉积到蛋黄和蛋白的部分可以分别测定，以确定残留物在鸡蛋不同部分之间的分配。制定整个鸡蛋的 MRL 时，需要将蛋黄和蛋白中的残留水平分开分析，同时提供蛋黄和蛋白的重量。蛋黄和蛋白需要分开储藏。

表 V.9 猪/猪类采样

样品或材料[a]	采样方法	重量/单位（匀浆）实验室样品
肉	采集约等份的腰部、肋或后肢腿（圆块）肌肉	0.5 kg
脂肪	采集约等量的，皮下、膈膜和肾周脂肪	0.5 kg
肝	采集整个器官或具代表性部分	0.4 kg
肾	从两个肾脏上取样	0.2 kg
皮肤	采集约等份的背部、肋和腹部样品	0.5 kg

a 在猪皮肤上使用，皮肤也应该进行分析。

6. 加工产品采样

农产品在收获后和销售前通常要进行处理,例如磨粉、压榨、发酵、干燥或提取,需要提供加工作物或其农产品的数据。应提供详细的加工方法,及样品储藏和处理的历史信息。在这种情况下,试验设计残留水平应可以满足对加工过程中残留物的归趋的研究要求。对可作为动物饲料的胞衣、壳和其他副产品应该分别采样。根据《食品法典》委员会推荐的采样方法,可以获得基于实际需要的最小采样量。

7. 储藏农产品采样

采后处理的储藏农产品的规范残留试验需要覆盖很宽范围的仓储设施,同时如要获得有效的样品需要慎重选择采样技术。目前已经建立了很多关于采集各类有效农产品样品的流程方法。如果有足够的数据可以参考,此采样步骤可以作为农药残留分析的采样方法。

采样程序通常按照以下 3 种储藏条件设计。

批量采样

从一个(大)体积容器中取得有代表性的样本如谷物,是很困难的。如有可能,应在样品转移过程中取样。一个抽采样品满足下列条件时才具有代表性:

- 采样点有可能到达存贮容器的各部分;
- 首先采集大量个体样品,经混合和缩分后得到最终样品。

农药残留物通常在谷粒粉尘中浓度较高,这点应在采样程序中确认。

袋装农产品采样

袋装农产品采样必须是随机的。从一大堆袋子获得有代表性的样品需要在每一个袋子中取样,但这在实际操作中通常不可能做到。替代方法是随机选择袋子。由于农药的处理往往是直接用到袋的表面,选择性采样需要能够显示堆的不同位置和农药渗透入袋的关系。

包装厂中水果和蔬菜采样

收获后的水果和蔬菜在包装厂中进行处理,必须采集足够数量的样本,以检测加工处理后残留水平结果的变化范围。影响农残水平的因素可能包括:温度、持续处理时间、干燥(浸渍处理后)和后续处理。

根据通常的商业惯例,采后处理的水果和蔬菜可在商业容器中储存或包装,在环境温度下或冷藏室中保存,这种情况下需要根据采后处理和市场销售之间的间隔时间进行取样分析。农产品中一些残留物的消解或消解速率,取决于盛装农产品的容器是密封的还是部分密封的,或是敞开暴露在空气中的。

表 V.1～表 V.3 给出了采样量的建议。

8. 样品缩分

大量样品处理起来费用高,尤其是冷冻和参与长途运输的样品。表 V.1～V.9 给出了采样研究计划中样品最小量要求。

除了在传送带上采集粮食谷物样品或者从一个大的容器中转移到另一个容器时采集样品之外,不推荐在野外现场进行样品的混合和样品缩分。附件 VI 描述了避免残留物从采样到分析的水平发生变化的方法。

9. 样品包装和储藏

样品一旦包装和标记后,可根据其性质决定是否需要储藏或立即运输到残留实验室。应根据残留物的稳定性和试验类型选择运输方式(例如深度冷冻或室温)。

样品取样后要尽快送达实验室(通常在 24～36 h 内)也至关重要,避免样品任何形式的变化,例如变质、物理损伤、污染、残留物损失或含水量的变化。

储藏和运输应始终在深度冷冻的条件下进行。

包装

容器

独立样品应放置在合适的容器中,如厚实的聚乙烯袋,然后再放入厚实的纸袋里,必要时,采样后根据农药的性质尽快冷冻或冷藏。聚乙烯袋在接触干冰后会变脆,因此,有破损和样品丢失风险。

应避免使用其他塑料容器或塑料盖,建议使用特氟隆或其他惰性塑料制成的盖子,它们不会对分析方法造成干扰(实验室经常遇到这样的干扰),并应避免使用 PVC 袋。如果使用金属容器,应首先检查,看是否存在来自接头焊接的油膜、漆或树脂等可能对分析造成干扰的物质。

玻璃容器适用于液体样品,使用前应使用一种或多种不含农药的溶剂如丙酮、异丙醇或己烷进行彻底清洗并干燥。即使是玻璃容器,在盛过样品后农药也可能黏附到容器壁上,在倒掉样品后应该用溶剂冲洗容器。

总之,任何类型的容器或包装材料在使用之前应检查是否对分析方法和方法的定量限造成干扰。

用结实的绳子或带子将箱子安全地固定。

样品运输

如果残留物稳定,且样品不易腐烂,那么可以在非冷冻状态下将样品送达实验室,但是需要确保目标物不降解和避免样品污染等影响。

凡需要冷冻的样品,如果可能,应使用聚苯乙烯泡沫容器装运。如果没有,可使用两个尺寸大小相似且互相可隔热的纸箱。正确的隔热是必要的,以确保样品到达残留实验室时仍然处于冻结状态。残留实验室接收的部分样品保存时需要足够的干冰。通常要求 1 kg 样品至少需 1 kg 干冰。当样品运输行程要持续 2 d 以上时间时,1 kg 样品需用 2 kg 以上干冰保存。隔热不良的容器需要更多的干冰。请小心处理干冰(戴手套和在通风工作区进行)。包装必须符合运输法规。

在运输前或运输过程中,绝不允许解冻冷冻样品。它们必须在冷冻的条件下运输,在样品到达残留实验室时,仍应处于冻结的状态。

应当通过传真或电子邮件将样品运输的详细信息告知收货人,包括运输证明文件号码和航班号,以避免延迟交付样品给实验室。

当样品必须跨越国界或地区运输时,必须遵守检疫法规,在派送样品前取得相应的许可证。

标签和记录

采用合适的标签对每个样品进行标识。在标签遇水时,标签及签字应依然可以辨认。将标签贴牢,确保不会在运输过程中丢失,贴标签位置应考虑不会因冷凝而变湿。

根据所要求的试验细节,清晰、准确地完成采样报告(残留数据表),若不这样做意味着数据有可能不会被接受,将填写完整的表格密封在保护性聚乙烯袋中与样品一同寄出,寄件人应保留复印件。

在包装箱外使用标签说明:"易腐货物:到达后立即交付"和"该样品不可食用"。

样品接收和处理

样品到达后,残留试验人员应:

- 核查样品是否附有采样报告的复印件;
- 检查和汇报样品状况;
- 检查样品是否符合采样报告流程;
- 检查采样报告的正确性(特别是采样次数和采样间隔),并验证数据是否完整;
- 检查采样报告以确定是否需特殊处理或分析。

如果结果有任何偏差,或没有收到或收到不完整的采样报告,在这种情况下是不可能进行合适的比较的,样品应以确保残留物和作物存在的最简单的形式保存。然后,立即联系试验负责人以确定如何处理。

注:将含有干冰的包装放入低温冷冻中是很危险的。

储藏

在理化性质改变之前,应尽快分析采集的样品,如果不可避免需要长期储藏,通常将样品储存在低温下,最好不低于−20℃。这可以消除残留物与酶接触导致的降解,也可以进一步防止样品组织中结合残留的形成。除非对残留物的稳定性进行了充分核查,否则不要在储存样品(完整或均质)后再分析。熏蒸剂残留物样品需要特别注意,最好在实验室收到样品后立即分析,即便在−20℃储存也无法阻止熏蒸剂残留物的损失。

储藏时间和储藏温度下的样品中残留物稳定性试验,应选择代表性的农药和基质进行。当残留物的储藏稳定性存在问题时,应在与样品或提取物相同的条件下添加质控样品处理。

一些农药遇光分解,因此建议避免样品和溶液或提取液暴露在光线下。除了液体样品以外,样品通常应被保存在冷冻库中,最好在−20℃以下。即使是这样,样品的物理和化学性质或残留物仍可能会发生变化。在冷冻箱中的长时间储藏可以使水分迁移到样品表面,进而转移到冷冻盘管,使样品慢慢变得干燥。如果含水量会影响随后的分析以及残留物浓度的计算,那么这种情况就应该引起足够重视。液体样本应储藏于略高于结冰点的条件下,以避免因冷冻造成容器破裂。

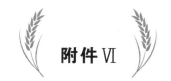

附件 Ⅵ

食品法典农药最大残留限量适用和分析的农产品部位[22]

介绍

《食品法典》中最大残留限量通常针对国际贸易中流通的特定的整个初级农产品。某些情况下,最大残留限量是针对初级农产品中的某一部位而制定的,需对该部分进行描述说明,例如无核的杏仁、不带荚的豆,但有些情况下不提供描述说明。下表描述了用于制定 MRL 以及用于制备分析检测农药残留样品的初级农产品部位,另有说明的除外。

先前的经验表明,表面农药残留物与植物体内源物质间的相互作用可能导致残留物的迅速降解。降解速率的影响因素包括(但不限于):残留物的化学特性、植物基质、温度及接触时间。如果没有具体的残留稳定性数据,根据指南要求,在分析前不容许切割成单个样品。

国际食品法典《农药残留量样品的测定遵循最高残留限量的推荐方法》(CAC/GL 33—1999)和《农药残留分析的实验室标准实践指南》(CAC/GL 40—1993,Rev. 1—2003)中指出"可以使用采样装置、四分法和其他适当的缩分方法,但是不可以切割或破坏新鲜植物个体或完整的蛋类",此外,"如果对果肉和果皮等基质进行分析(如膳食风险评估细化),为了避免果皮和果肉的交叉污染,应将整个农产品样品运送到分析实验室"。

2013 年 JMPR 意识到,在深度冷冻条件下切割体积较大的农产品或硬皮水果,例如菠萝蜜、西瓜、甘蓝、菠萝和鳄梨非常困难。此外,储存这些样品需要很大的冷冻空间。

考虑到确保实验室样品中的残留水平与采样时样品中的残留水平相同或非常相近的重要性,会议建议:

● 试验地在远处的话,确保在 24 h 内用"蓝冰"等冷却剂将样品运送到检测实验室。允许将大体积的农产品立即缩分成子样品,将符合要求的有代表性的子样本进一步均质,取出待测部分样品,并在提取、分析之前深度冷冻储存。该步骤符合国际食品法典和 OECD 指南[67]中关于无须深度冷冻条件下运输新鲜植物的要求;

● 在进行规范残留试验之前进行预实验,以验证被切割农产品中残留物的稳定性。实验包括:

  ◦ 用混合农药对作物表面进行处理,混合农药为实验所用农药,其中还应包括 2 种已知稳定性的农药;

  ◦ 根据普通实验室的惯例,在室温下需要对有代表性子样品进行再取样和均质,再对待测部分进行残留分析。

在考虑了平均随行回收率的基础上,如果稳定参比物和未知稳定性的残留物的比率保持不变(统计学上没有显著差异),就认为被测农药在二分缩分法或四分缩分法样品中是稳定的。这种情况下,只要能避免交叉污染,可以在试验地缩分大体积的作物。该方法的适用性已得到广泛的验证和描述。

选定的子样部分应分别包装在适当的标签袋中,以便运送到分析实验室。

农产品分类	Codex MRL 适用农产品部位(分析部位)
第1组 根和块茎类蔬菜 (法典分类† 组 016：根和块茎类蔬菜)	
根和块茎类蔬菜是淀粉类食物,来源于膨大的实根、块茎、球茎或根茎,大多数是各种植物的地下部分。整个农产品可以食用。	
根和块茎类蔬菜： 甜菜、胡萝卜、芹菜、欧洲防风、马铃薯、萝卜、芜菁甘蓝、糖用甜菜、甘薯、芜菁、山药	去除顶部后的整个根或块茎。用流动冷水冲洗根部、茎块部,用软刷轻轻地清除松散土和杂物,必要时用干净的纸巾轻轻地将水吸干。如胡萝卜,干燥后用刀小心地将最底部附属的叶柄切割掉。如果根部被削去过多,应该将削去的部分再取回与剩余的根一起分析。
第2组 鳞茎类蔬菜 (法典分类 组 009：鳞茎类蔬菜)	
鳞茎类蔬菜是有刺鼻性、芳香性的食物,来源于百合科葱属植物的肉质鳞茎或嫩芽。除去最外层的薄皮后,整个农产品可以食用。	除去黏附的土壤(例如,用流动水冲洗或用软刷轻刷干燥的农产品)。
鳞茎类蔬菜： 大蒜、韭葱、洋葱、青葱	球茎类,干燥的洋葱和蒜:去除根和容易脱离的薄皮后的整个农产品。 韭葱和青葱:去除根和黏附的土壤后的整个农产品。
第3组 叶菜类蔬菜[法典分类 组 013：叶菜类蔬菜（包括芸薹属叶类蔬菜）]	
叶菜类蔬菜(第4组中的蔬菜除外)是来源于多种可食植物的叶部,包括第1组蔬菜的叶部。整个叶部可以食用。	
叶菜类蔬菜： 甜菜叶、野苣、欧洲菊苣、莴苣、萝卜叶、菠菜、糖用甜菜叶、唐莴苣、羽衣甘蓝、芥菜	去除明显腐烂或枯萎叶子后的整棵。
第4组 芸薹属蔬菜 (法典分类 组 010：芸薹属蔬菜、结球甘蓝、花球类芸薹属)	
芸薹属叶菜类蔬菜是来源于植物的叶部、茎部及未成熟的花序。植物学中通常称为芸薹属植物和甘蓝类蔬菜。整个农产品可以食用。	
芸薹属蔬菜： 青花菜、抱子甘蓝、甘蓝、大白菜、红球甘蓝、皱叶甘蓝、花椰菜、球茎甘蓝	去除黏附的土壤和明显腐烂或枯萎的叶子后的整棵。花椰菜和青花菜分析花头和茎部(仅限于未成熟的花序),丢弃叶;抱子甘蓝只分析结球部分。
第5组 茎类蔬菜 (法典分类 组 017：茎和柄类蔬菜)	
茎类蔬菜是来源于多种可食的植物的茎部和嫩枝	
茎类蔬菜： 朝鲜蓟、芹菜、菊苣、大黄	除去明显腐烂或枯萎的叶子后的整棵。大黄和芦笋:仅分析茎。芹菜、芦笋:去除黏附的土壤(例如,用流动的水冲洗或轻轻刷干的农产品)。
第6组 豆类蔬菜 (法典分类 组 014：豆类蔬菜 组 015 ：豆类植物)	
豆类蔬菜是来源于干燥或多汁的种子和未成熟的豆荚或豆类植物,俗称豆和豌豆。多汁的豆类可以带荚或带壳整体食用;干燥的豆类(干豆)去荚后种子部分可食用。豆类饲料分在 18 组。	

续表

农产品分类	Codex MRL 适用农产品部位（分析部位）
豆类蔬菜： 豆、蚕豆、豇豆、矮生菜豆、法国菜豆、青豆、四季豆、利马豆、海军豆、红花菜豆、食荚菜豆、大豆、豌豆、甜豆	整个农产品
第 7 组 果菜类蔬菜-皮可食 （法典分类 组 011：果菜类蔬菜，葫芦科；012 果菜类蔬菜，葫芦科除外）	
果菜类蔬菜-皮可食 是来源于各种未成熟或成熟的植物果实，通常为一年生藤蔓或灌木。整个农产品可食用。	
果菜类蔬菜-皮可食： 　黄瓜、茄子、腌食用小黄瓜、秋葵、辣椒、西葫芦、番茄、蘑菇。♣	去除果梗后的整果
第 8 组 果菜类蔬菜-皮不可食 　（法典分类 组 011：果菜类蔬菜，葫芦科类）	
果菜类蔬菜-皮不可食，是来源于各种未成熟或成熟的植物果实，通常为一年生藤蔓或灌木。去掉保护内部的皮或外壳后，整个农产品可食用。	
果菜类蔬菜-皮不可食： 　罗马甜瓜、南瓜、小果南瓜、西瓜、冬瓜	去除果梗后的整果
第 9 组 柑橘类水果 　（法典分类 组 001：柑橘类水果）	
柑橘类水果产自芸香科类树木，且具有芳香油性果皮，球状果实，内部果瓣充满汁水。柑橘类水果在生长季节与农药完全接触。果肉多汁可食，像饮料一样。可整果保存。	
柑橘类水果： 橙子、柠檬、中国柑橘、柚子	整果
第 10 组 仁果类水果 （法典分类 组 002：仁果类水果）	
仁果类水果产自蔷薇科梨属树木，特点是肉质组织包裹着果核，果核的种子由羊皮纸类似物包裹。除了果核，整个水果的多汁果肉或加工后的农产品可食用。	
仁果类水果： 苹果、梨、温柏	去除果梗后的整果
第 11 组 核果类水果 　（法典分类 组 003：核果类水果）	
核果类水果产自蔷薇科梨属树木，其特点是肉质组织包裹着一个硬壳的种子。除了果核，整个水果的多汁果肉或加工后的农产品可食用。	
核果类水果： 　杏、樱桃、油桃、桃子、李子	去除果梗和果核后的整果，计算残留量时不包含果梗。
第 12 组：小粒水果和浆果 （法典分类 组 004：浆果及其他小粒水果）	
小粒水果和浆果是来源于多种水果表皮比表面积大的植物。整个水果通常包含种子，整个水果的多汁果肉或加工后的农产品可食用。	

续表

农产品分类	Codex MRL 适用农产品部位(分析部位)
小粒水果和浆果： 　　黑莓、蓝莓、博伊森莓、蔓越莓、黑醋栗、露梅、醋栗、葡萄、罗甘莓、树莓、草莓	去除叶柄和果梗后的整果。黑醋栗包括果梗。
第 13 组　皮可食水果 (法典分类　组 005：各类热带和亚热带水果-皮可食)	
皮可食水果是来源于各种未成熟或成熟的植物果实,这些植物通常是热带或亚热带地区的灌木或乔木。整个水果或加工产品可食用。	
皮可食水果： 　椰枣、无花果、橄榄	椰枣、橄榄以及其他类似的小型硬核水果：去除果梗和核后的整个农产品,但计算残留量时以整果计。 无花果：整果。
第 14 组-皮不可食水果 (法典分类　组 006：各种热带和亚热带水果-皮不可食)	
皮不可食水果是来源于各种未成熟或成熟的植物果实,这些植物通常是热带或亚热带地区的灌木或乔木。由果皮或果壳内保护可食用的内部。新鲜水果或加工产品可食用。	
皮不可食水果： 　　鳄梨、香蕉、番石榴、猕猴桃、杧果、番木瓜、西番莲果、菠萝	整果,有特殊说明的除外。 菠萝：去除叶冠。 鳄梨和杧果：去除核,但计算残留量以整果计。 香蕉：去除果冠和果梗后的整果
第 15 组　谷物 (法典分类　组 020：谷物)	
谷物来源于各种禾本科植物的种子,种子中富含淀粉。农产品去除外壳后可食用。	
谷物： 　　大麦、玉米、燕麦、稻米、黑麦、高粱、甜玉米、小麦	整个农产品。 鲜食玉米和甜玉米：玉米粒及玉米穗轴,不包括外皮。
第 16 组　茎秆作物 (法典分类　组 051：秸秆、饲料和谷物及禾本科植物的草料)	
茎秆作物包括多种植物,大部分为禾本科植物,广泛用于动物饲料和糖的生产。茎秆作物在用于饲料生产时,用于制备多汁饲料、青贮饲料、干饲料、干草。用来加工的糖料作物。	
茎秆作物： 　　大麦饲料和秸秆、草饲料、玉米饲料、高粱饲料	整株
第 17 组　豆科植物油籽 　　(法典分类　群组部分 023：坚果和籽)	
豆科植物油籽来源于豆科植物成熟的种子,用于加工成菜油或直接作为食品食用。	
豆科植物油籽： 　　花生	除壳后的整个产品
第 18 组　豆科动物饲料 (法典分类　组 050：豆科动物饲料)	
豆科动物饲料是来源于多种豆科植物,用于动物饲料、牧草、饲料、干草或不带种子的青贮饲料。豆科动物饲料指多汁饲料、干饲料或干草。	

续表

农产品分类	Codex MRL 适用农产品部位(分析部位)
豆科动物饲料: 紫花苜蓿饲料、豆类饲料、苜蓿饲料、饲料花生、豌豆饲料、大豆饲料	整个农产品
第 19 组 树生坚果 (法典分类 组 022:树生坚果)	
树生坚果是来源于各种乔木和灌木植物的坚硬的种子,树生坚果内部的油籽由坚硬不可食用的外壳包裹。树生坚果的肉质、干制或加工后的农产品可食用。	
树生坚果: 杏仁、栗子、榛子、澳洲坚果、胡桃、核桃	去除壳后的整个农产品。 栗子:皮内所有部分。
第 20 组 油籽 (法典分类 组 23:坚果和种子)	
油籽是来源于用于生产可食用菜油的各种植物。一些重要的菜油籽是纤维品或果树作物的副产物。	
油籽: 棉籽、亚麻籽、油菜籽、红花籽、葵花籽	整个农产品
第 21 组 热带种子 (法典分类 组 024:制备饮料和甜品的种子)	
热带种子是来源于热带和亚热带乔木和灌木的种子,主要用于生产饮料和甜品。热带种子加工后可食用。	
热带种子: 可可豆、咖啡豆	整个农产品
第 22 组 香草 (法典分类 组 027:香草)	
香草由各种草本植物的叶、茎和根组成,较少的用量就可以提升食品的美味。它们以肉质或干制的形式和其他食物共同被食用。	
香草:	整个农产品
第 23 组 香辛料 (法典分类 组 028:香辛料)	
香辛料是来源于能产生芳香的种子、根、果实和浆果等的各种植物。较少的用量就可以提升食品的美味。它们以干制的形式和其他食物共同被食用。	
香辛料:	整个农产品
第 24 组 茶 (法典分类 组 066:茶)	
茶是来源于几种植物的叶子,但主要是茶树。茶被用来浸泡制备刺激性饮料。茶的提取物或干制品可食用。	
茶:	整个农产品
第 25 组 肉类 (法典分类 组 030:肉类)	
肉类是指用于分销的动物体中的肌肉组织,包括黏着在脂肪组织上的肌肉组织。整个农产品可食用。	

续表

农产品分类	Codex MRL 适用农产品部位(分析部位)
肉类: 　　白条肉(胴体脂肪)、牛肉、山羊肉、马肉、猪肉、绵羊肉	整个农产品(对于脂溶性农药,分析胴体脂肪部分,MRL 适用于胴体脂肪)。
第 26 组 动物脂肪 (法典分类 组 031:哺乳动物脂肪)	
动物脂肪是从动物的脂肪组织中提取或萃取出的。整个农产品可食用。	
动物脂肪: 牛脂、猪脂、绵羊脂	整个农产品
第 27 组 肉类副产品 〔法典分类 组 0032:可食内脏(哺乳动物)〕	
肉类副产品是指除肉类和动物脂肪外,用于分销的可食用组织或器官,例如肝、肾、舌、心脏。整个产品可食用。	
肉类副产品(如肝、肾等): 牛肉副产品、山羊肉副产品、猪肉副产品、绵羊肉副产品	整个产品
第 28 组 奶类 (法典分类 组 033:奶类)	
奶类是指多种草食反刍哺乳动物哺乳期的乳腺分泌物。整个产品可食。	
奶类:	整个产品♦
第 29 组 乳脂肪 (法典分类 组 086:乳脂肪)	
乳脂肪是从奶类中提取的脂肪	
乳脂肪	整个产品
第 30 组 禽肉类 (法典分类 组 036:禽肉)	
禽肉类是指用于分销的禽类体中的肌肉组织,包括黏着在脂肪和皮上的肌肉组织。整个产品可食用。	
禽肉类:	整个产品(对于脂溶性农药,分析胴体脂肪部分,MRL 适用于胴体脂肪)。
第 31 组 禽类脂肪 (法典分类 组 037:禽类脂肪)	
禽类脂肪是从禽类脂肪组织中提取或萃取出的脂肪。整个产品可食用。	
禽类脂肪:	整个产品
第 32 组 禽类副产品 (法典分类 组 038:家禽可食内脏)	
禽类副产品是指被屠杀的禽类除禽肉类和禽类脂肪外,可食用的组织或器官。	
禽类副产品:	整个产品

续表

农产品分类	Codex MRL 适用农产品部位(分析部位)
第 33 组 蛋类 (法典分类 组 039：蛋类)	
蛋类是各种鸟类物种繁殖的新鲜可食部分。可食用部分包括去除壳后的蛋清和蛋黄。	
蛋类：	去除壳后，整个蛋清和蛋黄的混合产品。

† 部分农产品的数量和分组并不都符合现行《食品法典食品和动物饲料分类》中的分组。相应的分组在括号内标注。

♣ 原文本的农产品列表中不包含蘑菇。

♦ 与 CCPR 讨论形成的法典指南有偏差。

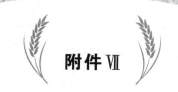

附件 Ⅶ

提交评估资料目录(索引)的标准格式

评估数据资料目录的目的是帮助读者(评估者)找到与残留评估相关的内容,或者能够确定资料是否完整。最初的数据目录也有助于 FAO 秘书来决定评估的规模和需要的工作量。另请参阅第 2 章"供 JMPR 专家组评估的数据资料的准备"。

下面的例子提供了数据资料目录要求的有关章节部分以及副标题。数据资料目录的内容符合 OECD[68]关于提交农药及其活性成分数据的指导性文件要求。

每一部分的参考文献应编制有序。年代指的是残留评估的研究、项目或试验发布的年份。研究、项目或试验的编号应与公司名称相对应,例如如果引用了签约实验室的试验编号,那么签约实验室的名称应在参考文献中给出。参考文献中应包括两套信息:实验室名称与试验编号、公司名称与试验编号。参考文献中应包括单点试验的编号和整个试验的编号。请参见下面的例子。

文档号	作者	年份	标题,来源,GLP 状态,是否出版
PAL-MP-SS	Cañez, V. M.	1989	The magnitude of methyl parathion residues on sunflower. Huntingdon Analytical Services, Project PAL-MP-SS, includes MP-SS-7128, MP-SS-7129. Unpublished.
2012/7004638	Gordon B.	2013 a	Freezer storage stability of Cyflumetofen (BAS 9210 I) and its relevant metabolites in plant samples, BASF Agricultural Research Center, Research Triangle Park NC, United States of America, GLP, Unpublished
	Nanita et al	2013	Analytical method and inter-laboratory study for the quantitation of amino-cyclopyrachlor residues in vegetation by liquid chromatography/tandem mass spectrometry. J AOAC Int. 96:1473-1481.

如果某章节没有相关试验资料,应保留标题并标注"无试验资料提交"。

卷宗中的数据资料目录应包括卷编号,以显示每个试验卷的位置。对于非常大的卷宗(5 盒以上)也应提供每盒资料的摘要。对于首次提交的目录,不知道卷编号时,修订后的目录应该包括最终提交的数据(包括卷号)。

应提供 Word 格式的数据资料目录电子副本。

有关所提供资料的详情,请参考第 3 章。

数据资料目录格式

1. 背景信息

农药信息

物理和化学性质
相关研究参考文件。数据档案卷宗号。
等等

2. 代谢和环境归趋

当提交一系列农产品的多份报告时,建议在标题中设副标题。轮作作物的试验应放在土壤环境归趋中。

动物代谢

根据试验动物、家畜、家禽细分
相关研究参考文件。数据档案卷宗号。

植物代谢

在必要的情况下,根据作物细分。
相关研究参考文件。数据档案卷宗号。
轮作作物试验
限制性试验和田间试验
在必要的情况下,根据作物细分
相关研究参考文件。数据档案卷宗号。

土壤中的环境归趋

相关研究参考文件。数据档案卷宗号。

水-沉积物系统中的环境归趋

(OECD 数据点数参考 ⅡA7.5,7.6,7.8.3)
相关研究参考文件。数据档案卷宗号。

3. 残留分析

分析方法

- 规范残留试验和加工试验中所用的方法
- 监管用的标准方法、特殊方法。
- 下层的副标题,例如,用到的农产品或土壤

相关研究参考文件。数据档案卷宗号。

分析样品残留储藏稳定性

在必要的情况下,根据农产品细分。

相关研究参考文件。数据档案卷宗号。

4. 使用方式

作物列表是基于是否具有农药使用的良好农业规范(GAP)信息,是否在相关国家(按字母顺序排列)种植,以及是否有标签。

标签列表。

5. 来自作物规范残留试验的残留结果

农产品副标题按照法典分类编制。

柑橘类水果

    柠檬

    橘子

    柚

相关研究参考文件。数据档案卷宗号。

仁果类水果

    苹果

    梨

相关研究参考文件。数据档案卷宗号。

核果类水果

相关研究参考文件。数据档案卷宗号……

田间试验的总结应以 Excel 电子表格的形式提交,以附件Ⅺ中的Ⅺ.3 中为标准。(附电子附件 1)

6. 储藏及加工过程中残留归趋

储藏

在必要的情况下,根据农产品细分。

相关研究参考文件。数据档案卷宗号。

加工

在必要的情况下,根据农产品细分。

相关研究参考文件。数据档案卷宗号。

7. 动物产品中的残留

动物饲喂试验

相关研究参考文件。数据档案卷宗号。

动物直接给药处理

相关研究参考文件。数据档案卷宗号。

8. 在农产品或消费食品中的残留

相关研究参考文件。数据档案卷宗号。

9. 国家或地区残留物定义

包含提交资料的国家或地区名单。

注明资料的来源及日期。

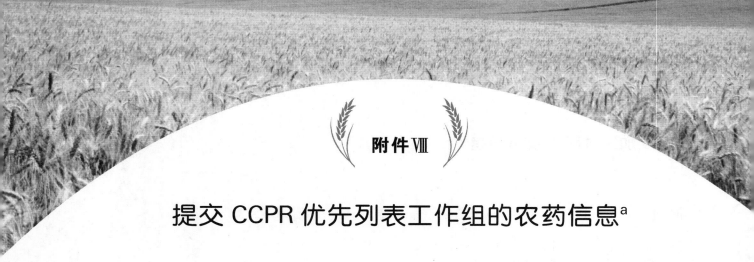

附件 Ⅷ

提交 CCPR 优先列表工作组的农药信息[a]

首次评估：_____

再评估：_____

1. 名称：

2. 结构式：

3. 化学名称：

4. 农产品名称：

5. 生产者名称和地址：

6. 用途说明：

7. 用途：主要用途、次要用途

8. 进入国际贸易的农产品和残留水平：

9. 农药登记国家或地区：

10. 国家或地区最大残留限量：

11. 确认需要建立 Codex MRL 的农产品：

12. 国际上主要使用方式：

13. 有效的数据清单（毒理学、代谢、残留）：

14. 向 JMPR 提交数据的日期：

15. 某国家或地区提交的提案：

注：以上信息由将某一农药列入 Codex 优先列表的 Codex 成员方提供。

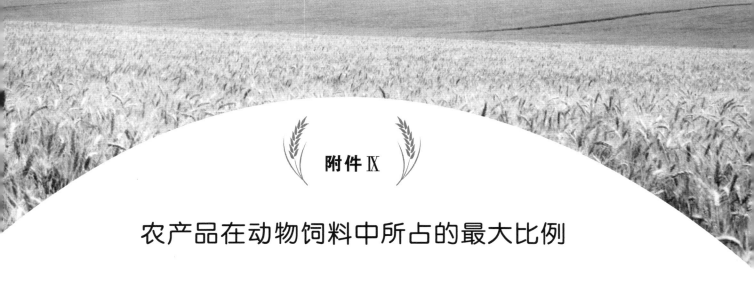

附件 Ⅸ

农产品在动物饲料中所占的最大比例

牲畜饲料表由 OECD 农药残留化学专家组制订,刊登在 2009 年 2 月 18 日公布的《残留化学研究概述文件指南》修订稿[19](测试和评价系列指南第 64 号)中。

该表格的使用基于手册中 5.12.1 章节的基础上。

表 Ⅸ.1—Ⅸ.3 中包含了 Codex 农产品组代码,以便在计算动物负荷时选择相应的农产品。

如果残留量是以干重计,则表格中干物质含量一栏用 100% 表示。

用附件 ⅩⅣ.2 中的 Excel 自动电子表格可以方便地计算动物负荷。

表 Ⅸ.1　肉牛和奶牛

Codex 代码	作物	饲料成分	IFN 代码	残留量	DM (%)	肉牛				奶牛			
						US CAN	EU	AU	JP	US CAN	EU	AU	JP
	体重(kg)					500	500	500	730	600	650	500	600
	日摄入量(干重,kg)					9.1	12	20	14	24	25	20	17
	饲料												
AL1020	苜蓿	草料	2-00-196	HR	35	*	70	100	*	20	40	60	*
AL1021	苜蓿	干草	1-00-054	HR	89	15	*	80	10	20	40	60	25
AF	苜蓿	粉	1-00-023	HR	89	*	*	40	10	10	40	40	25
AF	苜蓿	青贮饲料	3-08-150	HR	40	*	25	100	*	20	40	40	20
AF	大麦	草料	2-00-511	HR	30	*	30	50	*	*	30	50	*
AS0640	大麦	干草	1-00-495	HR	88	15	*	100	*	20	*	50	*
AS0641	大麦	秸秆	1-00-498	HR	89	10	30	100	*	10	30	20	*
AF	大麦	青贮饲料	NA	HR	40	*	30	100	*	*	30	50	*
AL1030	豆	蔓藤	2-14-388	HR	35	*	*	60	*	*	20	70	*
AV0569	饲用甜菜	饲料	2-00-632	HR	15	*	30	*	*	*	25	*	*
VR0596	糖用甜菜	地上部分	2-00-649	HR	23	*	20	*	*	*	30	*	*
VB0041	甘蓝	头,叶	2-01-046	HR	15	*	20	*	*	*	20	*	*
AL1023	三叶草	草料	2-01-434	HR	30	*	30	100	*	20	40	60	*
AL1031	三叶草	干草	1-01-415	HR	89	15	30	100	*	20	40	60	*

续表

Codex 代码	作物	饲料成分	IFN 代码	残留量	DM (%)	肉牛 US CAN	EU	AU	JP	奶牛 US CAN	EU	AU	JP
	体重(kg)					500	500	500	730	600	650	500	600
	日摄入量(干重,kg)					9.1	12	20	14	24	25	20	17
AF	三叶草	青贮饲料	3-01-441	HR	30	*	25	100	*	20	40	60	*
AF0645	玉米	草料/青贮饲料	3-28-345	HR	40	15	80	80	*	45	60	80	20/50
AS0645	玉米	秣草	3-28-251	HR	83	15	25	40	*	15	20	40	*
AF	裂花玉米	秣草	2-02-963	HR	85	15	25	20	*	*	20	20	*
AF	甜玉米	草料	1-08-407	HR	48	*	*	80	*	45	*	40	*
AF	甜玉米	秣草	NA	HR	83	*	*	40	*	15	*	20	*
AF	豇豆	草料	2-01-655	HR	30	*	35	100	*	20	35	60	*
AF	豇豆	干草	1-01-645	HR	86	*	35	100	*	20	35	60	*
AF	冠豆	草料	2-19-834	HR	30	*	*	100	*	10	*	100	*
AF	冠豆	干草	1-20-803	HR	90	*	*	100	*	*	*	100	*
AF	牧草	草料(鲜)	2-02-260	HR	25	*	50	100	5	45	60	100	10
AF	牧草	干草	1-02-250	HR	88	15	50	100	40	45	60	60	70
AF	牧草	青贮饲料	3-02-222	HR	40	*	50	100	5	45	60	60	80
AV480	羽衣甘蓝	叶	2-02-446	HR	15	*	20	*	*	*	20	40	*
AL1025	胡枝子	草料	2-07-058	HR	22	*	*	20	*	40	*	60	*
AF	胡枝子	干草	1-02-522	HR	88	15	*	20	*	40	*	60	*
AF	稷	草料	2-03-801	HR	30	*	*	100	*	20	30	50	*
AF	稷	干草	1-03-119	HR	85	10	*	100	*	20	*	50	*
AS0646	稷	秸秆	1-23-802	HR	90	10	10	80	*	10	*	50	*
AF0647	燕麦	草料	2-03-292	HR	30	*	20	100	*	30	20	90	5
AS0647	燕麦	干草	1-03-280	HR	90	15	20	100	*	30	20	90	5
AF	燕麦	秸秆	1-03-283	HR	90	10	20	80	*	10	20	60	5
AF	燕麦	青贮饲料	3-03-298	HR	35	*	*	100	*	*	*	40	5
AL0528	豌豆	蔓藤	3-03-596	HR	25	*	20	60	JP	10	20	40	JP
AL0072	豌豆	干草	1-03-572	HR	88	*	25	100	*	10	30	70	*
AF	豌豆	青贮饲料	3-03-590	HR	40	*	25	100	*	10	30	40	*
AL0697	花生	干草	1-03-619	HR	85	*	*	60	*	15	*	60	*
VL0495	油菜	草料	2-03-867	HR	30	*	10	100	*	10	10	40	*
AS0649	水稻	秸秆	1-03-925	HR	90	*	10	60	55	*	5	20	25
AF	水稻	青贮饲料(整个作物)		HR	40				5				55
AF0650	黑麦	草料	2-04-018	HR	30	*	20	100	*	20	20	20	*
AS0650	黑麦	秸秆	1-04-007	HR	88	10	20	20	*	10	20	20	5
AF	黑麦	青贮饲料		HR	28				*				5

续表

Codex 代码	作物	饲料成分	IFN 代码	残留量	DM(%)	肉牛				奶牛			
						US CAN	EU	AU	JP	US CAN	EU	AU	JP
	体重(kg)					500	500	500	730	600	650	500	600
	日摄入量(干重,kg)					9.1	12	20	14	24	25	20	17
AF0651	高粱秆	见牧草											
	高粱	草料	2-04-317	HR	35	15	20	70	*	40	20	70	40
AS	高粱	秣草	1-07-960	HR	88	15	15	70	*	15	15	70	5
AF	高粱	青贮饲料		HR	21				*				10
AL1265	大豆	草料	2-04-574	HR	56	*	*	100	*	20	*	40	*
AL0541	大豆	干草	1-04-558	HR	85	*	*	80	*	20	*	40	*
AF	大豆	青贮饲料	3-04-581	HR	30	*	*	80	*	20	*	40	*
AF	甘蔗	地上部分	2-04-692	HR	25	*	*	50	*	*	*	25	*
AL	车轴草	草料	2-20-786	HR	30	*	20	100	*	40	40	40	*
AF	车轴草	干草	1-05-044	HR	85	15	20	90	*	40	40	40	*
AF	黑小麦	草料	2-02-647	HR	30	*	20	100	*	20	20	70	*
AF	黑小麦	干草	NA	HR	88	15	20	100	*	20	20	70	*
AF	黑小麦	秸秆	NA	HR	90	10	20	50	*	10	20	70	*
AF	黑小麦	青贮饲料	3-26-208	HR	35	*	*	90	*	*	*	50	*
AV0506	芜菁	地上部分(叶)	2-05-063	HR	30	*	40	80	*	30	20	*	*
AF	野豌豆	草料	2-05-112	HR	30	*	25	90	*	20	25	35	*
AF	野豌豆	干草	1-05-122	HR	85	15	25	90	65	20	25	35	25
AF	野豌豆	青贮饲料	3-26-357	HR	30	*	*	90	*	*	*	50	60
AF	小麦	草料	2-08-078	HR	25	*	20	100	*	20	20	60	*
AS0654	小麦	干草	1-05-172	HR	88	15	20	100	*	20	20	20	*
AS0654	小麦	秸秆	1-05-175	HR	88	10	20	80	*	10	20	20	*
AF	小麦	青贮饲料	3-05-186	HR	30	*	*	90	*	*	*	50	*
	根 & 块茎												
VR0577	胡萝卜	下脚料	2-01-146	HR	12	*	15	5	*	10	15	5	*
VR0463	木薯/木薯粉	根	2-01-156	HR	37	*	20	*	*	*	15	*	*
VR0589	马铃薯	下脚料	4-03-787	HR	20	30	30	10	*	10	30	10	*
VR0497	瑞士甘蓝	根	4-04-001	HR	10	*	40	10	*	*	20	10	*
VR506	芜菁	根	4-05-067	HR	15	*	20	10	*	10	20	10	*
	Cereal Grains/Crops Seeds 谷粒/种子												
GC0640	大麦	籽粒	4-00-549	HR	88	50	70	80	70	45	40	40	40
VD0071	豆	种子	4-00-515	HR	88	*	20	50	*	*	20	15	*
GC0645	玉米	籽粒	4-20-698	HR	88	80	80	80	75	45	30	20	80

续表

Codex 代码	作物	饲料成分	IFN 代码	残留量	DM (%)	肉牛 US CAN	肉牛 EU	肉牛 AU	肉牛 JP	奶牛 US CAN	奶牛 EU	奶牛 AU	奶牛 JP
	体重(kg)					500	500	500	730	600	650	500	600
	日摄入量(干重,kg)					9.1	12	20	14	24	25	20	17
GC0656	裂花玉米	籽粒	4-02-964	HR	88	80	*	80	75	45	30	20	80
VG0527	豇豆	种子	5-01-661	HR	88	*	20	20	*	*	20	20	*
VD0545	羽扇豆	种子	5-02-707	HR	88	*	20	40	*	*	20	20	*
GC0646	稷	籽粒	4-03-120	HR	88	50	40	50	*	20	40	50	*
GC0647	燕麦	籽粒	4-03-309	HR	89	*	40	80	55	20	40	10	5
VD0561	豌豆	种子	5-03-600	HR	90	*	20	40	*	*	20	20	*
GC0649	水稻	籽粒	4-03-939	HR	88	20	*	40	*	20	*	20	*
GC0650	黑麦	籽粒	4-04-047	HR	88	20	40	80	35	20	40	*	15
GC0651	高粱	籽粒	4-04-383	HR	86	40	40	80	35	45	40	50	30
SO4724 VD4521	大豆	种子	5-64-610	HR	89	5	10	20	15	10	10	20	10
GC0653	黑小麦	籽粒	4-20-362	HR	89	20	40	80	*	20	40	30	*
AL1029	野豌豆	种子	5-26-351	HR	89	*	*	20	*	*	*	20	*
GC0654	小麦	籽粒	4-05-211	HR	89	20	40	80	25	20	40	20	10
	副产品												
AM0660	扁桃仁	外壳	4-00-359	STMR	90	*	*	10	*	10	*	10	*
AB9226	苹果	湿果渣	4-00-419	STMR	40	*	20	20	*	10	10	10	*
AB	大麦	麦麸屑		STMR	90				10				*
AB0596	糖用甜菜	干废粕	4-29-307	STMR	88	15	20	*	5	15	20	*	40
AB	糖用甜菜	青贮废粕	4-00-662	STMR	15	*	25	*	*	*	40	*	*
DM0596	糖用甜菜	糖浆	4-30-289	STMR	75	10	10	*	*	10	10	*	*
AB	啤酒糟	干	5-00-516	STMR	92	50	10	50	45	30	15	20	40
AB	加拿大 油菜	粕	5-08-136	STMR	88	5	*	20	*	10	10	15	*
AB001	柑橘	干浆	4-01-237	STMR	91	10	5	30	*	10	20	30	*
SM	椰子	粕	5-01-572	STMR	91	*	20	30	*	*	10	*	*
AB	玉米	分选谷物 颗粒	4-02-880	STMR	85	5	*	*	*	*	*	*	*
AB	玉米	磨粉副产品	5-28-235	STMR	85	50	30	15	5	25	30	15	*
AB	玉米	粥用粉	4-03-010	STMR	88	50	*	40	35	25	*	40	*
AB	甜玉米	罐头废料	2-02-875	STMR	30	*	*	30	*	10	*	10	*
AB	玉米麸	饲料	5-28-243	STMR	40	75	30	20	25	25	30	*	20
AB	玉米麸	粉	5-28-242	STMR	40	75	15	20	*	25	20	*	15
AB	棉花	粕	5-01-617	STMR	89	5	5	30	*	10	5	15	*

续表

Codex 代码	作物	饲料成分	IFN 代码	残留量	DM (%)	肉牛				奶牛			
						US CAN	EU	AU	JP	US CAN	EU	AU	JP
	体重(kg)					500	500	500	730	600	650	500	600
	日摄入量(干重,kg)					9.1	12	20	14	24	25	20	17
AB	棉花	未剥绒棉籽	5-01-614	STMR	88	*	*	30	*	10	10	20	*
AB	棉花	外壳	1-01-599	STMR	90	10	*	20	*	*	*	10	*
AB	棉花	轧棉副产品	1-08-413	STMR	90	5	*	*	*	*	*	*	*
AB	酒糟	干	5-00-518	STMR	92	50	10	50	10	25	10	*	15
SO0693	亚麻仁/亚麻籽	粕	5-02-043	STMR	88	5	10	10	*	10	15	10	*
AB0269	葡萄	湿果渣	2-02-206	STMR	15	*	*	20	*	*	*	20	*
AB	羽扇豆	粕	NA	STMR	85	*	20	15	*	*	20	15	*
VS0626	棕榈	棕榈仁粉	5-03-486	STMR	90	*	*	20	5	*	25	10	5
SO0697	花生	粕	5-03-649	STMR	85	*	20	10	*	10	10	15	*
AB	菠萝	加工废料	NA	STMR	25	10	*	60	*	10	*	30	*
AB	马铃薯	加工废料	4-03-777	STMR	12	30	40	5	*	10	30	*	*
AB	马铃薯	干浆	4-03-775	STMR	88	*	10	5	*	*	10	5	*
AB	油菜	粕	5-26-093	STMR	88	*	20	15	15	*	10	15	25
AB	水稻	外壳	1-08-075	STMR	90	*	*	5	*	*	*	10	*
CM	水稻	糠/粕	4-03-928	STMR	90	15	*	40	20	15	20	40	10
SN	芝麻	粕	NA	STMR	90								
SM	红花	粕	5-26-095	STMR	91	5	20	20	*	10	10	15	*
AB	高粱	分选谷物颗粒	NA	STMR	85	5	*	20	*	*	*	*	*
AB	大豆	分选谷物颗粒	NA	STMR	85	5	*	*	*	*	*	*	*
AB	大豆	粕	5-20-638	STMR	92	5	20	10	65	10	25	15	60
AB	大豆	外壳	1-04-560	STMR	90	15	10	*	*		10	*	*
AB	大豆	豆渣	NA	STMR	20	*	*	*	40				20
AB	大豆	糟粕	NA	STMR	?	*	*	15	*	*	*	*	*
AB	甘蔗	糖浆	4-13-251	STMR	75	10	10	30	*	10	10	25	*
AB	甘蔗	甘蔗渣	1-04-686	STMR	32	*	*	20	*	*	*	25	*
AB	向日葵	粕	5-26-098	STMR	92	5	20	30	*	10	10	15	*
AB	番茄	湿果渣	NA	STMR	20			10	*			10	*
AB	小麦	分选谷物颗粒	NA	STMR	85	5	*	*	*	*	*	*	*
AB	小麦麸	粕	5-05-221	STMR	40	10	15	*	*	10	20	*	*
AB	小麦	磨粉副产品	4-06-749	STMR	88	40	30	40	55	30	30	40	45

表IX.2 家禽的膳食比例

Codex代码	作物	饲料成分	IFN代码	残留量	DM(%)	家禽，肉鸡 US CAN	家禽，肉鸡 EU	家禽，肉鸡 AU	家禽，肉鸡 JP	家禽，蛋鸡 US CAN	家禽，蛋鸡 EU	家禽，蛋鸡 AU	家禽，蛋鸡 JP	火鸡 US CAN	火鸡 EU	火鸡 AU
体重(kg)						2	1.7	2	3	1.9	1.9	2	2	8	7	2
日摄入量(DM kg)						0.16	0.12	0.15	N/A	0.12	0.13	0.15	0.10	0.50	0.50	0.15
		饲料														
AL1020	苜蓿	草料	2-00-196	HR	35	*	*	*	5	*	*	*	*	*	*	*
AL1021	苜蓿	干草	1-00-054	HR	89	*	*	*	*	*	*	*	*	*	*	*
AF	苜蓿	粉	1-00-023	HR	89	5	5	10	*	5	10	10	10	5	5	10
AF	苜蓿	青贮饲料	3-08-150	HR	40	*	*	*	*	*	*	*	*	*	*	*
AF	大麦	草料	2-00-511	HR	30	*	*	*	*	*	*	*	*	*	*	*
AS0640	麦	干草	1-00-495	HR	88	*	*	*	*	*	5	*	*	*	*	*
AS0641	大麦	秸秆	1-00-498	HR	89	*	*	*	*	*	*	*	*	*	*	*
AF	大麦	青贮饲料	NA	HR	40	*	*	*	*	*	*	*	*	*	*	*
AL1030	豆	蔓藤	2-14-388	HR	35	*	*	*	*	*	*	*	*	*	*	*
AV0569	饲用甜菜	饲料	2-00-632	HR	15	*	*	*	*	*	5	*	*	*	*	*
VR0596	糖用甜菜	地上部分	2-00-649	HR	23	*	*	*	*	*	5	*	*	*	*	*
VB0041	甘蓝	头，叶	2-01-046	HR	15	*	*	*	*	*	*	*	*	*	*	*
AL1023	三叶草	草料	2-01-434	HR	30	*	*	*	*	*	10	*	*	*	*	*
AL1031	三叶草	干草	1-01-415	HR	89	*	*	*	*	*	10	*	*	*	*	*
AF	三叶草	青贮饲料	3-01-441	HR	30	*	*	*	*	*	10	*	*	*	*	*
AF0645	玉米	草料/青贮饲料	3-28-345	HR	40	*	*	*	*	*	10	*	*	*	*	*
AS0645	玉米	秣草	3-28-251	HR	83	*	*	*	*	*	10	*	*	*	*	*
AF	玉米	秣草	2-02-963	HR	85	*	*	*	*	*	10	*	*	*	*	*
AF	甜玉米	草料	1-08-407	HR	48	*	*	*	*	*	*	*	*	*	*	*
AF	甜玉米	秣草	NA	HR	83	*	*	*	*	*	*	*	*	*	*	*
AF	豇豆	草料	2-01-655	HR	30	*	*	*	*	*	10	*	*	*	*	*
AF	豇豆	干草	1-01-645	HR	86	*	*	*	*	*	10	*	*	*	*	*

续表

Codex代码	作物	饲料成分	IFN代码	残留量	DM（%）	家禽，肉鸡				家禽，蛋鸡				火鸡		
						US CAN	EU	AU	JP	US CAN	EU	AU	JP	US CAN	EU	AU
	体重（kg）					2	1.7	2	3	1.9	1.9	2	2	8	7	2
	日摄入量（DM kg）					0.16	0.12	0.15	N/A	0.12	0.13	0.15	0.10	0.50	0.50	0.15
AF	冠豆	草料	2-19-834	HR	30	*	*	*	*	*	10	*	*	*	*	*
AF	冠豆	干草	1-20-803	HR	90	*	*	*	*	*	10	*	*	*	*	*
AF	牧草	草料（鲜）	2-02-260	HR	25	*	*	*	*	*	10	*	*	*	*	*
AF	牧草	干草	1-02-250	HR	88	*	*	*	*	*	10	*	*	*	*	*
AF	牧草	青贮饲料	3-02-222	HR	40	*	*	*	*	*	10	*	*	*	*	*
AV480	羽衣甘蓝	叶	2-02-446	HR	15	*	*	*	*	*	5	*	*	*	*	*
AL1025	胡枝子	草料	2-07-058	HR	22	*	*	*	*	*	10	*	*	*	*	*
AF	胡枝子	干草	1-02-522	HR	88	*	*	*	*	*	10	*	*	*	*	*
AF	稷	草料	2-03-801	HR	30	*	*	*	*	*	10	*	*	*	*	*
AF	稷	干草	1-03-119	HR	85	*	*	*	*	*	10	*	*	*	*	*
AS0646	稷	秸秆	1-23-802	HR	90	*	*	*	*	*	*	*	*	*	*	*
AF0647	燕麦	草料	2-03-292	HR	30	*	*	*	*	*	10	*	*	*	*	*
AS0647	燕麦	干草	1-03-280	HR	90	*	*	*	*	*	10	*	*	*	*	*
AF	燕麦	秸秆	2-03-283	HR	90	*	*	*	*	*	*	*	*	*	*	*
AF	燕麦	青贮饲料	3-03-298	HR	35	*	*	*	*	*	*	*	*	*	*	*
AL0528	豌豆	蔓藤	3-03-596	HR	25	*	*	*	*	*	10	*	*	*	*	*
AL0072	豌豆	干草	1-03-572	HR	88	*	*	*	*	*	10	*	*	*	*	*
AF	豌豆	青贮饲料	3-03-590	HR	40	*	*	*	*	*	10	*	*	*	*	*
AL0697	花生	干草	1-03-619	HR	85	*	*	*	*	*	*	*	*	*	*	*
VL0495	油菜	草料	2-03-867	HR	30	*	*	*	*	*	10	*	*	*	*	*
AS0649	水稻	秸秆	1-03-925	HR	90	*	*	*	*	*	*	*	*	*	*	*
AF	水稻	整株青贮饲料		HR	40											
AF0650	黑麦	草料	2-04-018	HR	30	*	*	*	*	*	10	*	*	*	*	*
AS0650	黑麦	秸秆	1-04-007	HR	88	*	*	*	*	*	*	*	*	*	*	*

续表

						家禽,肉鸡				家禽,蛋鸡				火鸡		
Codex代码	作物	饲料成分	IFN代码	残留量	DM(%)	US CAN	EU	AU	JP	US CAN	EU	AU	JP	US CAN	EU	AU
	体重(kg)					2	1.7	2	3	1.9	1.9	2	2	8	7	2
	日摄入量(DM kg)					0.16	0.12	0.15	N/A	0.12	0.13	0.15	0.10	0.50	0.50	0.15
AF	黑麦	青贮饲料		HR	28											
AF0651	高粱草料	见牧草														
	高粱	草料	2-04-317	HR	35	*	*	*	*	*	10	*	*	*	*	*
AS	高粱	秣草	1-07-960	HR	88	*	*	*	*	*	10	*	*	*	*	*
AF	高粱	青贮饲料		HR	21	*	*	*	*	*	*	*	*	*	*	*
AL1265	大豆	草料	2-04-574	HR	56	*	*	*	*	*	10	*	*	*	*	*
AL0541	大豆	干草	1-04-558	HR	85	*	*	*	*	*	10	*	*	*	*	*
AF	大豆	青贮饲料	3-04-581	HR	30	*	*	*	*	*	10	*	*	*	*	*
AF	甘蔗	地上部分	2-04-692	HR	25	*	*	*	*	*	*	*	*	*	*	*
AL	车轴草	草料	2-20-786	HR	30	*	*	*	*	*	10	*	*	*	*	*
AF	车轴草	干草	1-05-044	HR	85	*	*	*	*	*	10	*	*	*	*	*
AF	黑小麦	草料	2-02-647	HR	30	*	*	*	*	*	*	*	*	*	*	*
AF	黑小麦	干草	NA	HR	88	*	*	*	*	*	*	*	*	*	*	*
AF	黑小麦	秸秆	NA	HR	90	*	*	*	*	*	*	*	*	*	*	*
AF	芜菁	青贮饲料	3-26-208	HR	35	*	*	*	*	*	*	*	*	*	*	*
AV0506	野豌豆	地上部分(叶)	2-05-063	HR	30	*	*	*	*	*	10	*	*	*	*	*
AF	野豌豆	草料	2-05-112	HR	30	*	*	*	*	*	10	*	*	*	*	*
AF	野豌豆	干草	1-05-122	HR	85	*	*	*	*	*	*	*	*	*	*	*
AF	野豌豆	青贮饲料	3-26-357	HR	30	*	*	*	*	*	10	*	*	*	*	*
AF	小麦	草料	2-08-078	HR	25	*	*	*	*	*	10	*	*	*	*	*
AS0654	小麦	干草	1-05-172	HR	88	*	*	*	*	*	10	*	*	*	*	*
AS0654	小麦	秸秆	1-05-175	HR	88	*	*	*	*	*	10	*	*	*	*	*
AF	小麦	青贮饲料	3-05-186	HR	30	*	*	*	*	*	*	*	*	*	*	*

续表

Codex 代码	作物	饲料成分	IFN 代码	残留量	DM (%)	家禽，肉鸡				家禽，蛋鸡				火鸡		
						US CAN	EU	AU	JP	US CAN	EU	AU	JP	US CAN	EU	AU
	体重 (kg)					2	1.7	2	3	1.9	1.9	2	2	8	7	2
	日摄入量 (DM kg)					0.16	0.12	0.15	N/A	0.12	0.13	0.15	0.10	0.50	0.50	0.15
	谷粒/种子															
	根 & 块茎															
VR0577	胡萝卜	下脚料	2-01-146	HR	12	*	10	*	*	*	10	*	*	*	10	*
VR0463	木薯/木薯粉	根	2-01-156	HR	37	*	20	*	*	*	15	*	*	*	5	*
VR0589	马铃薯	下脚料	4-03-787	HR	20	*	10	*	*	*	10	*	*	*	20	*
VR0497	瑞士甘蓝	根	4-04-001	HR	10	*	10	*	*	*	10	*	*	*	10	*
VR506	芜菁	根	4-05-067	HR	15	*	10	*	*	*	10	*	*	*	10	*
	谷粒/种子															
GC0640	大麦	子粒	4-00-549	HR	88	75	70	15	10	75	100	15	*	75	50	15
VD0071	大豆	种子	4-00-515	HR	88	*	20	70	*	*	20	70	*	*	20	70
GC0645	玉米	子粒	4-20-698	HR	88	75	70	*	70	75	70	*	80	75	50	*
GC0656	裂花玉米	子粒	4-02-964	HR	88	75	*	*	70	75	*	*	80	*	*	*
VG0527	豇豆	种子	5-01-661	HR	88	10	5	5	*	10	10	5	*	10	5	10
VD0545	羽扇豆	种子	5-02-707	HR	88	10	15	15	*	10	10	10	*	10	10	50
GC0646	稷	子粒	4-03-120	HR	88	60	70	70	*	60	70	60	*	60	50	15
GC0647	燕麦	子粒	4-03-309	HR	89	75	70	15	*	75	70	15	*	75	50	5
VD0561	豌豆	种子	5-03-600	HR	90	20	20	5	*	20	20	5	*	20	20	40
GC0649	水稻	子粒	4-03-939	HR	88	20	*	50	*	20	*	50	*	20	*	60
GC0650	黑麦	子粒	4-04-047	HR	88	35	70	50	*	35	35	35	*	35	60	60
GC0651	高粱	子粒	4-04-383	HR	86	75	70	70	65	75	70	70	55	75	50	15
SO4724 VD4521	大豆	种子	5-64-610	HR	89	20	20	15	*	20	15	15	*	20	15	15
GC0653	黑小麦	子粒	4-20-362	HR	89	75	15	*	*	75	15	*	*	75	15	60
AL1029	野豌豆	种子	5-26-351	HR	89	*	*	*	*	*	*	*	*	*	*	*
GC0654	小麦	子粒	4-05-211	HR	89	75	70	70	10	75	70	55	*	75	50	*

续表

Codex代码	作物	饲料成分	IFN代码	残留量	DM (%)	家禽,肉鸡				家禽,蛋鸡				火鸡		
						US CAN	EU	AU	JP	US CAN	EU	AU	JP	US CAN	EU	AU
	体重 (kg)					2	1.7	2	3	1.9	1.9	2	2	8	7	2
	日摄入量 (DM kg)					0.16	0.12	0.15	N/A	0.12	0.13	0.15	0.10	0.50	0.50	0.15
	副产品															
AM 0660	扁桃仁	外壳	4-00-359	STMR	90	*	*	*	*	*	*	*	*	*	*	*
AB9226	苹果	湿果渣	4-00-419	STMR	40	*	*	*	*	*	*	*	*	*	*	*
AB	大麦	麦麸屑		STMR	90				*							
AB0596	糖用甜菜	干废粕	4-29-307	STMR	88	*	*	*	*	*	*	*	*	*	*	*
AB	糖用甜菜	青贮废粕	4-00-662	STMR	15	*	*	*	*	*	*	*	*	*	*	*
DM0596	糖用甜菜	糖浆	4-30-289	STMR	75	*	*	*	*	*	*	*	*	*	*	*
AB	啤酒糟	干	5-00-516	STMR	92	*	10	5	*	*	10	*	*	*	10	5
AB	加拿大油菜	粕	5-08-136	STMR	88	15	18	*	*	15	10	5	*	15	20	*
AB001	柑橘	干浆	4-01-237	STMR	91	*	*	*	*	*	*	*	*	*	*	*
SM	椰子	粕	5-01-572	STMR	91	*	*	*	*	*	*	*	*	*	*	*
AB	玉米	分选谷物颗粒	4-02-880	STMR	85	*	*	*	*	*	*	*	*	*	*	*
AB	玉米	加工副产品	5-28-235	STMR	85	50	60	*	*	50	50	*	*	50	50	20
AB	玉米	粥用粉	4-03-010	STMR	88	20	*	20	*	20	20	20	*	20	20	*
AB	甜玉米	罐头废料	2-02-875	STMR	30	*	*	*	*	*	*	*	*	*	*	*
AB	玉米麸	饲料	5-28-243	STMR	40	*	10	*	*	*	10	*	*	*	*	*
AB	玉米麸	粉	5-28-242	STMR	40	*	10	*	*	*	5	*	*	*	10	10
AB	棉花	粕	5-01-617	STMR	89	20	5	10	*	20	5	10	*	20	10	*
AB	棉花	未剥绒棉籽	5-01-614	STMR	88	*	*	*	*	*	*	*	*	*	*	*
AB	棉花	外壳	1-01-599	STMR	90	*	*	*	*	*	*	*	*	*	*	*
AB	棉花	轧棉副产品	1-08-413	STMR	90	*	*	*	*	*	*	*	*	*	*	*
AB	酒糟	干	5-00-518	STMR	92	*	10	*	5	*	10	*	*	*	10	*
SO0693	亚麻仁/亚麻籽	粕	5-02-043	STMR	88	20	10	*	*	20	10	*	*	20	10	*

续表

Codex 代码	作物	饲料成分	IFN 代码	残留量	DM (%)	家禽，肉鸡 US CAN	家禽，肉鸡 EU	家禽，肉鸡 AU	家禽，肉鸡 JP	家禽，蛋鸡 US CAN	家禽，蛋鸡 EU	家禽，蛋鸡 AU	家禽，蛋鸡 JP	火鸡 US CAN	火鸡 EU	火鸡 AU	火鸡 JP
		体重（kg）				2	1.7	2	3	1.9	1.9	2	3	8	7	2	2
		日摄入量（DM kg）				0.16	0.12	0.15	N/A	0.12	0.13	0.15	N/A	0.50	0.50	0.15	0.10
AB0269	葡萄	湿果渣	2-02-206	STMR	15	*	*	*	*	*	*	*	*	*	*	20	*
AB	羽扇豆种子	粕	NA	STMR	85	*	10	20	*	*	10	20	*	*	10	*	*
VS0626	棕榈	棕榈仁粕	5-03-486	STMR	90	*	*	*	*	*	*	*	*	*	5	10	*
SO0697	花生	粕	5-03-649	STMR	85	25	10	10	*	25	10	10	*	25	10	*	*
AB	菠萝	加工废料	NA	STMR	25	*	*	*	*	*	*	*	*	*	*	*	*
AB	马铃薯	加工废料	4-03-777	STMR	12	*	*	*	*	*	*	*	*	*	*	*	*
AB	马铃薯	干浆	4-03-775	STMR	88	*	20	5	5	*	15	5	5	*	*	5	*
AB	油菜	粕	5-26-093	STMR	88	*	*	*	5	*	10	*	5	*	20	*	*
AB	水稻	外壳	1-08-075	STMR	90	*	*	*	*	*	5	20	*	*	*	20	*
CM	水稻	糠/粕	4-03-928	STMR	90	10	10	20	5	10	5	15	5	10	*	15	20
SN	芝麻	粕	NA	STMR	90	*	*	*	*	*	*	*	*	*	*	*	5
SM	红花	粕	5-26-095	STMR	91	25	10	15	*	25	*	15	*	25	5	*	*
AB	高粱	分选谷物颗粒	NA	STMR	85	*	*	*	*	*	*	*	*	*	*	*	*
AB	大豆	分选谷物颗粒	NA	STMR	85	25	*	25	35	25	25	25	5	25	*	25	30
AB	大豆	粕	5-20-638	STMR	92	*	40	5	*	*	25	5	*	*	45	*	*
AB	大豆	外壳	1-04-560	STMR	90	*	10	5	*	*	5	*	*	*	*	*	*
AB	大豆	豆渣	NA	STMR	20	*	*	*	*	*	*	*	*	*	*	*	*
AB	大豆	糟粕	NA	STMR	?	*	*	*	*	*	*	*	*	*	*	*	*
AB	甘蔗	糖浆	4-13-251	STMR	75	*	*	15	*	*	10	15	*	*	*	15	*
AB	甘蔗	甘蔗渣	1-04-686	STMR	32	*	*	*	*	*	*	*	*	*	*	*	*
AB	向日葵	粕	5-26-098	STMR	92	25	10	15	*	25	10	15	*	25	10	*	*
AB	番茄	湿果渣	NA	STMR	20	*	*	*	*	*	*	*	*	*	*	*	*
AB	小麦	分选谷物颗粒	NA	STMR	85	*	*	20	*	*	10	20	*	*	*	20	*
AB	麦麸	粕	5-05-221	STMR	40	*	10	20	*	*	20	20	*	*	10	10	*
AB	小麦	副产品粉	4-06-749	STMR	88	50	20	20	5	50	20	20	5	50	20	20	30

表IX.3 羊的膳食比例

作物	饲料成分	IFN 代码	残留量	DM (%)	公羊/母羊 US CAN	EU	AU	羔羊 US CAN	EU	AU	猪，生育期 US CAN	EU	AU	猪，成熟期 US CAN	EU	AU	JP
	体重(kg)				85	75	60	40	40	60	270	260	60	100	100	60	110
	日摄入量(DM kg)				2	2.5	2.5	1.5	1.7	2.5	2	6	2.5	3.1	3	2.50	1.00
	饲料																
AL1020	苜蓿 草料	2-00-196	HR	35	90	40	100	90	40	90	*	*	*	*	*	*	*
AL1021	苜蓿 干草	1-00-054	HR	89	70	40	70	70	40	35	*	10	10	*	*	10	*
AF	苜蓿 粉	1-00-023	HR	89	20	20	*	20	20	*	5	10	10	5	10	10	5
AF	苜蓿 青贮饲料	3-08-150	HR	40	75	40	75	75	40	75	*	*	*	*	*	*	*
AF	大麦 草料	2-00-511	HR	30	70	50	100	30	50	100	*	*	*	*	*	*	*
AS0640	大麦 干草	1-00-495	HR	88	65	*	70	65	*	25	*	*	10	*	*	5	*
AS0641	大麦 秸秆	1-00-498	HR	89	25	60	30	25	60	30	*	10	10	*	*	10	*
AF	大麦 青贮饲料	NA	HR	40	*	50	*	*	50	*	*	*	*	*	*	*	*
AL1030	豆 蔓藤	2-14-388	HR	35	30	30	*	30	30	*	*	*	*	*	*	*	*
AV0569	饲用甜菜 饲料	2-00-632	HR	15	*	10	*	*	10	*	*	15	*	*	*	*	*
VR0596	糖用甜菜 地上部分	2-00-649	HR	23	15	20	*	20	20	*	*	10	*	*	*	*	*
VB0041	甘蓝 头,叶	2-01-046	HR	15	*	10	*	*	10	*	*	10	*	*	*	*	*
AL1023	三叶草 草料	2-01-434	HR	30	85	85	100	30	30	100	*	20	*	*	*	*	*
AL1031	三叶草 干草	1-01-415	HR	89	80	80	75	20	20	35	*	20	*	*	*	10	*
AF	三叶草 青贮饲料	3-01-441	HR	30	85	85	75	30	30	75	*	20	*	*	*	*	*
AF0645	玉米 草料/青贮饲料	3-28-345	HR	40	70	*	80	30	30	60	*	20	*	*	*	*	*
AS0645	玉米 秸草	3-28-251	HR	83	50	*	*	25	*	*	*	20	*	*	*	*	*
AF	裂花玉米 秸草	2-02-963	HR	85	25	*	*	25	*	*	*	20	*	*	*	*	*
AF	甜玉米 草料	1-08-407	HR	48	75	*	25	25	*	*	*	20	*	*	*	*	*
AF	甜玉米 秸草	NA	HR	83	70	*	30	30	*	*	*	*	*	*	*	*	*
AF	豇豆 草料	2-01-655	HR	30	75	35	100	30	35	100	*	20	*	*	*	*	*
AF	豇豆 干草	1-01-645	HR	86	50	35	65	20	35	35	*	20	10	*	*	10	*
AF	冠豆 草料	2-19-834	HR	30	80	*	95	30	*	95	*	*	*	*	*	*	*

续表

作物	饲料成分	IFN代码	残留量	DM(%)	公羊/母羊 US/CAN	公羊/母羊 EU	公羊/母羊 AU	羔羊 US/CAN	羔羊 EU	羔羊 AU	猪·生育期 US/CAN	猪·生育期 EU	猪·生育期 AU	猪·成熟期 US/CAN	猪·成熟期 EU	猪·成熟期 AU	猪·成熟期 JP
体重(kg)					85	75	60	40	40	60	270	260	60	100	100	60	110
日摄入量(DM kg)					2	2.5	2.5	1.5	1.7	2.5	2	6	2.5	3.1	3	2.50	1.00
AF	冠豆	干草	1-20-803	HR	90	65	*	70	20	*	35	2	*	*	*	*	*	*
AF	牧草	草料(鲜)	2-02-260	HR	25	95	95	100	25	50	100	*	20	*	*	*	*	*
AF	牧草	干草	1-02-250	HR	88	90	90	70	15	30	25	*	20	10	*	*	10	*
AF	牧草	青贮饲料	3-02-222	HR	40	90	90	75	20	50	50	*	20	*	*	*	*	*
AV480	羽衣甘蓝	叶	2-02-446	HR	15	*	10	*	*	10	*	*	10	*	*	10	*	*
AL1025	胡枝子	草料	2-07-058	HR	22	80	*	*	30	*	*	*	*	*	*	10	*	*
AF	胡枝子	干草	1-02-522	HR	88	70	*	20	20	*	*	*	*	*	*	10	*	*
AF	稷	草料	2-03-801	HR	30	80	*	100	35	*	60	*	*	*	*	*	*	*
AF	稷	干草	1-03-119	HR	85	75	*	65	20	*	20	*	*	10	*	*	10	*
AS0646	稷	秸秆	1-23-802	HR	90	50	*	35	15	*	15	*	*	10	*	*	10	*
AF0647	燕麦	草料	2-03-292	HR	30	25	40	100	35	40	100	*	20	*	*	*	*	*
AS0647	燕麦	干草	1-03-280	HR	90	80	40	65	20	40	20	*	20	10	*	*	10	*
AF	燕麦	秸秆	1-03-283	HR	90	10	40	35	20	40	15	*	*	10	*	*	10	*
AF	燕麦	青贮饲料	3-03-298	HR	35	*	*	*	*	*	*	*	*	*	*	*	*	*
AL0528	豌豆	蔓藤	3-03-596	HR	25	75	20	90	35	20	90	*	20	*	*	*	*	*
AL0072	豌豆	干草	1-03-572	HR	88	75	20	70	25	20	30	*	20	15	*	*	10	*
AF	豌豆	青贮饲料	3-03-590	HR	40	73	20	75	35	20	70	*	20	*	*	*	*	*
AL0697	花生	干草	1-03-619	HR	85	79	*	25	25	*	25	*	*	*	*	*	*	*
VL0495	油菜	草料	2-03-867	HR	30	50	40	90	30	40	90	*	20	*	*	*	*	*
AS0649	水稻	秸秆	1-03-925	HR	90	10	10	20	10	10	15	*	*	10	*	*	10	*
AF	水稻	青贮饲料(整个作物)		HR	40	75	40	100	30	40	100	*	*	*	*	*	*	
AF0650	黑麦	草料	2-04-018	HR	30	75	40	*	*	*	*	*	20	*	*	*	*	*

续表

代码	作物	饲料成分	IFN 代码	残留量	DM (%)	公羊/母羊 US CAN	EU	AU	盖羊 US CAN	EU	AU	猪,生育期 US CAN	EU	AU	猪,成熟期 US CAN	EU	AU	JP
	体重 (kg)					85	75	60	40	40	60	270	260	60	100	100	60	110
	日摄入量 (DM kg)					2	2.5	2.5	1.5	1.7	2.5	2	6	2.5	3.1	3	2.50	1.00
AS0650	黑麦	秸秆	1-04-007	HR	88	25	40	20	10	40	20	*	*	*	*	*	*	*
AF	黑麦	青贮饲料			28													
AF0651	高粱秆	见牧草																
	高粱	草料	2-04-317	HR	35	30	20	100	30	20	65	*	20	10	*	*	*	*
AS	高粱	秸草	1-07-960	HR	88	30	20	*	20	20	*	*	20	*	*	*	*	*
AF	高粱	青贮饲料			21													
AL1265	大豆	草料	2-04-574	HR	56	80	*	90	35	*	80	*	*	*	*	*	*	*
AL0541	大豆	干草	1-04-558	HR	85	65	*	70	20	*	25	*	*	*	*	*	*	*
AF	大豆	青贮饲料	3-04-581	HR	30	70	*	75	40	*	65	*	*	*	*	*	*	*
AF	甘蔗	地上部分	2-04-692	HR	25	*	*	*	*	*	*	*	*	*	*	*	*	*
AL	车轴草	草料	2-20-786	HR	30	75	40	90	35	20	90	*	20	*	*	*	*	*
AF	车轴草	干草	1-05-044	HR	85	60	40	70	25	20	70	*	20	15	*	*	10	*
AF	黑小麦	草料	2-02-647	HR	30	60	40	100	30	30	100	*	20	*	*	*	*	*
AF	黑小麦	干草	NA	HR	88	80	40	70	20	20	25	*	20	10	*	*	10	*
AF	黑小麦	秸秆	NA	HR	90	10	40	20	10	10	15	*	*	10	*	*	10	*
AF	黑小麦	青贮饲料	3-26-208	HR	35	30	*	*	25	*	*	*	*	*	*	*	*	*
AV0506	芜菁	地上部分(叶)	2-05-063	HR	30	65	30	75	20	30	75	*	*	10	*	*	*	*
AF	野豌豆	草料	2-05-112	HR	30	80	30	100	30	20	100	*	*	10	*	*	*	*
AF	野豌豆	干草	1-05-122	HR	85	75	30	75	20	20	30	*	*	*	*	*	10	*
AF	野豌豆	青贮饲料	3-26-357	HR	30	80	*	*	30	*	*	*	*	*	*	*	*	*
AF	小麦	草料	2-08-078	HR	25	75	40	100	30	30	100	*	20	10	*	*	*	*
AS0654	小麦	干草	1-05-172	HR	88	80	40	65	20	20	25	*	20	10	*	*	10	*
AS0654	小麦	秸秆	1-05-175	HR	88	25	40	20	10	40	15	*	*	10	*	*	10	*

续表

代码	作物	饲料成分	IFN代码	残留量	DM(%)	公羊/母羊			羔羊			猪，生育期			猪，成熟期			
						US CAN	EU	AU	US CAN	EU	AU	US CAN	EU	AU	US CAN	EU	AU	JP
	体重(kg)					85	75	60	40	40	60	270	260	60	100	100	60	110
	日摄入量(DM kg)					2	2.5	2.5	1.5	1.7	2.5	2	6	2.5	3.1	3	2.50	1.00
AF	小麦	青贮饲料	3-05-186	HR	30	30	*	*	25	*	*	*	*	*	*	*	*	*
	根 & 块茎																	
VR0577	胡萝卜	下脚料	2-01-146	HR	12	20	20	*	40	20	*	*	25	10	*	25	5	*
VR0463	木薯/木薯粉	根	2-01-156	HR	37	*	20	*	*	20	*	*	40	*	*	40	*	*
VR0589	马铃薯	下脚料	4-03-787	HR	20	50	30	*	40	20	*	*	50	10	*	50	*	*
VR0497	瑞士甘蓝	根	4-04-001	HR	10	*	30	80	*	30	80	*	40	5	*	40	*	*
VR506	芜菁	根	4-05-067	HR	15	75	30	80	75	30	80	*	40	5	*	40	5	*
	谷粒/种子																	
GC0640	大麦	子粒	4-00-549	HR	88	40	40	85	40	60	85	20	80	85	20	80	80	30
VD0071	大豆	种子	4-00-515	HR	88	20	20	85	20	20	85	*	20	20	*	20	20	*
GC0645	玉米	子粒	4-20-698	HR	88	50	30	85	50	30	85	85	70	80	85	70	80	85
GC0656	裂花玉米	子粒	4-02-964	HR	88	50	30	85	50	30	85	*	*	*	*	*	*	*
VG0527	豇豆	种子	5-01-661	HR	88	*	20	75	*	20	75	10	10	10	10	20	10	*
VD0545	羽扇豆	种子	5-02-707	HR	88	*	10	100	*	10	100	*	15	25	*	20	25	*
GC0646	稷	子粒	4-03-120	HR	88	40	30	*	40	30	*	20	70	70	20	70	70	*
GC0647	燕麦	子粒	4-03-309	HR	89	*	40	90	*	60	90	*	70	80	*	70	80	*
VD0561	豌豆	种子	5-03-600	HR	90	20	20	*	20	20	*	15	20	40	15	20	40	*
GC0649	水稻	子粒	4-03-939	HR	88	20	40	*	20	45	*	20	*	60	20	*	65	35
GC0650	黑麦	子粒	4-04-047	HR	88	20	40	80	50	40	80	80	70	80	80	70	70	55
GC0651	高粱	子粒	4-04-383	HR	86	40	40	80	40	40	80	80	70	80	80	70	80	*
SO4724 VD4521	大豆	种子	5-64-610	HR	89	25	10	40	15	20	40	15	10	10	15	20	10	*

153

续表

作物	饲料成分	IFN代码	残留量	DM (%)	公羊/母羊 US CAN	公羊/母羊 EU	公羊/母羊 AU	盖羊 US CAN	盖羊 EU	盖羊 AU	猪，生育期 US CAN	猪，生育期 EU	猪，生育期 AU	猪，成熟期 US CAN	猪，成熟期 EU	猪，成熟期 AU	JP
体重 (kg)					85	75	60	40	40	60	270	260	60	100	100	60	110
日摄入量 (DM kg)					2	2.5	2.5	1.5	1.7	2.5	2	6	2.5	3.1	3	2.50	1.00
GC0653 黑小麦	子粒	4-20-362	HR	89	20	30	85	20	40	85	*	60	80	*	60	80	*
AL1029 野豌豆	种子	5-26-351	HR	89	*	*	*	*	*	*	*	*	10	*	*	10	*
GC0654 小麦	子粒	4-05-211	HR	89	20	40	80	20	60	80	*	70	80	*	70	80	35
副产品																	
AM0660 扁桃仁	外壳	4-00-359	STMR	90	*	*	*	*	*	*	*	*	*	*	*	*	*
AB9226 苹果	湿果渣	4-00-419	STMR	40	10	10	*	10	10	*	*	10	*	*	*	*	*
AB 大麦	麦麸屑		STMR	90													
AB0596 糖用甜菜	干废粕	4-29-307	STMR	88	15	40	*	20	40	*	*	20	*	*	20	*	*
AB 糖用甜菜	青贮废粕	4-00-662	STMR	15	*	*	*	*	*	*	*	*	*	*	*	*	*
DM0596 糖用甜菜	糖浆	4-30-289	STMR	75	15	5	*	10	5	*	*	5	*	*	5	*	*
AB 啤酒糟	干	5-00-516	STMR	92	70	30	*	40	10	*	*	10	10	*	10	10	*
AB 加拿大油菜	粕	5-08-136	STMR	88	15	*	35	15	*	35	15	20	20	15	20	20	*
AB001 柑橘	干果	4-01-237	STMR	91	20	*	*	15	*	*	*	15	10	*	*	10	*
SM 椰子	粕	5-01-572	STMR	91	*	20	35	*	20	35	*	*	10	*	*	10	*
AB 玉米	分选谷物颗粒	4-02-880	STMR	85	*	*	*	*	*	*	*	*	*	*	*	*	*
AB 玉米	加工副产品	5-28-235	STMR	85	35	30	*	50	30	*	60	75	70	60	75	70	*
AB 玉米	粥用粉	4-03-010	STMR	88	50	*	*	50	*	*	20	*	40	20	*	40	*
AB 甜玉米	罐头饲料	2-02-875	STMR	30	30	*	*	20	*	*	*	*	*	*	*	*	*
AB 玉米	饲料	5-28-243	STMR	40	35	30	80	50	30	80	20	20	20	20	20	20	10
AB 玉米麸	粉	5-28-242	STMR	40	35	30	*	50	30	*	20	20	25	20	10	25	10
AB 棉花	粕	5-01-617	STMR	89	15	15	45	10	10	45	15	10	10	15	5	10	5
AB 棉花	未剥绒棉籽	5-01-614	STMR	88	25	*	25	25	*	25	*	*	*	*	*	*	*
AB 棉花	外壳	1-01-599	STMR	90	15	*	20	20	*	20	*	*	*	*	*	*	*
AB 棉花	轧棉副产品	1-08-413	STMR	90	*	*	*	*	*	*	*	*	*	*	*	*	*

续表

	作物	饲料成分	IFN 代码	残留量	DM (%)	公羊/母羊 US CAN	公羊/母羊 EU	公羊/母羊 AU	盖羊 US CAN	盖羊 EU	盖羊 AU	猪，生育期 US CAN	猪，生育期 EU	猪，生育期 AU	猪，成熟期 US CAN	猪，成熟期 EU	猪，成熟期 AU	猪，成熟期 JP
		体重（kg）				85	75	60	40	40	60	270	260	60	100	100	60	110
		日摄入量（DM kg）				2	2.5	2.5	1.5	1.7	2.5	2	6	2.5	3.1	3	2.50	1.00
AB	酒糟	干	5-00-518	STMR	92	35	10	*	25	10	*	*	20	20	*	20	20	*
SO0693	亚麻仁/亚麻籽	粕	5-02-043	STMR	88	15	20	*	20	10	*	10	20	10	10	20	10	*
AB0269	葡萄	湿果渣	2-02-206	STMR	15	*	*	*	*	*	*	*	*	10	*	*	10	*
AB	羽扇豆种子	粕	NA	STMR	85	*	25	*	*	20	*	*	10	25	*	10	25	*
VS0626	棕榈	棕榈仁粕	5-03-486	STMR	90	*	*	*	15	*	*	*	10	10	*	10	10	15
SO0697	花生	粕	5-03-649	STMR	85	20	20	*	*	20	*	15	20	10	15	20	10	*
AB	菠萝	加工废料	NA	STMR	25	*	*	*	25	20	*	*	*	*	*	*	*	*
AB	马铃薯	加工废料	4-03-777	STMR	12	50	40	*	*	20	*	*	20	*	*	*	*	*
AB	马铃薯	干浆	4-03-775	STMR	88	*	40	*	15	20	*	*	10	*	*	20	*	*
AB	油菜	粕	5-26-093	STMR	88	15	15	*	10	15	*	*	10	15	*	20	15	20
CM	水稻	外壳	1-08-075	STMR	90	20	*	20	10	*	15	10	*	10	*	0	10	*
AB	水稻	糠/粕	4-03-928	STMR	90	*	30	*	*	30	*	10	10	30	10	0	20	10
SN	芝麻	粕	NA	STMR	90													
SM	红花	粕	5-26-095	STMR	91	15	*	*	15	*	*	15	*	20	15	*	20	*
AB	高粱	分选谷物颗粒	NA	STMR	85	*	*	*	*	*	*	*	*	*	*	*	*	*
AB	大豆	分选谷物颗粒	NA	STMR	85	*	*	*	*	*	*	*	*	*	*	*	*	*
AB	大豆	粕	5-20-638	STMR	92	25	25	35	15	25	35	15	30	30	15	30	30	*
AB	大豆	外壳	1-04-560	STMR	90	50	*	20	20	*	20	*	*	10	*	*	10	*
AB	大豆	豆渣	NA	STMR	20													
AB	大豆	糟粕	NA	STMR	?													
AB	甘蔗	糖浆	4-13-251	STMR	75	10	5	10	10	5	10	10	10	30	10	10	*	*
AB	甘蔗	甘蔗渣	1-04-686	STMR	32	*	*	10	*	*	*	*	*	*	*	*	*	*
AB	向日葵	粕	5-26-098	STMR	92	20	20	40	20	20	40	15	10	30	15	10	30	*

155

续表

分类	作物	饲料成分	IFN代码	残留量	DM(%)	公羊/母羊 US CAN	EU	AU	盖羊 US CAN	EU	AU	猪,生育期 US CAN	EU	AU	猪,成熟期 US CAN	EU	AU	JP
	体重 (kg)					85	75	60	40	40	60	270	260	60	100	100	60	110
	日摄入量 (DM kg)					2	2.5	2.5	1.5	1.7	2.5	2	6	2.5	3.1	3	2.50	1.00
AB	番茄	湿果渣	NA	STMR	20													
AB	小麦	分选谷物颗粒	NA	STMR	85	*	*	*	*	*	*	*	*	*	*	*	*	*
AB	小麦麸	粕	5-05-221	STMR	40	10	30	*	10	30	*	10	10	25	10	10	25	*
AB	小麦	副产品粉	4-06-749	STMR	88	40	40	*	50	50	*	50	50	40	50	50	40	15

注:
干物质比例(%):应注明牛肉、奶制品、羊饲料的代表性初级农产品和加工后的农产品的含水量。
饲料分类:R:粗饲料;CC:浓缩糖类;PC:浓缩蛋白质。
残留水平:HR:最高残留值(或 HAFT);STMR:规范残留试验中值。
* 不适用于日摄入量较小(小于 5%)的饲料
性畜日摄入量百分比:通过人们对性畜肉、奶、蛋的消费量可评估成熟待售性畜的每日摄入饲料量,涉及动物如下:
列出了参照动物的体重和每日摄入干物质饲料量。肉牛、奶牛、羊、家禽和猪的膳食百分比是基于干重。表中

美国/加拿大
肉牛:成熟期,体重 500 kg,每日摄入 9.1 kg 干物质饲料。
乳制品:成熟期的奶牛,体重 600 kg,日产奶 23 kg,每日摄入 18.2 kg 干物质饲料。
公羊/母羊:生育期,体重 85 kg,每日摄入 2.0 kg 干物质饲料。
育肥盖羊:成熟期,体重 40 kg,每日摄入 1.5 kg 干物质饲料。
公猪/母猪:生育期,体重 270 kg,每日摄入 2.0 kg 干物质饲料。
成熟期猪:体重 100 kg,每日摄入 3.1 kg 干物质饲料。
肉鸡:体重 2.5 kg,每日摄入 0.16 kg 干物质饲料。
蛋鸡:体重 3.2 kg,每日摄入 0.12 kg 干物质饲料。
火鸡:体重 12 kg,每日摄入 0.5 kg 干物质饲料。
欧盟
肉牛:成熟期,体重 500 kg,每日摄入 10 kg 干物质饲料。
乳制品:成熟期的奶牛,体重 650 kg,日产奶 40 kg,每日摄入 25 kg 干物质饲料。
公羊/母羊:生育期,体重 75 kg,每日摄入 2.5 kg 干物质饲料。
育肥盖羊:成熟期,体重 40 kg,每日摄入 1.7 kg 干物质饲料。
公猪/母猪:生育期,体重 260 kg,每日摄入 2.0 kg 干物质饲料。
成熟期猪:体重 100 kg,每日摄入 3.0 kg 干物质饲料。

肉鸡,体重1.7 kg,每日摄入0.12 kg干物质饲料。
蛋鸡,体重1.9 kg,每日摄入0.13 kg干物质饲料。
火鸡,体重20 kg,每日摄入0.7 kg干物质饲料。

澳大利亚

肉牛:成熟期,体重400 kg,每日摄入9.1 kg干物质饲料。

乳制品:成熟期的母牛,体重600 kg,日产奶23 kg,每日摄入18.2 kg干物质饲料。

公羊/母羊:生育期,体重85 kg,每日摄入2.0 kg干物质饲料。

育肥羔羊,成熟期,体重40 kg,每日摄入1.5 kg干物质饲料。

公猪/母猪:生育期,体重270 kg,每日摄入2.0 kg干物质饲料。

成熟期猪:体重100 kg,每日摄入3.1 kg干物质饲料。

肉鸡,体重2.5 kg,每日摄入0.16 kg干物质饲料。

蛋鸡,体重3.2 kg,每日摄入0.12 kg干物质饲料。

火鸡,体重12 kg,每日摄入0.5 kg干物质饲料。

饲料

苜蓿:除非气候条件影响收割期,否则最少需要3个收割期的残留数据。芽后期开花前期为第一次收割期,开花期(1/10阶段)为第二次收割期,最后一次收割时为为盛花期;

苜蓿粉(17%蛋白质):不需要残留数据。牲畜日常摄入苜蓿粉,应采用干草的MRL;

苜蓿干草:在田间晾干至含水量为10%~20%;

苜蓿青贮饲料:青贮饲料的残留数据是令人满意的,但是膳食暴露评估结果是令人满意的。在苜蓿出芽后期到1/10开花期收割,待苜蓿枝条干至含水量为60%时,切碎,包装。在密封条件下最多发酵3周。如果缺少青贮饲料的数据,可以用由干物质校正后的草料饲料残留数据代替。

大麦干草:在子粒灌浆期至蜡熟前期收割,干草应在田间晾干至含水量为10%~20%。

大麦麦秆:大麦植株收割后麦穗(脱粒)后剩余的部分(干麦秆、带叶的茎)。

大麦青贮饲料:大麦青贮饲料在盛开花期收割,待青贮饲料含水量为55%~65%,切碎,包装。在孕穗期到抽穗前期收割,待青贮饲料含水量为55%~65%,切碎,包装,在密封条件下最多发酵3周,使pH达到4。如果缺少青贮饲料和半干青贮饲料的数据,可以用由干物质校正后的草料饲料残留数据代替。

糖用甜菜地上部分:基于目前美国的农业措施,甜菜地上部分只用来饲喂牛、羊。其他国家或地区也许另有他用。

甘蓝:头部,新鲜的。

三叶草草料:在植株高10~20 cm(4~8英寸)至开花前收割,干物质含水量为10%~20%。三叶草种子不需要残留数据。

三叶草干草:开花期前期至盛开花期收割,在田间晾干至含水量为10%~20%。三叶草种子不需要残留数据。

三叶草青贮饲料:青贮饲料的残留数据是可以选择的,但是膳食暴露评估结果是令人满意的。在开花期前期至1/4开花期收割,待枯萎至含水量为60%,切碎,包装。提供了最常用的红三叶草IFN码。此方法适用于青贮饲料和半干青贮饲料。如果缺少青贮饲料的数据,可以用由干物质校正后的草料饲料残留数据代替。

玉米草草料(田间和裂片):在玉米蜡熟后期/出穗前期收割地上部分。

玉米秸草(田间和裂片):去除了玉米粒或是玉米穗(玉米轴+玉米粒)的成熟干秸秆。干物质比例为80%~85%。

玉米青贮饲料(田间和裂片):新收割的样品经过最多3周的储藏发酵,使其pH≤5,并对干物质百分比进行校正。收割的新鲜样品经过最多3周储藏发酵,使pH≤5,用干物质比例校正结果。

甜玉米草料:在田玉米收获前收割,包含或不包含玉米穗。

豇豆草料:在植株高15 cm(6英寸)至开花前收割,干物质含约为30%。

豇豆干草：在豆荚半成熟至完全成熟时收割。在田间晾干至开花前收割，干物质比例为10%～20%。

冠豆干草：在盛花期收割，株高15 cm(6英寸)至田间晾干至开花前收割，干物质比例约为30%。

牧草：牧草需要提供是收获0 d的田间残留数据，除非无法获得数据。有些农药在播种前或破土前使用。干草的收割需要设置合理的采收间隔期。牧草包括：稗草、康穗草、狗牙草、草地早熟禾、大须芒草、无芒雀麦、水牛草、草芦、马唐草、砂地鼠尾草、雀稗、杯子草、马唐草、草原看麦娘、东方格兰马草、羊草、印度草、石茅高粱、画眉草、紫狼尾草、燕麦草、野茅草、野茅草、俯仰马唐、小糠草、小糠草、意大利野麦草、千金子、芒麦草、肺筋草、柳枝稷、栎牧草、麦穗草、野生黑麦草、高粱牧草及它们的杂交品种。

牧草草料：在植株高15～20 cm(6～8英寸)至孕穗期收割。在田间晾干至孕穗期前期收割，干物质比例约为25%。

干牧草：在孕穗期到抽穗前期收割，待青贮饲料干至合水量为55%～60%，切碎，包装。可能需要某种种子中的残留数据。对于仅收获种子的牧草，PGI和PHI是可以接受的。包括苏丹草、高粱牧草及它们的杂品种。

牧草青贮饲料：青贮饲料的残留数据是可以选择的，膳食暴露评估的结果是令人满意的。在孕穗期到抽穗前期收割。如果缺少青贮饲料残留数据，可以用校正后的干饲料残留数据代替。在日本，对于肉牛和奶牛，消费列表中意大利黑麦草、野茅草和牛草3种牧草所占的百分比最高。

在密封条件下至少多发酵3周，使pH达到4。如果缺少青贮饲料残留数据。

羽衣甘蓝叶：新鲜的

胡枝子干草：在株高12～15 cm(4～6英寸)至开花前收割。在田间晾干至拔节期同收割。

胡枝子干草：一年生/韩国。在早花期至蜡熟初期收割，在田间晾干至盛期前期收割。干物质比例约为30%。绢毛蔷薇，株高30～37.5 cm(12～15英寸)时收割。在田间晾干至合水量为10%～20%。

稷草料：在株高10英寸至孕穗前期收割部分(干燥的茎或带叶秆)。干物质比例约为30%。

稷草秸秆：孕穗前期或株高约为1 m(40英寸)时收割。在田间晾干至合水量为10%～20%。包括珍珠稷。

黍秸秆：只需要豆秆的残留数据。谷粒收获后的残余部分(干燥的茎或带叶秆)。

燕麦草料：在分蘖期至拔节至期同收割。

燕麦干草：在早花期至蜡熟初期收割，在田间晾干至成熟期收割。干物质比例约为10%～20%。

大田豌豆草料：麦粒收获后的残余部分作罐头时制作的紫花豌豆。包括用于性畜饲料的品种，如奥地利冬季豌豆。

紫花豌豆藤：豆荚形成后收割，干物质比例约为25%。经干物质校准后剩余的紫花豌豆藤和干组成的品种。

大田豌豆青贮饲料：盛花期至豆荚形成期收割，在田间晾干至豆荚干燥和牛的饲料中，水稻秸秆的干物质比例不超过20%(以湿重计)。

花生干草：花生干草是由机械收割后剩余的紫花生藤和花生藤干燥，晒干至合水量为10%～20%。

水稻秸秆：收获后剩余的植株(茎的基部)。日本规定供人食用的肉牛和奶牛的饲料中，水稻秸秆的干物质比例约为30%。

黑麦草料：在植株高15～20 cm(6～8英寸)至拔节期收割，干物质比例约为30%。

黑麦秸秆：麦粒收获后的残余部分(干燥的茎或带叶秆)。

高粱草料：在蜡熟初期到蜡熟末期收割整个地上部分。直接分析高粱草料样品是经过最多3周的储藏发酵，使其pH≤5后分析，用干物质比例校正结果。

高粱株草：谷粒收获后的成熟干燥茎秆。干物质比例约为85%。

大豆草料：在植株高15～20 cm(6～8英寸)，茎秆第6节至开始结荚期收割，干物质比例约为35%。

大豆干草：在开花中期到盛花期，底部叶子开花始脱落前。在茎秆第6节至开花结荚前期收割，在田间晾干至合水量为10%～20%。

大豆青贮饲料：是可选择性残留数据。在荚率达50%至满荚全熟期收割。如缺少青贮饲料残留数据，经干物质校准后草料的残留数据可用于大豆青贮饲料。

车轴草草料：在植株高12.5～25 cm(5～10英寸)至开花至盛花期收割。

车轴草干草：第一次开花至盛花期收割，在田间晾干至合水量为10%～20%。

黑小麦：见小麦。

野豌豆草料：在植株高15 cm（6英寸）至开花前期收割，干物质比例约为30%。

野豌豆干草：开花前期至结荚率达50%时收割。在田间晾晒至含水量为10%～20%。野豌豆不包括冠豆。

小麦：包括二粒小麦和黑小麦。二粒小麦不需要特殊的MRL研究。

小麦草料：在植株高15～20 cm（6～8英寸）至拔节期收割，干物质比例约为25%。

小麦干草：在开花前期（孕穗熟前期收割。在田间晾晒至含水量为10%～20%。

小麦秸秆：麦粒收获后的残余部分（干燥带叶秆）。

根 & 块茎

胡萝卜下脚料：初级农产品的残留数据，包括下脚料。

木薯根：整个根部切成小块，干燥后去皮。

马铃薯下脚料：不适合加工或出售出的整个未去皮的马铃薯。

谷粒/种子

大麦或燕麦的麦粒：需要谷仁（颖果）和谷壳（外稃和内稃）的残留数据。

豆，豇豆，羽扇豆，豌豆，大豆，野豌豆：需要豆类种子干燥种子的残留数据。

玉米粒（田间和裂果）：需要去掉玉米穗轴后的成熟玉米粒（颖果）的残留数据。

稷粒：需要谷仁和谷壳（外稃和内稃）的残留数据。

珍珠稷粒：需要去掉谷壳（外稃和内稃）的谷仁的残留数据。

稻粒：需要稻谷或糙米的残留数据。登记人员应与管理机构联系从而取得具体的水稻数据。

黑麦，黑小麦，高粱，小粒（麦粒），小粒（麦粒）：需要去掉谷壳（外稃和内稃）的谷仁（颖果）的残留数据。

副产品

通常情况：在美国，牲畜日常饲喂包括不止一种副产品（扁桃仁核、杏仁核、果核，可吸入的谷物粉尘，胡萝卜下脚料，柑橘渣，甜玉米罐头废渣，棉花轧棉副产品，波萝加工废料，马铃薯下脚料，马铃薯加工废料）。

杏仁壳：杏仁外的干果皮。

湿苹果渣：苹果果渣：包括整个小苹果果酿酒后的废弃部分，制作果汁和果酱剩余的茎，果核，果皮。

分选谷物颗粒（"谷粒粉尘"）：出于对环境安全的考虑，在移动农处理谷物及油料种子时在谷物升降机中收集的粉尘。

需要提供采收后的玉米、高粱、大豆、小麦的残留数据（生殖生长开始前）。一般不需要残留数据，除非植物的代谢和加工试验表明外部种皮的残留量会产生监管问题。如麦麸、大豆壳。大豆壳，前的营养对玉米、大豆、高粱、小麦的可吸入谷仁，小麦的残留数据。

糖用甜菜下脚料：甜菜糖浆，甜菜清洗后除去顶部，叶，沙土，压榨提取糖液后剩余的干物质，需标注水分含量。

糖用甜菜糖浆：甜菜制糖过程中的副产品，含糖量不低于48%，两次稀释后剩余的干渣，含糖量浓度不低于79.5 Brix。

啤酒糟：以大麦，其他混合谷类，谷物为原料，制造麦芽汁或啤酒后剩余的干渣，粉状的干啤酒花含量小于3%，需标注水分含量。

加拿大油菜籽料：加拿大油菜籽榨油（物理压榨或化学浸提）后剩下的残渣。

柑橘干果渣：由碎皮，内部的残渣，干燥成的特殊柑橘类水果组成的粗粒形成的片状产品。可能包括干燥的柑橘渣、果粒及整个柑橘种子。

椰子粕：椰子榨油（物理压榨或化学浸提）后剩下的残渣。

玉米（田间）加工副产品：（干加工：玉米渣，玉米粕，玉米粉，玉米油。如果需要玉米干加工产品的MRL，需要对玉米渣，玉米粕，玉米粉、玉米粒制定较高的混合物。

玉米（田间）粥用粉：在制作珍珠玉米粥、玉米糁或做餐过程中产生的玉米糠，玉米胚芽，玉米的剩余部分。

饲用玉米粒：田间玉米粒通过湿磨的方法除去了大量的淀粉，含淀粉的剩余部分。

玉米（田间）麦麸：田间玉米粒通过湿磨的方法除去大量的淀粉，胚芽，糠屑的剩余干燥物。

在收获MRL值。除非谷物的残留量会产生监管问题，除非谷物的残留量低于分析方法的定量限。在收获前的残留量低于谷物在谷物加工头至种子开始至种子头部形成的残留量数据（生殖生长开始至种子头部形成的残留量数据，除非甜玉米罐头废渣，果皮，果核，果汁和果酱剩余的茎，制作果汁和果酱剩余的废弃部分，包括整个小苹果酿酒后的...

甜玉米:田间早期收割的青玉米的残留数据可以为甜玉米的残留数据提供参考。该数据通过在甜玉米代表性种植区对乳熟期玉米进行大量的试验得来的。

甜玉米罐头废料:包括:外皮,叶,玉米穗轴和玉米粒。需要玉米植株的残留数据。

棉籽粕:棉籽榨油(物理压榨或化学浸提)后剩下的残渣。

未剥绒棉籽:轧棉后仍带有细小棉纤维的棉籽。

棉籽壳:主要包括棉籽的棉籽外壳。

棉花轧棉副产品(俗称轧棉垃圾):轧棉后留的残余物,由毛刺,叶子,枝条,生棉籽,沙子,土组成。不需要采摘的棉花的残留数据。为了在轧棉过程中提供有充分代表性的植物残留数据,应使用商业机械化设备收集棉花。需要2个收获剥棉的田间试验。

酒糟:谷物酿酒后或谷物混合物发酵后剩余的残渣。需标注水分含量。

亚麻仁/亚麻籽粕:亚麻仁榨油(物理压榨或化学浸提)后剩下的残渣。

湿葡萄渣:葡萄榨汁后剩余的残渣,也称"榨渣"。需标注水分含量。

羽扇豆种籽粕:羽扇豆种子榨油(物理压榨或化学浸提)后剩下的残渣。

棕榈粕:棕榈仁榨油(物理压榨或化学浸提)后剩下的残渣。

花生粕:花生仁榨油(物理压榨或化学浸提)后剩下的残渣。

菠萝渣(也称作湿糖):产自鲜切生产线的湿废料,包括:菠萝地上部分(去冠),根部,菠萝皮,去皮时剪下的废物,果渣(榨汁后剩余部分)及下脚料。

马铃薯渣:加工后的马铃薯干废料。见马铃薯加工废料。

马铃薯加工废料:鲜皮(鲜皮/干皮,生薯条,炸薯条,热马铃薯):鲜皮的最大残留限量一般用来做膳食负荷值计算。残留数据源于试验点或商业化实际生产中产生的马铃薯废料。加工废料中鲜皮比例最大。

油菜籽粕:不可食用的工业用油菜籽油不需要残留数据。食用油仅由加拿大油菜籽油榨制。(见加拿大油菜)

稻壳:稻米外层包裹物(包括糠)。

红花籽粕:红花籽榨油(物理压榨或化学浸提)后剩下的残渣。

大豆渣:豆渣或粗浆是白色或黄色的浆状物,是在制作豆浆时过滤后剩下的部分。作为加拿大油菜籽油榨制的副产品,豆渣一般用于动物饲料。

大豆粕:化学浸提提法萃油后剩余的残渣研磨得到。

甘蔗浆:需要美国数据。

甘蔗渣:美国数据显示甘蔗渣主要用做燃料。其他国家或地区也许不同。

向日葵粕:向日葵籽榨油(物理压榨或化学浸提)后剩下的残渣。

湿番茄酱渣:番茄副产品,大部分为果皮和种子。

小麦粉副产品:如果需要MRL,应对次粉,麦麸,细粉设定最高值。

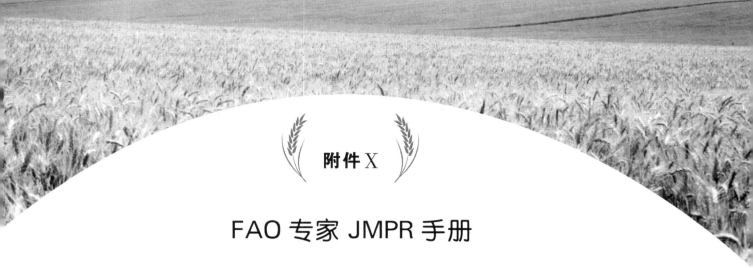

附件 X

FAO 专家 JMPR 手册

内　容

导论

总则

格式

JMPR 报告

FAO 专家组主席及记录员的职责

会前准备

残留评估报告（文件草案）

起草评估报告

1. 导论

本手册旨在帮助 FAO 专家按照统一格式准备会议的草稿文件，也有助于相关人员提交资料供 FAO 专家组审核。本手册不用于解决评估过程中的问题或对评估最高残留水平进行指导。统一格式的文件有助于 JMPR 专家组快速了解资料，并且利于编辑在会后整理最终发行文件版本。

2. 总则

使用 Office2003 或更高级的 Word 版本编辑文件。

对所有要讨论的文件顺序添加行号，便于读者找出文件中要讨论的内容。

尽量用英式英语（UK）对文件进行拼写检查。

使用公制单位，并将非公制单位转换为公制单位。

将 Ib ai /acre 转换为 kg ai /hm²，制剂％含量转换为 g/kg 或 g/L，残留浓度单位将 ppm 转换为

mg/kg,但在饲喂试验中有效成分的浓度单位仍以 ppm 表示。转换的目的是为了避免混淆 mg/kg 饲料和 mg/kg 体重。表 X.1 和 X.2 给出了常用的非公制单位及其公制单位的换算。

表 X.1 面积、长度、放射性、温度、体积和重量的换算

长度换算	面积换算	体积换算		
			USA	UK
1 inch (in)=2.54 cm 1 foot (ft)=0.305 m 1 yard (yd)=0.914 m 1 mile=1.61 km 1 foot=12 inch 1 yard=3 feet	1 sq. inch=6.45 cm² 1 sq. foot (sqft)=0.092 9 m² 1 sq. yard=0.836 m² 1 sq. mile=2.59 km² 1 acre (A)=0.404 7 hm² 1 hectare (hm²)=10 000 m² 1 are (a)=100 m²	1 fluid ounce (fl oz) 1 gallon (gal) 1 fluid quart (1/4 gal) 1 fluid pint (1/8 gal)	29.6 mL 3.785 L 0.946 L 0.473 L	28.35 mL 4.546 L 1.137 L 0.568 L

重量换算	温度	综合换算		
			USA	UK
1 grain=64.80 mg 1 ounce (oz)=28.35 g 1 pound (lb)=0.453 6 kg 1 metric tonne (t)=1 000 kg 1 mcg=1 μg	$℃=(℉-32)\times{}^5/_9$	1 gal/acre (GPA) 1 fl. oz/A 1 qt/A 1 pt/A 1 lb/gal 1 gal/1 000 sqft 1 fl. oz/1 000 sqft 1 oz/1 000 cu ft	9.346 L/hm² 73.14 mL/hm² 2.338 L/hm² 1.169 L/hm² 0.119 8 kg/L 407.4 L/hm² 3.186 L/hm² 1.001 2 g/m³	11.23 L/hm² 70.05 mL/hm² — — — — — —
		1 oz/acre=0.070 05 kg/hm² 1 lb/acre=1.121 kg/hm² 1 oz/lb=62.5 kg/t		
放射性		其他		
1 dpm=0.016 7 dps=0.167 Bq 1 mCi= =2.22 * 10⁹ dpm=3.7×10⁷ Bq		1 % org. C=1.724 % org. matter (om) 1 psi (pound per square inch)=6.9×10³ Pa		

英担

一些种子的重量以英担表示。

在英制单位(英国和爱尔兰)中,1 cwt=112 lbs=8 stones=4 quarters=50.802 345 44 kg。

在美国惯用单位中,1 cwt=100 lbs=45.359 kg。

在两种系统中 20 cwt=1 ton。

在英制单位中,长吨为 2 240 lbs=1 016 kg(约 1 t),故名长担。

在美国单位中,短吨为 2 000 lbs=907.2 kg,故名短担。(资料来源 http://encyclopedia.thefreedictionary.com/Hundred%20weight)

千粒重

一些种子以千粒重表示,千粒重取决于品种,应在研究报告中给出品种名称(例如,Nantaise2 或 Hilmar 胡萝卜种子的千粒重等于 1.86 g,Starca 胡萝卜种子的千粒重等于 1.74 g)。

蒲式耳

有些种子以蒲式耳表示。对于美国,这些单位可以使用下表转换为公制单位。

表 Ⅹ.2　种子蒲式耳转换为 USDA 表格中的 kg

农产品	蒲式耳换算为 kg,[a]	农产品	蒲式耳换算为 kg,
苜蓿种子	27.2 kg	燕麦	14.5
大麦	21.8	油菜	22.7－27.2
荞麦	21.8	糙米	20.4
三叶草种子	27.2	黑麦	25.4
玉米(带壳)	25.4	高粱	25.4
棉籽	14.5	大豆	27.2
豇豆	27.2	梯牧草	20.4
亚麻籽	25.4	小麦	27.2
小米	21.8～22.7		

a 1 蒲式耳的苜蓿种子相当于 27.2 kg 的种子；仅适用于美国

3. 格式

采用 Times New Roman 字体,文本字体大小为 11,表格字体大小至少为 9。

左右边距应为 1 in(25 mm),上下边距 0.5 in(12.5 mm)。行距通过 widow/orphan 来保护。

整体文本的制表符应设定为半 in(12.5 mm)间距。

不要在句子之间插入两个空格。

紧随标题的段落应左对齐,之后的段落应缩进 0.5 in (12.5 mm)。

页眉置于草稿文件每页的左上角显示文件标题,例如:甲拌磷评估(Evaluation)或甲拌磷评价(Appraisal),或饲料中残留报告。

页码置于页眉,居中,使用 Times New Roman 字体,12 号字。

3.1　表格

本部分包括制表指南。表格布局示例,如残留数据表,置于"残留评价(草稿)"部分相关标题之下。

在文中适当的位置插入表格,不要置于文件的末尾。

使用 word 中的表格功能。通常,不同项目的信息记录在表中独立的单元格中。例如:"Codex Commodity Number"和"Codex Commodity description"应在同一列的不同单元格中。尤其需要注意表格的不同行在单元格的不同列的情况。

一般避免使用符号。在表格中以上标字母的形式指示表下注释(表下注释置于表格的下方,而不是页面的底部)。

禁止垂直合并单元格(以区分分离各单元格的删除线),当单元格占据几行时会导致相同的问题。

尽量选择纵向(垂直)表格而不是横向(水平)表格。设置相同的页边距。比较宽的表格可通过使用 9 号字体并调整为纵向表格而包含在整个页面中。长达几页的表格可使用"前置标题"的功能,以保证表格标题总是会出现在每页的上端。不要将表格总标题放在表格内的标题栏之中,否则会使总标题出现在以后的每一页,而使读者很难找到表格的起始页。

不要将表格设置为贯穿几页的一系列单独页面的表格,这样通常会产生多页不完整的页面。

若缩略词不便于对表格的理解,尽量避免在表格中使用。若缩略词对于读者而言不常见或未出现在报告或评估起始的缩略词列表中,则在表格下方备注中对其进行解释。

表X.3 无须解释的常见专用缩略词

ADI	每日允许摄入量
ae	酸当量
ai	有效成分
AR	应用放射性
ARfD	急性参考剂量
BBCH	作物生长阶段编码系统
bw	体重
CAC	国际食品法典委员会
CAS	美国化学文摘服务社
CCN	法典分类编码(包括化合物和农产品分类编码)
CCPR	国际食品法典农药残留委员会
cGAP	最大 GAP
CXL	食品法典最大残留限量
DAT	采收间隔期
DM	干物质
DNA	脱氧核糖核酸
DT^{50}	消解到初始浓度 50％时所需的时间
ECD	电子捕获检测器
EFSA	欧洲食品安全局
EMRL	再残留限量
EU	欧盟
FAO	联合国粮食及农业组织
GAP	良好农业规范
GC	气相色谱
GC-ECD	气相色谱-电子捕获检测器
GC/MS	气相色谱-质谱联用仪
GC/MSD	气相色谱/质量选择检测器
GC-NPD	气相色谱-氮磷检测器
GEMS/Food	全球环境监测系统-食品污染监测与评估计划
GLC	气液色谱法
GLP	良好实验室规范
GPC	凝胶渗透色谱
HPLC	高效液相色谱
HR	农产品可食部分中的最高残留值,用于评估农产品的最高残留水平
HR-P	加工产品中的最高残留值,由初级农产品的最高残留值乘以相应的加工因子得出
IEDI	国际估算每日摄入量
IESTI	国际估算短期摄入量
IPCS	国际化学品安全计划
ISO	国际标准化组织
IUPAC	国际理论化学与应用化学联合会
JECFA	FAO/WHO 食品添加剂专家组联合委员会
JMPR	FAO/WHO 农药残留专家组联席会议

续表

ADI	每日允许摄入量
LC	液相色谱法
LC^{50}	致死中浓度
LD^{50}	致死中量
LOAEL	观察到有害作用最低剂量水平
LOD	检出限
$\log P_{ow}$	正辛醇-水分配系数
LOQ	定量限
MRL	最大残留限量
MS	质谱法
MS/MS	串联质谱法
m/z	质荷比
ND	未检出-低于检出限
NOAEL	未观察到有害作用剂量水平
OECD	经济合作与发展组织
PBI	植物后间隔期
Pf	加工因子
PHI	安全间隔期
ppm	百万分之一
RAC	初级农产品
RSD	相对标准偏差
SPE	固相萃取
STMR	规范残留试验中值
STMR-P	加工产品的规范残留试验中值
TAR	作物中放射性标记农药的使用总活度
TLC	薄层色谱法
TMDI	理论最大每日摄入量
TRR	总放射性残留量
USEPA	美国环保署
US-FDA	美国食品和药物管理局
WHO	世界卫生组织

ISO 的国家代码见附件 X 附件 1。

注意：上述缩略词以及国家或组织的名称均无停顿符（如 UK、USA、FAO、CCPR），但一些常见的缩略词要使用停顿符（ c.、e. g.、etc.、i. e.、viz.）。正确的缩略词参见最新 JMPR 报告起始部分和残留评价报告部分。注意 *et al.* 的格式（斜体，"al"后使用停顿符）。

按照"法典食品和饲料分类"中"类别"的顺序排序农产品，如水果、蔬菜、……，然后遵循"类别"中的"分组"进行排序，如柑橘类、仁果类、核果类等。CCPR 正在对食品法典作物分类进行修订，修订后的水果分类（REP/12/PR 附件Ⅷ）作为附件 X 的附件 2。

用 mg/kg 表示残留浓度，在残留表格中添加参考文献或试验项目号，有助于确定所有报告数据的来源。

3.2 图表

可以使用生产商提供的电子格式图表或运用商业结构绘图软件绘制图表,如下:

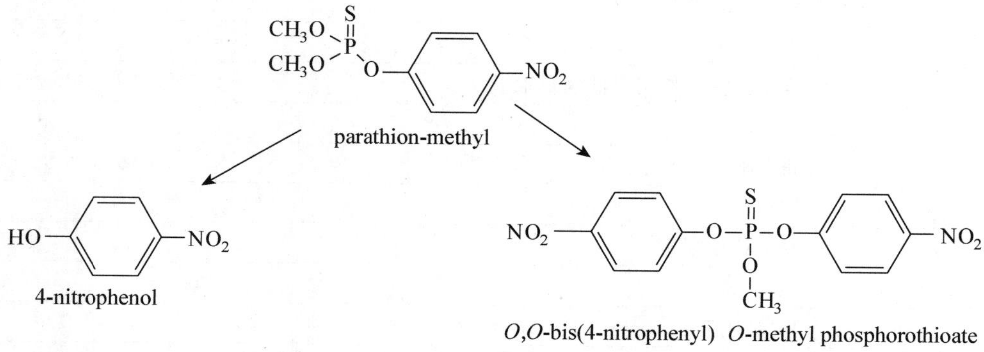

parathion-methyl

4-nitrophenol

O,O-bis(4-nitrophenyl) O-methyl phosphorothioate

图 X.1 甲基对硫磷的好氧代谢物(Evaluations 2000, Part 1-Residues, p. 580)

农药有效成分及其代谢产物的结构式应该参照农药手册中范例的标准样式。用斜线既表示氢又表示甲氧基是很不明确的。

H 和 CH₃ 可以用下面的表示方法来加以区分。

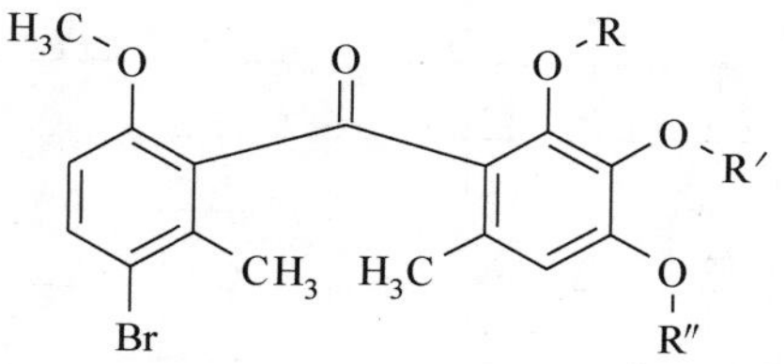

R= H, R′和 R″= CH₃
或 R′= H, R 和 R″= CH₃
或 R″= H, R 和 R′= CH₃

4. JMPR 报告

出版的 JMPR 报告通常由 8 章及一系列附件组成。

一些章节和附件(章节 1、6、7、8 附件 1、2 和 5)基本上都是由编辑完成。专家提供的技术资料主要编进了章节 2、3、4 和 5 以及附件 3、4 和 6。

第一章:前言。

第二章:概论。

本章涉及报告的所有议题,但不针对具体农药。

第三章:针对 CCPR 提出的具体问题的回复。

第四章:食品中农药残留膳食风险评估。

本章报道了膳食风险评估的总结结果。

第五章:关于每日允许摄入量、急性参考剂量、最高残留水平和规范残留试验中值等数据评估。

编辑人员会将评估文件转换成报告形式放入第五章内容。专家在撰写某农药的评价报告时,应注意尽量和 JMPR 中关于此农药的描述相一致,也就是说评价报告要自成一体,不应该参照评估报告中的具体表格或图表。

第六章:建议。

第七章:未来工作安排。

第八章:勘误。

附件 1:会议记录的每日允许摄入量、短期膳食摄入、急性参考剂量、推荐最大残留限量和规范残留试验中值。

所有 MRL、STMR、HR、ADI、ARfD 及会议推荐残留物定义的详细列表。本附件根据每个农药的推荐表格整理完成。

附件 2:JMPR 农药报告与评估索引。

附件 3:国际估算每日摄入量。

长期摄入量计算结果及其与 ADI 的比较。

附件 4:农药残留的国际估算短期摄入量。

短期摄入量计算结果及其与 ARfD 的比较。

附件 5:往届 FAO 农药残留专家组和 WHO 农药残留核心评估专家组的联席会议报告和会议文件。

附件 6:家畜膳食负荷。

FAO 技术材料。

5. FAO 专家组主席及记录员的职责

FAO 专家组主席负责就会议的进展情况与 WHO 工作组主席进行沟通,并共同制定会议议程。FAO 专家组主席同时兼任联席会议主席或副主席。

专家组主席确保所有议题都得到充分讨论并力求会议达成一致。讨论必须取得合理进展,最好于联席会议结束前的第 4 天向 WHO 工作组提交基本议题进展草案初稿,并于会议结束前第 2 天提交会议大部分报告议题的最终草案。

在更新的会议系统中,每位专家在会议讨论其准备的文件时都是记录员。由于工作量巨大,不可能将所有记录工作交给一个人来完成。

FAO 专家组记录员负责与 WHO 记录员沟通,确保文件的交换,并对交换进行记录。

FAO 专家组记录员承担复印的职责,确保文件不被延误。

6. 会前准备

JMPR 的 FAO 秘书将为 FAO 专家组议程上的每一个农药指派"平行评估"专家组。主评估人应在会前 4～6 周向评估组每位"平行评估"专家组提交一份完整的基础评估报告、评价及膳食摄入电子数据表(电子版)。每位平行评估专家组应阅读文件并将意见反馈至主评估人,以便主评估人为会议准备最终草案文件。会议开始前的 2～3 周,专家通常忙于最终的准备工作而无暇专注于评估冗长的文件。为保证会前平行评估工作的顺利进行,文件分发必须为会前的平行评估预留足够的时间。

专家应在会议开始前 2 周将每个农药的建议记录表电子版提交给 FAO 联合秘书,以便于 FAO 联合秘书或编辑人员在会前准备附件1。

专家应在会议开始前2周将每个农药的建议记录表及加工和食物产品可食部分中残留数据电子版提交至WHO联合秘书,以便于告知GEMS/Food每个被评估的农药的潜在膳食摄入情况。

专家应及时将各自文件的最终草案提交FAO联合秘书,以便复印会议所用材料。

针对每个农药的问题及讨论要点,作者应准备一份简要列表供专家讨论。列表应于专家组会的第1天准备好,并集中于评估过程中出现的疑难问题。

7. 残留评估报告(文件草案)

按照下列格式准备会议用评估草案。大写字母、标题行、粗体及下划线的使用都应遵循该格式。句子之间不要用两个空格。在首页的右上角标明年份、草稿编号及作者姓氏。会议上应对农药给出一个参考编号,例如:FAO/2001/参考编号,文件名中的EV1表示该文件是评估文件的第1版草案。详细范例如下:

FAO/2001/
作者
农药_EV1.doc
草案1

农药(Codex 编号)

说明

农药信息

代谢及环境归趋

植物代谢

轮作作物试验(限制性后茬试验)

动物代谢

土壤中的环境归趋

水-沉积物系统中的环境归趋(若相关)

残留分析

分析方法

分析样品储藏过程中农药残留的稳定性

施药方式

作物上规范田间试验的残留结果

储藏和加工过程中的残留归趋

储藏过程

加工过程

食物可食部位中的残留

动物产品中的残留

动物直接给药处理

家畜饲喂试验

贸易或消费过程食物中的残留

国家或地区残留物定义

参考文献

说明

在前言中简述农药的评估历史。

例如：于 1965 年首次对甲基对硫磷进行了评估，后多次评估，最近的几次分别在 1991 年、1992 年、1994 年和 1995 年。

给出最近制定的 ADI 和 ARfD 值，并重复农药在周期评审的残留物定义。

若 CCPR 对其提出疑问，应指出会议届数及年份：

第 30 次(1998 年)CCPR 会议建议(ALINORM 99/24，Appendix Ⅶ)……

若该农药列入了 CCPR 周期评审计划，则在第一段表述。

1998 年 CCPR 将甲基对硫磷列入了评估计划(30th Session，ALINORM 99/24，Appendix Ⅶ)，于 2000 年由 JMPR 对其进行了周期性再评估。

若与主题相关，简要介绍往届 JMPR 要求。总结已有的信息。表明资料的提供方(国家或地区列表)及(主要)生产者。不要指出公司名称。

对于新的和周期评审的农药，详细说明所用资料是否基于严格的支持试验(代谢、家畜取食、加工、分析方法、冷冻储藏稳定性)而得到。

对周期评审的农药，以说明 EXPLANATION 部分开始，然后是农药信息。

农药信息

ISO 通用名称

化学名称

IUPAC:[缩进 12.5 mm]

CAS:

CAS 登记号：

CIPAC 号：

别名及商品名称：

分子结构式：

分子式：

分子量：

理化性质

有效成分纯品[下划线、句首字母大写、左对齐]

外观：

蒸气压：

熔点：

正辛醇/水分配系数：

溶解度：

比重：

水解：

光解：

解离常数：

原药［下划线、句首字母大写、左对齐］

外观：

密度：

纯度：

熔程：

热稳定性：

稳定性：

制剂

代谢及环境归趋

应在第 3～7 章中补充下述简要说明的详细信息。

植物代谢

根据对代谢数据类型的描述引入本章节的内容。

    会议收到经多杀霉素叶面处理后，在苹果、甘蓝、番茄、芜菁、葡萄和棉花中的归趋资料。

每个试验可以以一段用于记录的信息汇总的形式引入。

    用放射性标记的代森锰锌胶囊（［^{14}C］乙二胺）以 2.7 kg ai/hm^2 喷施于番茄植株，每周施药 1 次，连续施药 9 次，最后一次施药 5 d 后收获番茄（试验参照标准）。

通过残留试验，研究目标农药在植物体内的代谢。描述农药残留在植物表面还是植物组织内部。描述残留在植物体内的移动性并说明残留从叶片向果实、根系或其他可食部位转移的可能性。特别指出动物体内代谢所不具有的代谢物。

此部分以植物代谢的图示结尾。

限制性轮作作物试验

对作为人类食品或畜禽饲料的轮作作物，需要对其从土壤中吸收农药残留物（母体农药和代谢物）的特性和残留量进行研究。如果必要的话，对于没有直接施用农药的轮作作物或在为使用特定农药处理的作物推荐残留水平考虑遗留的残留时，这些资料可用于残留物定义和农药最高残留水平评估。

动物代谢

对于新的和周期评审的农药，应向 FAO 专家组和 WHO 专家组提供动物代谢试验资料。从 FAO 专家组的角度对实验室动物（通常是大鼠）的代谢试验结果进行评估。应提供有助于阐述家畜代谢和饲喂试验的资料。这些资料包括排泄的速率和途径，代谢物的成分及残留量，以及可能的靶器官的情况。有时只将动物代谢试验结果提供给 WHO 专家组。若未提供，FAO 专家组评估人员应对这些试验提出明确要求。

可以根据对代谢数据类型的描述引入本章节的内容。

    会议收到了哺乳期山羊、产蛋期母鸡取食多杀霉素后及哺乳期山羊经皮进行多杀霉素处理后，多杀霉素在动物体内的归趋信息。

每个试验可以以一段用于记录的信息汇总的形式引入。

用相当于饲料中代森锰锌浓度为 3、14、36 mg/kg 的放射性标记的代森锰锌胶囊([¹⁴C] 乙二胺)经口处理 7 d 后，分析产蛋期母鸡的组织、蛋及排泄物内的残留。饲料摄入量为 88～96 g/(只·d)，试验期间收集全部的蛋和排泄物，最终处理 24 h 后屠宰动物并采集组织样本。

根据家畜饲喂试验(参见第三章)的要求检查动物代谢物。得出能够对家畜饲喂试验做出合理解释的结论。对残留的生物富集及潜在的靶标组织做出说明。

本章包括鱼体内生物富集试验。

在该章末尾给出动物代谢图。

土壤和水-沉积物系统中的环境归趋

按照动物和植物代谢部分的格式，即先提出见解，然后是对每种方式的环境归趋试验进行描述。

在本节结尾部分作简要结论，例如：

> 总之，苯菌酮水解特性稳定，容易光解，好氧条件下土壤中缓慢降解(主要在上层 10 cm 以内土壤中)，并且在轮作作物中未发现显著残留。会议得出结论，按照正在评估的 GAP 处理，在轮作作物中不会产生残留。

残留分析

分析方法

引言部分的文字或段落应阐述收到的用于残留评估的分析方法，并说明目标物（母体及降解产物）和被检测的基质。

用 1～2 段文字或总结性表格简要描述每种分析方法，包括萃取、净化和最终测定方法，如：GLC-FPD、LC-MS/MS。重点强调分析过程中的关键性或复杂的步骤以及复杂基质。根据基质种类、添加水平、重复次数和回收率范围阐述方法确认分析结果，并说明 LOQ。

将回收率结果汇总到最小篇幅。

本部分包括按照标准方法和多残留分析方法完成的对化合物的测定，无论分析方法可行与否。

分析样品储藏过程中农药残留的稳定性

首先应包括向 JMPR 提交的信息总结。

> 会议收到冷冻储藏条件下四季豆、蚕豆、棉籽、草莓、李子、苹果、葵花籽、杏仁、菠菜、青椒、柑橘、苜蓿、蓖麻籽、蓖麻初榨油、蓖麻粕、蓖麻加工废料、高粱面粉、玉米及玉米加工产品中农药残留稳定性的资料。

使用方式

以对农药的简述引入本部分内容。

> 甲基对硫磷在很多国家或地区登记，用于水果、蔬菜、谷物、油籽和草料作物上的害虫防治。提交给会议的关于登记使用的相关信息见表……

良好农业规范（GAP）与田间试验条件之间的对比是评估过程中必不可少的一部分，因此以表格的形式描述 GAP 利于进行比较。以下是甲基对硫磷评估报告（《评估报告 2000 年》，第一部分：农药残留，p. 617）的关于 GAP 表格的摘录，以供参考。

表格第一列应列出作物名称，并且将同一作物的信息列在一起，这样便于残留数据的评估。其他列应包括：国家或地区(按字母顺序排列)、制剂、施药(方法、剂量、喷雾浓度、次数)和安全间隔期。请注意这只是一般情况，通常还需要更多信息，如施药方式的细节。例如：沟施处理或种子处理、作物生长阶段、退牧还草，等等。

请勿在表格中使用商品名称；列出含量和制剂类型，例如：100 g/kg WP，200 g/L EC；使用 CIPAC

规定的制剂缩略词（详见附件Ⅲ）。

指出正式标签的出处。提供给 JMPR 的对 GAP 的总结通常涵盖一些标签上没有的细节,例如:标签上可能会注明施药剂量和喷雾浓度的其中一个,而这两者都需要包含在提交给 JMPR 的对 GAP 的总结中。最多使用次数通常不会在标签上给出,而美国标签可能会注明在某一季节杀虫剂的最大使用量。表格应包含这一数据(最好以表下注形式标出),而不必根据每次使用量和最多使用次数来计算。表格中列出的任何信息,若没有在标签上体现,都应在表下注中标记。

不要在表格中包含建议的用途。如果合理,在特殊情况下,它们可能会列在单独的表格中。

表Ⅹ.4　在……上登记使用……

作物	国家或地区	制剂	施药[a]			喷雾		PHI, days
			方式[a]	施药剂量 kg ai/hm²	质量浓度 kg ai/hL	次数	间隔期[b]	
大麦	法国			1.5				21
豆类	希腊	WP 800 g/kg	叶面处理	0.6～1.5	0.1～0.25	3～4		7
豆类	葡萄牙	WP 800 g/kg	叶面处理		0.13	1～2		7
豆类,绿	西班牙	WP 800 g/kg	叶面处理	1.6	0.16			21
十字花科蔬菜	意大利	WP 800 g/kg	叶面处理	0.35～0.40				10
莴苣	法国	WP 800 g/kg	叶面处理	0.64				21～41[c]
莴苣	以色列[3]	WP 800 g/kg	叶面处理	2.0		每周		11

a 如果与施药有关则给出生长阶段
b 天数或周数
c 夏季安全间隔期 21 d,冬季 41 d

表Ⅹ.5　在……上采后使用的 GAP

作物	国家或地区	剂型	施药			备注[d]
			方法[a]	浓度 kg ai/hL[b]	接触时间[c]	
苹果	澳大利亚	EC 310 g/L	浸渍	0.05～0.36	最短 10～30 s	
苹果	法国		浸渍	0.04～0.20	30 s	
苹果	法国		淋洒	0.04～0.20	30 s 到 2 min	
梨	土耳其		浸渍、淋洒或熏蒸	0.075	最长 2 min	

a 方法示例:浸渍、淋洒、喷雾、熏蒸
b 浸渍、淋洒、喷雾等浓度
c 接触时间或其他要求,按照标签上的规定
d 说明处理是否与品种有关,如果农产品在处理后不被消费或出售,按照标签上的规定

表Ⅹ.6　登记在……直接用于动物体外处理

动物[a]	国家或地区	剂型	施药			持有期 屠宰[e]	持有期 挤奶[f]
			方法[b]	施药量[c]	质量浓度[d]	天数	天数
肉牛	美国	SC 25	浇注	2 mg ai/(kg bw)	25 g/L		
奶牛,非泌乳期	美国	SC 25	浇注	2 mg ai/(kg bw)	25 g/L		
奶牛,泌乳期	美国	SC 25	浇注	2 mg ai/(kg bw)	25 g/L		
绵羊	澳大利亚	25	注射	0.5 L/月(羊毛生长期)	25 mg/L	0	

a 标签上注明的农场动物
b 方法包括浇注、浸渍、耳标、注射、喷雾
c 施药量可以用每只动物或每千克体重表示。明确说明剂量是否在活性成分、制剂或喷雾溶液中表达
d 施用于动物的喷雾或浸渍等的浓度。使用浇注的浓度与剂型浓度相同
e 持有期限,标签说明动物处理和人类屠宰间隔的时间间隔
f 标签说明动物处理和挤奶间隔

一些必要的解释可在表下注中添加,例如:飞机施药、田间和温室使用、仅温室使用、生长阶段限制使用、施药间隔期、采收后使用、种子处理、仅鲜食葡萄使用以及仅酿酒葡萄使用。

若有多种使用方式,请将其分类归入不同水果、蔬菜等的表格中。

对施药量和喷雾浓度的表示请遵循以下单位;请注意缩写是没有句号的:

田间处理	kg ai/hm²
籽粒处理（收获后）	g ai/t
沟施处理	g ai/m
空间熏蒸	g ai/m³
喷雾浓度	kg ai/hL

作物上规范残留试验结果

在残留表格很多的情况下,在本部分开头处可将其按数字顺序做一个列表。以下是甲基对硫磷残留表格摘录(评估手册 2000,第一部分:残留,第 594 页)。

会议收到关于甲基对硫磷规范残留试验的以下信息:

水果	苹果、梨	表 20
	桃	表 21
	葡萄	表 22
蔬菜	洋葱	表 23
	花椰菜	表 24
	甘蓝	表 25

在前言的段落中说明所有田间试验的要点,如:试验条件、低于 LOQ 的残留表述、回收率校正、修约、对照小区的残留等。以下是评估中的相关示例。

实验室和田间报告对试验进行了充分记录。前者包括方法确认,包括添加与规范残留试验样品相似残留水平的添加回收率。还提供了分析日期或样品储存时间。同时还提供了绿色洋葱试验的存储稳定性数据,证实了试验储存期(24 个月)的样品稳定性。往届会议也评估了一系列作物基质的充足储存稳定性数据。尽管偶尔使用安装在拖拉机上的喷雾器,但通常使用背负式喷雾器进行施药。采样后立即或不久后将样品收集并冷冻保存。试验虽然包括对照区,但在表中没有记录对照数据,因为,除非特别说明,对照样品中的残留量没有超过定量限。当在对照样品中检测到残留时,会把对照样品中残留表示为 c。残留量没有用回收率校正。在一些试验中,样品在最终施药之前采集,然后在喷雾晾干后的同一天再次采样。在数据表中,这些采样时间的标记分别是"—0"和"0"。

根据 GAP 规定最大量做的试验中产生的残留量被用于估计最高残留水平和评估膳食摄入量。如果在比 GAP 规定的 PHI 长的情况下观察到较高的残留水平,则较高的残留值被用于设置 MRL 和评估膳食摄入量。对于重复样品(来自同一小区),平均值(由未被修约的个别数值计算)被用于估计最高残留水平和评估膳食摄入量,个别的结果在括号中给出。对于同一样品的两次或多次分析,平均值用于估计最高残留水平和评估膳食摄入量,个别结果在括号内给出。对于来自同一地点的作物的多次试验,将产生最高残留的试验结果用于估计最高残留水平和评估膳食摄入量。在这种情况下,试验由虚线分开。

在评价报告中,残留量和施药量以矮壮素表示,但残留物通常以阳离子的形式表示。当残留无法检测到时,表示为低于 LOQ,即 <0.1 mg/kg。残留量、施药量及喷施浓度通常保留两位有效数

字。HR 和 STMR 值从按照 GAP 剂量完成的试验中得出,用于评估最高残留水平。所有结果用下划线标记。

实验室报告中的方法确认,包括在规范残留试验最高残留水平的添加回收率,并提供样品分析的日期或残留样品的储藏时间。田间试验报告应提供喷雾器械及其刻度、小区大小、残留样品取样量及取样日期。尽管试验中包括对照小区,除非对照样品的残留量超过 LOQ 值,表格中不记录对照的数据。记录未经回收率(%)校正的残留数据。

详细的田间试验结果

按照 Codex 规定的次序对农产品进行排序处理,即:水果在蔬菜前,柑橘类水果在仁果类水果、核果类水果前等。若一种作物可加工出多种产品,如谷类作物可生产谷粒、草料、饲料,则应针对每种产品单独制作残留数据表格。

在汇总表格之前,对未记录在表格中、但对评价结果的有效性和相对重要性的数据也应进行讨论,如施药间隔期、小区重复数、相同或不同小区内的样品是否重复取样或是否重复分析同一样品、小区大小、作物生长季节、施药方法、灌溉及动物试验和饲喂试验中动物的体重和年龄。需要评估人员判断影响残留或试验有效性的指标。

应从有助于完成评估的角度仔细准备规范残留试验的残留结果表格。以下提供了一些表格的例子,参考 X.7~X.10。

表 X.7　法国和意大利的规范残留试验中酿酒葡萄上甲基对硫磷和甲基对氧磷的残留数据

葡萄 国家、年份 产地 (品种)	施药				采收 间隔期	残留(mg/kg)		参考文献
	剂型	kg ai/ hm²	kg ai/ hL	次数		甲基对硫磷	甲基对氧磷	
法国 GAP[1]	CS, EC	0.3		2	21			
法国,1994(Chenin Blanc)	CS	0.29	0.15	2	0 3 7 14 21 35	0.09 0.05 0.11 0.06 0.05 0.07	<0.01 <0.01 <0.01 <0.01 <0.01 <0.01	AP/2582/HR F1 951174
法国,1994(Chenin blanc)	EC	0.30	0.15	2	0 3 7 14 21	0.05 0.04 0.01 <0.01 <0.01	<0.01 <0.01 <0.01 <0.01 <0.01	Tours F1 951175
法国,1994(Grena-che)	CS	0.32	0.16	2	0 3 7 14 21 31	0.28 0.16 0.28 0.11 0.13 0.07	<0.01 <0.01 <0.01 <0.01 <0.01 <0.01	AP/2582/HR Site II951174
意大利,1994(Sangiovese)-red	CS	0.30	0.060	2	0 7 14 21	0.30 0.12 0.14 0.16 0.18		407 240

1:为试验评估提供最大良好农业规范。表格中列出在相关国家的区域进行的残留试验,这些试验是根据相关国家最大良好农业规范的数据进行评估。

给出了以上相应试验中不同的良好农业规范。

表格标题应清楚全面。表格包括农产品名称及作物或作物类别,及其他试验信息。通过这种方式,可以从表中省略一列或若干列,这些表可以帮助以首选的纵向格式排列表。

表格第一栏中的年份应为试验完成的年份而不是报告完成的年份。表格包括试验的确切位置,因为它有助于判定试验的独立性。"施药"一栏应包括剂型、施药量(kg ai/hm²)、喷施浓度(kg ai/hL)、用水量(L/hm²)和施药次数。此外,应该包括最后一次施药时对应的作物生长阶段。

列出采收间隔期(DAT),并尽可能单独列出每个残留数据。

在表格的第一行列出与试验条件进行比较的相关 GAP。该 GAP 不一定是评估最高残留水平所基于的最大 GAP,可以用比例原则调整残留数值。

在最大 GAP 范围内的,并用于 MRL 评估的残留值下画下划线,但在每部分的导论中应对下划线标记的意义做出解释,"作物规范残留试验的结果"。在对结果进行评价时,尤其当表格很多时,下划线标记对评估人员有很大帮助,使专家能够找到评估人员在最大 GAP 范围内或范围外的评估数据。

按实际水平将表格中的数字修约。例如制剂浓度应表示为 250 g ai/kg,而不是 250.00 g ai/kg。残留数据应表示为 0.046、0.36 和 4.5 mg/kg,而不是 0.046 3、0.363 和 4.47 mg/kg。但是,平均残留量应该从单个样品所有数据报告计算出来。

表 X 6～X 8 中给出了一些表格格式的例子。

对残留试验资料进行制表时,FAO 专家组应分别指出母体农药和相关代谢物的水平,但随后应有总量,保证联席会议可以对残留物的定义进行调整。

表 X.8　巴西和美国规范残留试验中柑橘类水果(橙子、葡萄柚和柠檬的全果)的残留结果

作物 国家,年份地点 品种 试验编号	施药				采收 间隔期	残留(mg eq/kg)[1]				作者 报道年份 试验编号 DocID.
	方法	次数	施药量 kg ai/hm²	喷雾体积 L/hm²		母体	B-1	AB-6	AB-7	
美国 GAP 柑橘类水果		2	0.2	Min. 935	7					(间隔:14 d)
美国,2009 Orange, FL Hamlin R090446	拖拉机, 动力输出轴 驱动式	2	0.2	1×1 658 1×1 640	7	0.087 0.068 (0.078)	＜ 0.02 ＜ 0.02	＜ 0.01 ＜ 0.01	＜ 0.01 ＜ 0.01	2011 / D. R. Hattermann, L. E. Crawford, S. Holt 350843 2012/7003656
美国,2009 Volusia, FL Hamlin R090447	拖拉机, 动力输出轴 驱动式	2	0.2	1×1 648 1×1 655	7	0.095 0.080 (0.088)	＜ 0.02 ＜ 0.02	＜ 0.01 ＜ 0.01	＜ 0.01 ＜ 0.01	2011 / D. R. Hattermann, L. E. Crawford, S. Holt 350843 2012/7003656
葡萄柚										
美国,2009 Lake, FL White R090459	鼓风	2	0.2	1×1 798 1×1 588	7	0.067 0.077 (0.072)	＜ 0.02 ＜ 0.02	＜ 0.01 ＜ 0.01	＜ 0.01 ＜ 0.01	2011/D. R. Hattermann, L. E. Crawford, S. Holt 350843 2012/7003656

续表

作物 国家,年份地点 品种 试验编号	施药				采收 间隔期	残留(mg eq/kg)[1]				作者 报道年份 试验编号 DocID.
	方法	次数	施药量 kg ai/hm²	喷雾体积 L/hm²		母体	B-1	AB-6	AB-7	
美国,2009 Willacy, TX Rio Red R090461	鼓风 喷雾器 (SR-77)	2	0.2	1×2 495 1×2 467	7	<0.01 <0.01 (<0.01)	<0.02 <0.02	<0.01 <0.01	<0.01 <0.01	2011/D. R. Hattermann, L. E. Craw- ford, S. Holt 350843 2012/7003656
柠檬										
美国,2009 St. Lucie, FL Bearss R090464	鼓风 喷雾器	2	0.2	1×664 1×649	7	<0.01 <0.01 (<0.01)	<0.02 <0.02	<0.01 <0.01	<0.01 <0.01	2011/D. R. Hattermann, L. E. Craw- ford, S. Holt 350843 2012/7003656
美国,2009 Tulare, CA Pyror	拖拉机, 动力 输出轴 驱动式	2	0.2	1×2 203 1×2 063	0	0.122 0.113 (0.117 5)	<0.02 <0.02	<0.01 <0.01	<0.01 <0.01	2011/D. R. Hattermann, L. E. Craw- ford, S. Holt
R090465	鼓风				1	0.086 0.112 (0.099)	<0.02 <0.02	<0.01 <0.01	<0.01 <0.01	350843 2012/7003656
					3	0.106 0.100 (0.103)	<0.02 <0.02	<0.01 <0.01	<0.01 <0.01	
巴西 GAP: 2×0.2 kg/hm² with>2 000 L/hm²										
巴西,2007	(n. r.)	2	0.2	2 000	0	0.3				
					1	0.3				G. Casadei de Baptista nr OTSA- 0484-FR
					3	0.2				
					7	0.08				
					14	0.06				

1:如果有标记标明农产品的不同部位,则需要测定农产品的不同部位。

以 2008 年 JMPR 评估乙基多杀菌素的报告为例,其中列出了重复样品中两个代谢物的残留水平(表 X.9)及计算出的残留总量。

若膳食评估的残留物定义与给出相关数据的残留物不同,则应在另外的表格(表 X.10)中列出。

表 X.9　美国规范残留试验中橙子上乙基多杀菌素的残留结果(用于最高残留水平的评估)

橙子 地点,年份 (品种)	剂型	施药			采收 间隔期	残留,(mg/kg)			报告号
		g ai/hL	g ai/hm²	次数		XDE-175-J	XDE-175-L	总量	
美国 GAP,柑橘类水果,SC 或 WG 最多使用 3 次 105 g ai/hm²-210 g ai/hm²/季					1				
Deleon Springs, FL, 2004 (Valencia)	SC	10	70～72	3	1	0.030 0.028	< 0.01 < 0.01	0.030 0.028	040063
Mount Dora, FL, 2004 (Valencia)	SC	11	71～72	3	1	0.011 0.022	ND < 0.01	0.011 0.022	040063

表 X.10　美国规范残留试验中橙子上乙基多杀菌素及其代谢物的残留结果(用于 STMR 中值的评估)

橙子 地点,年份 (品种)	剂型	施药			PHI, d	残留,(mg/kg)					报告号
		g ai/hL	g ai/hm²	次数		XDE-175-J	XDE-175-L	ND-J	NF-J	总量	
美国 GAP,柑橘类水果,SC 或 WG 最多使用 3 次, 105～210 g ai/hm²/季					1						
低喷雾量,叶面处理(～700 L/hm²)											
Deleon Springs, FL, 2004 (Valencia)	SC	10	70～72	3	1	0.030 0.028	< 0.01 < 0.01	0.011 0.014	0.016 0.024	0.057 0.066	040063
Mount Dora, FL, 2004 (Valencia)	SC	11	71～72	3	1	0.011 0.022	ND < 0.01	< 0.01 0.012	< 0.01 0.017	0.021 0.051	040063

储藏和加工过程中的残留归趋

储藏
包括贸易中农产品产后用药处理过程中的残留归趋等方面的资料。如:水果冷藏或谷物库存期间。
加工过程
说明部分应对加工产品相关信息进行阐释。

会议收到苹果、桃、葡萄、橄榄、菜豆、大豆、番茄、甜菜、小麦、玉米、水稻、棉籽、葵花籽和蓖麻加工过程中甲基对硫磷和甲基对氧磷的残留归趋相关资料。规范残留试验中同时包括啤酒花干燥处理期间残留归趋的资料。

仔细设计表格,以便从中能够明确看出某个样品取自哪种加工产品。根据加工产品重量表示加工规模,并指出最初的初级农产品残留是否来自实际总体样品或来自同一试验的田间样品的某一部位。标明采样或分析中出现的任何问题。对试验中的田间处理进行简单描述并说明试验的施药剂量,并与标签推荐的最高用量进行比较,如:5×标签用量。

用一段文字对每个加工产品的资料进行总结描述。对残留数据制表并附一个图标说明完整的农产品加工过程。

大豆:1988 年在美国完成 2 个试验,甲基对硫磷施药量为 2.8 kg ai/hm²(5×标签用量),施药 2 次,最后一次施药后 15 d 收获用于加工(图 X.2)。其中一个试验(MP-SY-2102),所有样品的残留水平均低于定量限。试验 MP-SY-2101 中,甲基对硫磷的残留水平在豆粕中降低,但在豆油中升高(表 X.11)

表 X.11 大豆及加工产品中甲基对硫磷和甲基对氧磷的残留数据

大豆国家,年份(品种)	施药				PHI d	农产品	残留(mg/kg)		参考文献
	剂型	kg ai/hm²	kg ai/hL	水,L/hm²	次数			甲基对硫磷	甲基对氧磷	
美国(IA),1988(Pioneer 9271)	EC	2.8		200	2	15	干种子 豆粕 豆荚 粗提豆油 精炼豆油	0.15 ＜0.05 0.12 0.71 0.57	＜0.05 ＜0.05 ＜0.05 ＜0.1 ＜0.1	MP-SY-2101

摘录自表 59.(JMPR 评估报告第一部分——残留卷,2000,P654)

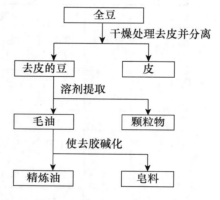

图 X.2 大豆加工过程(参考)

JMPR 评估报告第一部分——残留,2000,P655

加工因子(加工产品中农药残留量÷初级农产品中农药残留量)比较简单时可以包括在加工过程残留数据表中。对于 MRL 符合性监测残留物定义与膳食摄入评估残留物定义不同的复杂情况,最好将加工因子总结在单独的表格中。以表 X.12 和 X.13 为示例。

表 X.12 各种农产品的加工因子、HR-P 和 STMR-P

初级农产品			加工产品			
农产品	STMR(mg/kg)	HR(mg/kg)	农产品	加工因子	STMR-P(mg/kg)	HR-P(mg/kg)
梅子	0.80	3.6	西梅(干品)	1.91	0.96	4.3
			果汁	0.10	0.080	
			蜜饯	0.50	0.40	
×××						

农产品可食部位的残留

注意可食部位残留与整体残留水平不同的农产品。如:柑橘、香蕉、洗净的芹菜、外部包有待弃叶子的甘蓝。

对于残留物定义未包括的化合物,需要采用不同的处理方法来计算加工因子,因为它们可能是在加工过程中产生的,这些化合物具有单独的健康指导值。

以下是一些例子说明这种情况:

例如:加工葡萄中含有氰霜唑残留

植物源农产品用于 MRL 符合性监测的残留物定义为:氰霜唑。

植物源农产品用于长期膳食风险评估的残留物定义为:氰霜唑和 CCIM,以氰霜唑表示。

氰霜唑没有急性参考剂量的情况下,用 CCIM 的急性参考剂量表示,即植物源农产品短期膳食摄入评估的残留物定义为 CCIM。

巴氏杀菌条件下(90℃,pH 4,20 min)高温水解,大部分氰霜唑转化为 CCIM;在其他两种条件下〔烘焙、酿造、煮沸(100℃,pH 5,60 min)、灭菌(120℃,pH 6,20 min)〕进行试验,氰霜唑 100% 转化为 CCIM。

Cyazofamid　→　CCIM 4-chloro-5-p-tolylimidazole-2-carbonitrile

为了进行长期膳食评估,在初级农产品和加工产品中,加工因子是基于"残留物为氰霜唑和 CCIM,以氰霜唑表示"来计算的。当样品中的残留<0.01 时,按照 0.01 计算加工因子。表 X.13 中的葡萄加工实例说明了计算方法。

表 X.13　果汁加工因子和 STMR-P 的计算

作物	加工产品	长期加工因子[a]	短期田间因子[b]	长期加工因子[a]	短期田间因子[b]	STMR-P(氰霜唑+CCIM),(mg/kg)	STMR-P(CCIM),(mg/kg)	HR-P(CCIM),(mg/kg)
葡萄	水果(RAC)	—	—	—	—	STMR[c] = 0.06	STMR[d] = 0.044	HR[d] = 0.47
	葡萄汁	0.3, 0.5 (2), 0.59, 1.3, 1.8, 1.9	0.11, 0.25, 0.3 (3), 0.33	0.59	0.3	0.035	0.013	0.14

a〔加工产品中氰霜唑+CCIM(氰霜唑等价物)÷〔初级农产品中氰霜唑+CCIM(氰霜唑等价物)〕。
b 加工产品中 CCIM÷〔氰霜唑(CCIM 等价物)+初级农产品中 CCIM〕。
c 氰霜唑+CCIM(氰霜唑等价物)
d 氰霜唑(CCIM 等价物)+CCIM

例如:代森锰锌处理的葡萄加工因子

乙撑硫脲(ETU)由乙撑二硫代氨基甲酸酯如代森锰锌在农产品加工如煮沸过程中产生的。ETU 是代谢物,而且可能存在于初级农产品中。

加工因子概念不适用于加工过程中产生的残留物。只适应于加工产品中的农药残留仅来源于初级农产品(RAC)中的相同化合物。

mg/kg

农产品	二硫代氨基甲酸酯残留,以CS₂表示				ETU残留			
	处理1		处理2		处理1		处理2	
葡萄	21	17	49	36	0.01	0.01	0.28	0.35
干渣	12	14	20	18	0.20	0.21	1.3	0.90
浓汁	2.4	2.6	1.4	1.2	0.08	0.08	4.3	4.3
清汁	<0.1	<0.1	<0.1	<0.1	0.19	0.23	2.4	2.6
巴氏杀菌果汁	<0.1	<0.1	<0.1	<0.1	0.08	0.09	0.93	0.90
	加工因子				百分产率			
干渣	0.68		0.45		1.7%		3.8%	
浓汁	0.13		0.031		0.68%		15%	
清汁	<0.005		<0.002		1.8%		8.7%	
巴氏杀菌果汁	<0.005		<0.002		0.72%		3.2%	

加工产品中ETU的百分比产率可以从初级农产品中的两个来源计算。

$$ETU\text{ 的百分产率} = \frac{100 \times ETU_{ProcCom}}{ETU_{RAC} + 0.67 \times DITH_{RAC}}$$

0.67是分子量系数,即1 mol代森锰锌可产生2 mol CS₂分子或1 mol ETU。

动物产品中的残留

动物直接给药处理
部分农药可以直接应用于畜禽身体,以防治虱、蝇、螨类和蜱。施药方式可包括浸渍、喷雾、喷淋和喷射。如果动物产品中可能检测到残留物,则需进行特定的施药方法、剂量和休药期的残留试验。尽可能使用与作物残留相近的表格总结动物规范残留试验的数据。

畜禽饲喂试验
畜禽饲喂试验使用未标记的化合物建立饲料中的残留物水平与动物组织、牛奶和蛋中残留水平之间的关系。

畜禽饲喂试验以记录信息清单的一段文字作为开始段落。

试验对象为几组产蛋鸡,每组10只鸡(每只鸡1.0~1.3 kg),饲喂添加代森锰锌残留的饲料,代森锰锌添加浓度为5、15和50 ppm(1×、3×、10×),饲喂28 d(研究参考)。每天收集鸡蛋进行分析。第29天时,每组选6只产蛋鸡解剖并采集组织。每组剩余产蛋鸡饲喂无残留的饲料,分别于第36天和第43天解剖。产蛋鸡每天取食130 g饲料。

贸易或消费过程食物中的残留
只有当相关数据可用时才会涉及本节内容。对提供的残留物监测数据做出说明。根据第3章第9节对信息进行制表,列出农产品、分析样品数量和残留检测结果。

国家或地区残留物定义
通常将信息汇总于表格中。

参考文献

所参考的未公开报告、期刊和书籍应以表格形式列出,示例如下。参考文献根据试验(或报告)编号、作者、年份按字母顺序排序。

号码	作者	年份	标题
	MacDougall D	1964	Guthion. In: Zweig, G. , Analytical Methods for Pesticides, Plant Growth Regulators and Food Additives, Vol. II, Academic Press, New York, London.
	Meagher WR, Adams JM, Anderson CA and MacDougall D	1960	Colorimetric determination of Guthion residues in crops. *J. Agric. Food Chem.* 8, 282-6
B221/85	Gildemeister H, Bürkle WL and Sochor H	1985	Hoe 029664-14-C. Anaerobic soil metabolism study with the fungicide triphenyltin hydroxide (TPTH). Hoechst Analyt. Labor. , Germany. Rep. B221/85. Unpublished.
OEK 83 001E	Fischer R and Schulze E-F	1983	The effect of Hoe 02782 OF AT202 (fentin acetate, active ingredient 96.4%) on *Salmo gairdneri* (Rainbow trout) in a static test. Hoechst Pfl. Fo. Biol. , Germany. Rep. OEK 83 001E. Unpublished.
OEK 83/028E	Fischer R and Schulze E-F	1983	The effect of Hoe 29664 OF AT205 (fentin hydroxide, active ingredient 97.0%) on *Salmo gairdneri* (Rainbow trout) in a static test. Hoechst Pfl. Fo. Biol. , Germany. Rep. OEK 83/028E. Unpublished.

备注

a. 表格中的研究参考文献需要研究编号(或报告编号)

b. 文中的引文应有固定的格式:作者、年份、研究(或报告)编号

c. 文中的引文有 2 个作者均应列出,3 个或更多作者只列出其中的第 1 个。如上例中:Gildemeister et al. 1985,B221 / 85

8. 起草评估报告

按照如下格式准备会议用的评估报告草案。大写字母、标题、粗体和下划线的使用都应遵循该格式。首页右上角注明年份,草稿号码和作者的姓氏。会议中会为每个农药指定参考编号,如文件名"FAO/2001/ref no. AP1"表示评估报告草案第 1 版。格式布局如下所示。

FAO/2001/
作者
农药_AP1. doc
草案第 1 版

农药名称(法典编号)

主要评估项目

植物体内代谢

轮作作物试验

动物体内代谢

土壤中环境归趋

水-沉积物系统中环境归趋

分析方法

分析样品储藏期间的稳定性

残留物定义

作物规范残留试验结果

加工过程中残留归趋

动物产品中的残留

建议下一步的工作或资料

必备资料（到［年份］为止）

补充资料

膳食风险评估

长期摄入

短期摄入

对残留数据的解释通常应列在评估报告的评价部分，而不应出现在作物规范残留试验残留结果部分。

该专题的评价部分，以及后续工作或资料、建议和膳食风险评估部分，应在单独的文件中分别描述，以便于在会议上进行深入讨论，应包含对每个建议的合理、完整的解释。

评估报告草案中应使用行号，这有助于会议讨论。

简要介绍评估理由，并总结已有的资料。评估报告中的主题顺序应与评估报告中的顺序一致。

评估报告的文字部分中不要插入表格，除非是为了表述更清楚，如：文本中使用的代谢物缩略词，详细的加工试验总结或相应的加工因子（表Ⅹ.14），但家畜摄入负荷计算表格和动物产品 STMR 和 HR 计算表除外。

表Ⅹ.14　加工试验结果的 STMR 和 HR 的计算

农产品	加工因子_{甲基代森锌}	甲基代森锌残留		加工因子_{PTU}	丙烯硫脲残留		校正值	
		For STMR/ STMR-P	For HR/ HR-P		For STMR/ STMR-P	For HR/ HR-P	STMR[a]	HR[b]
樱桃		0.128	0.351		0.01	0.02		
水洗	0.63	0.080 3	0.221	1	0.01	0.02	0.103	0.287
果汁	0.55	0.070 1		0.68	0.006 8		0.085 8	
蜜饯	0.15	0.019 1		0.5	0.005		0.030 6	
果酱	0.35	0.044 6		0.78	0.007 8		0.062 6	
番茄		1.0	2.93		0.03	0.16		
水洗	0.45	0.45	1.32	0.4	0.012	0.064	0.478	1.53
果汁	0.12	0.12		0.91	0.027 3		0.183	
蜜饯	0.15	0.15		0.75	0.022 5		0.202	
番茄酱	0.12	0.12		0.54	0.016 2		0.157	
酱	1.1	1.1		11	0.33		1.86	

a 校正后的 STMR-P = STMR-P_{甲基代森锌} + 2.3×STMR-P_{丙烯硫脲}

b 校正后的 HR-P = HR-P_{甲基代森锌} + 3.3×HR-P_{丙烯硫脲}

如果风险评估的残留物定义与用于 MRL 符合性监测的残留物定义不同，则必须在评估报告中明确说明。

当残留物定义包含不止一个化合物时，则评估报告中应对由各个组分得出总残留量的计算过程进行描述。描述中应体现关键分子量的校正及"低于 LOQ"残留量的处理方法。请参阅 5.13.1 中的进一步示例。

例如：氟虫腈

当氟虫腈残留物的一个组分高于 LOQ 而其他组分低于 LOQ 时,总残留量应将可测量组分的残留量与其他组分 LOQ 加和。为了说明其中一个残留结果是实测值,将总和表示为一个实际数字,如 < 0.002 mg/kg + 0.004 mg/kg = 0.006 mg/kg。不同情况下总残留量的计算方法描述如下。

氟虫腈(mg/kg)	代谢物 MB 46136 或 MB 46513(mg/kg)	总量(mg/kg)
< 0.002	< 0.002	< 0.004
< 0.002	0.004	0.006
0.003	0.005	0.008

氟虫腈(437.2 g/mol)、代谢物 MB 46136(453.1 g/mol,校正因子 0.965)和 MB 46513(389.02 g/mol,校正因子 1.1)的残留浓度以各单独的化合物列于评价表中,但在评估报告中根据各自的残留物定义(以氟虫腈表示)进行计算。每个化合物的 LOQ 不根据这些转换因子进行校正。

例如：多杀菌素

多杀菌素的残留物定义为多杀菌素 A 和 D 的残留总和。多杀菌素 A 构成约 85% 的初始残留量,实际上是多杀菌素残留量的主要组成部分。当多杀菌素 D 的残留量 < LOQ 时,可假定其为 0;除非多杀菌素 A 和 D 的残留量均 < LOQ,此时可认为总残留量 < LOQ。由于多杀菌素 D 的残留量水平通常远低于多杀菌素 A,故上述假定合理。不同情况下总残留量计算方法如下。

多杀菌素 A(mg/kg)	多杀菌素 D(mg/kg)	多杀菌素 A 和 D 的总和(mg/kg)
0.59	0.082	0.67
0.03	< 0.01	0.03
< 0.01	< 0.01	< 0.01

提供充分的阐述用于建立最大残留限量。解释残留外推、施用条件对比及作物特性等,都会对阐述有影响。作为示例,下段描述了作物上的相关施药方式、试验数量和试验所处国家或地区,并与评估 STMR 的施药方法及残留数据相对应。结尾段落中明确推荐 MRL 和 STMR,并包括根据相关残留物定义的残留表述。

英国推荐福美双在草莓上的施药方法为:施药量 1.6 kg ai/hm²,花蕾初期用药,施药间隔期 7~10 d,安全间隔期为 7 d。按照英国推荐的施药方法,在比利时完成了 7 个草莓试验。每个试验福美双的最高残留值(中线下划线)分别为:1.4、1.4、2.1、2.1、2.4、2.8 和 3.1 mg/kg。福美双最高残留值 3.1 mg/kg,相当于 2.0 mg/kg 二硫代氨基甲酸酯(以 CS₂ 计)。

会议确立以 5 mg/kg 二硫代氨基甲酸酯(以 CS₂ 计)作为福美双在草莓上的最高残留水平。会议同时确立以 2.1 mg/kg(以福美双计)作为福美双在草莓上的 STMR。

其他总结性文字示例如下:

会议同意撤销樱桃(1 mg/kg)、桃(3 mg/kg)和梅(1 mg/kg)上的推荐使用方式。

会议确立山核桃上的 STMR 为 0.05 mg/kg,最高残留水平为 0.05 * mg/kg,HR 为 0.05 mg/kg。

会议确立在甜椒的 STMR 为 0.38 mg/kg,最高残留水平为 2 mg/kg,后者代替以前的推荐值(0.5 mg/kg),HR 为 1.4 mg/kg。

会议同意撤销柑橘类水果(5 mg/kg)的最高残留水平,替代推荐值分别为橙 1 mg/kg 和柑橘 2 mg/kg。

会议同意保留马铃薯上的残留水平推荐值 0.2 mg/kg。

建议

使用标准的导论段落：

会议得出如下结论：根据规范残留试验得出的数据，以下的残留水平值适用于最大残留限量建立，并有助于 IEDI 和 IESTI 的评估。

阐述残留物定义——选择合理的阐述。如果作物和动物的残留物定义不同，则需要进行补充说明。

对于植物和动物：用于 MRL 符合性监测的残留物定义应与用于膳食摄入评估的残留物定义一致：[残留物定义]。

对于植物和动物：残留物定义应与用于 MRL 符合性监测残留物定义一致[残留物定义 1]。膳食摄入评估：[残留物定义 2]。

在残留物定义之后插入以下文字。

残留物是脂溶性的，或者残留物不是脂溶性的。

按照字母顺序在表格中列出每种农产品的 MRL、STMR 和 HR 推荐值。对于不需要提供 ARfD 的农药，其 HR 推荐值也无须提供。

CCN	农产品名称	MRL(mg/kg)		STMR 或 STMR-P (mg/kg)	HR 或 HR-P (mg/kg)
		新值	现行值		

对于无推荐最高残留水平的加工产品，如果加工品的 HR-P 和 STMR-P 用于膳食风险评估，则需将其列于表格末尾部分。

周期评审的农药的推荐值表格应包括现行的 MRL；或更准确地说，包括现行 JMPR 的推荐 MRL。表格应清晰地表明保留、修订及撤销的 MRL。

所有 MRL 的撤销建议都应列在表格的"建议"栏中，专门附于表格的附件 1，而不是在文中简单提及。如果不编写到附件 1 中，一些说明如"会议建议撤销仁果类水果上的 MRL"很容易会被忽略。

若动物产品中无残留，并与取食量无关时，JMPR 会直接采用 LOQ 或其相近值作为推荐的 MRL。MRL 推荐值用于告知 Codex MRL 的使用者：残留情况已经充分评估，对于贸易中的产品，残留值不会高于 LOQ。

上述情况下，推荐值表格下会有脚注："根据 JMPR 评估，消费的食用农产品中无[×××农药]残留物"。

后续工作或资料

如有多个项目，则应按要求或需要进行编号。

必备资料

所有要求列出的项目都应该附有以年计算的到期日。若无其他资料，选择自本次会议开始后 2 年作为到期日。如：由一个国家或地区或公司承诺明确期限，提供具体日期。

每个要求列出的项目都应该附有 TMRL。若到期日时还没有补齐所需的资料，则会议可以建议撤销其 TMRL。

通常新农药或周期评审农药不涉及 TMRL,应尽可能少用。

补充资料

要求提供的资料对于 MRL 的继续使用没有决定性作用,但这些资料有助于解释、支持残留外推或提供更全面的数据库。

2 膳食风险评估

应注意:附件 3 的参考文献仅针对 JMPR 报告的文本部分。当在残留评估部分使用时,参考文献格式应更改为"Annex [X] and [Y] of [year] JMPR Report. "。

长期摄入

长期膳食风险评估使用以下标准描述方式

[农药]的国际估计每日摄入量(IEDI)是根据初级农产品和加工产品的规范残留试验中值结合相应食品的消费数据计算出来的。结果见附件 3。

评估摄入量在 ADI 范围内

情形:

IEDI 小于 ADI

　　根据建立的 STMR,得出 GEMS/Food 17 个区域范围内食物中残留的 IEDI 的范围为占 ADI 的百分数,以[...] mg/kg bw 表示,以[...]表示。

　　会议总结认为,JMPR 推荐的使用方式下产生[农药]残留的长期摄入量不会对公共健康造成影响。

情形:

对农药在多种农产品中的残留进行评估,但不包括周期评审。采用往届和本届会议推荐的 STMR 计算 IEDI。GEMS/Food 17 个区域性膳食消费中残留的 IEDI 均小于 ADI。

　　根据 JMPR [第 1 年]、[第 2 年]和本次会议评估的 STMR,得出 GEMS/Food 17 个区域范围内食物中残留的 IEDI 占最大 ADI 的百分数,ADI 以[...] mg/kg bw 表示。

　　会议总结认为,JMPR [第 1 年]、[第 2 年]和本次会议所推荐的[农药]残留的长期摄入量不会对公共健康造成影响。

　　评估摄入量高于 ADI

情形:

GEMS/Food 17 个区域中 1 个或多个 IEDI 高于 ADI。

　　根据[..]农产品评估的 STMR,得出 GEMS/Food 区域范围内食物中残留的国际估算每日摄入量占最大 ADI 的百分数[...] %。GEMS/Food 其他区域范围内食物中残留的国际估算每日摄入量占最大 ADI 的[..]到 [..]%之间(附件 3)。

　　向 JMPR 提交的资料排除了农药残留每日摄入量低于最大 ADI 的可能性。

情形:

GEMS/Food 17 个区域中 1 个或多个 IEDI 高于 ADI。

　　根据[第 1 年] JMPR、[第 2 年] JMPR 和本次会议评估的 STMR,得出 GEMS/Food 17 个区域范围内食物中残留的 IEDI 占最大 ADI 的百分数,以[...]mg/(kg bw)表示,表示为[...]。GEMS/Food 其他区域范围内食物中残留的 IEDI 占最大 ADI 的百分数。

会议总结认为,[第 1 年] JMPR、[第 2 年] JMPR 和本次会议所推荐的[农药]残留的长期摄入量可能会对公共健康造成影响。

膳食风险评估可以通过[农产品 1、农产品 2 的加工数据]或关于[主题 1、主题 2]的其他毒理学数据来完善。

或者:没有进一步完善的可能性。

短期摄入

无须 ARfD

情形:

JMPR 毒理学评估认为无需 ARfD。

于[某年]举行的 JMPR 会议确定无需 ARfD。会议由此认为[农药]残留的短期摄入对公共健康无影响。

所有 IESTI 均在 ARfD 范围内

情形:

新农药或周期评审农药。所有农产品中残留的短期摄入量均在 ARfD 范围内。

对于已对最高残留水平进行评估且消费数据齐备的[...]食用产品[(及其加工部分)],计算了其中残留的国际估算短期摄入量(IESTI)。结果见附件 4。

IESTI 为一般人群的最大 ARfD 的[...]%,儿童为最大 ARfD 的[...]%。会议总结认为,JMPR 推荐的使用方式下产生的[农药]残留的短期摄入量不会对公共健康造成影响。

IESTI 高于 ARfD

情形:

新的或周期评审的残留物。对于再评估的情况,只能使用当前会议的 IESTI 计算器进行评估。某些农产品中残留的短期摄入量超过了 ARfD 量。

[农药]的国际估算短期摄入量(IEDI)是根据初级农产品和加工产品的 STMR 和 HR,结合相应食品的消费数据计算出来的。结果见附件 4。

对儿童的 IESTI 为 ARfD 的 [...]%到[...]%,表示为 [···]。对普通人群的 IESTI 为 ARfD 的 [...]%到[...]%,表示为 [...]。[...]、[...] 和 [...]%分别表示[农产品 1],[农产品 2]和[农产品 3]对普通人群的估计短期摄入量。[...]、[...] 和 [...]%的值分别表示[农产品 1]、[农产品 2]和[农产品 3]对儿童的评估短期摄入量。

会议总结认为,JMPR 推荐的使用方式下产生的[农产品 1],[农产品 2]和[农产品 3]中[农药]残留短期摄入量可能会对公共健康造成影响。除[..]这些农产品外,JMPR 推荐的使用方式下产生的[农药]残留短期摄入量不会对公共健康造成影响。

膳食风险评估可以通过[农产品 1、农产品 2 的加工数据]或关于[主题 1、主题 2]的其他毒理学数据来完善。

或者

没有进一步完善的可能性。

无 ARfD,但该值又是必需的

情形:

对农药在很多农产品上进行的残留评估。该农药尚未进行最新的毒理学评估,所以无 ARfD,但

ARfD 是必须提供的。

会议总结认为,ARfD 可能是必需的,但该值尚未确定。[农药]的国际估算短期摄入量(IESTI)没有计算。[农药]的短期膳食风险评估没有最终完成。

以前没有 ARfD,但目前已经确定

情形:

本届 JMPR 会议建立了某农药的 ARfD,在前一年已完成该农药在很多农产品上的残留评估,但急性风险评估尚未最终确定。所有农产品上残留的评估短期摄入量均在 ARfD 范围内。

会议估计了[农药]的 ARfD(以[...] mg/(kg bw)表示。[第 1 年] JMPR 和[第 2 年] JMPR 已经推荐了所用的 STMR 和 HR,但由于 ARfD 不确定,未能最终完成风险评估。

[农药]的国际估算短期摄入量(IESTI)是根据[第 1 年] JMPR、[第 2 年] JMPR 和本次会议关于初级农产品和加工产品的 STMR 和 HR,结合相应食品的消费数据计算出来的。结果见附件 4。

提交给 JMPR 的儿童和一般人群饮食的 IESTI 分别为以[...] mg/(kg bw)表示的 ARfD 的[...]%到[...]%和[...]%到[...]%,表示为 [...]。

会议总结认为,[第 1 年] JMPR、[第 2 年] JMPR 和本次会议所评估的[农药]残留的短期摄入量不会对公共健康造成影响。

情形:

往届 JMPR 会议已经完成某农药在一些农产品上的残留评估,但未能完成急性风险评估。目前 JMPR 建立了该农药的 ARfD,但某些农产品的短期评估摄入量高于 ARfD。

会议评估了[农药]的 ARfD(以[...] mg/(kg bw)表示)。[第 1 年] JMPR 和[第 2 年] JMPR 已经推荐了 STMR 和 HR,但由于 ARfD 不确定,未能最终完成风险评估。

[农药]的国际估算短期摄入量(IESTI)是根据[第 1 年] JMPR、[第 2 年] JMPR 和本次会议关于初级农产品和加工产品的 STMR 和 HR,结合相应食品的消费数据计算出来的。结果见附件 4。

提交给 JMPR 的针对儿童和成人计算的 IESTI,分别为 ARfD[..] mg/(kg bw)的 [...]%到[...]%和[...]%到[...]%,表示为 [...]。[...]、[...] 和 [...]%分别表示[农产品 1]、[农产品 2]和[农产品 3]对普通人群的短期评估摄入量。[...]、[...] 和 [...]%分别表示[农产品 1]、[农产品 2]和[农产品 3]对儿童的短期评估摄入量。

会议总结认为,[第 1 年] JMPR、[第 2 年] JMPR 和本次会议所评估的[农产品 1]、[农产品 2]和[农产品 3]的 [农药]残留的短期摄入量可能会对公共健康造成影响。除[..]这些农产品外,JMPR 推荐的使用方式下产生的[农药]残留短期摄入量不会对公共健康造成影响。

膳食风险评估可以通过[农产品 1、农产品 2 的加工数据]或关于[主题 1、主题 2]的其他毒理学数据来完善。

或者没有进一步完善的可能性。

附件 X 的附件 1

所有国家或地区的 2 位数代码列表(ISO 3166-2)

国家或地区名称	代码	国家或地区名称	代码
阿富汗	AF	利比里亚	LR
阿兰群岛	AX	利比亚	LY
阿尔巴尼亚	AL	列支敦士登	LI
阿尔及利亚	DZ	立陶宛	LT
美属萨摩亚	AS	卢森堡公国	LU
安道尔共和国	AD	中国澳门	MO
安哥拉	AO	北马期顿	MK
安圭拉岛	AI	马达加斯加岛	MG
南极洲	AQ	马拉维	MW
安提瓜和巴布达	AG	马来西亚	MY
阿根廷	AR	马尔代夫	MV
亚美尼亚	AM	马里	ML
阿鲁巴	AW	马耳他	MT
澳大利亚	AU	马绍尔群岛	MH
奥地利	AT	马提尼克	MQ
阿塞拜疆	AZ	毛里塔尼亚	MR
巴哈马群岛	BS	毛里求斯	MU
巴林	BH	马约特岛	YT
孟加拉国	BD	墨西哥	MX
巴巴多斯	BB	密克罗尼西亚联邦	FM
白俄罗斯	BY	摩尔多瓦共和国	MD
比利时	BE	摩纳哥	MC
伯利兹城	BZ	蒙古	MN
贝宁	BJ	黑山共和国	ME
百慕大群岛	BM	蒙特塞拉特岛	MS
不丹	BT	摩洛哥	MA
玻利维亚多民族国家	BO	莫桑比克	MZ
博内尔岛和圣尤斯特歇斯萨巴	BQ	缅甸	MM
博斯玻利维亚多元国家和黑塞维那	BA	纳米比亚	NA
博茨瓦纳	BW	瑙鲁	NR
布维岛	BV	尼泊尔	NP
巴西	BR	荷兰	NL
英属印度洋领地	OI	新喀里多尼亚	NC
文莱达鲁萨兰国	BN	新西兰	NZ

续表

国家或地区名称	代码	国家或地区名称	代码
保加利亚	BG	尼加拉瓜	NI
布基纳法索	BF	尼日尔	NE
布隆迪	BI	尼日利亚	NG
柬埔寨	KH	纽埃岛	NU
喀麦隆	CM	诺福克岛	NF
加拿大	CA	北马里亚纳群岛	MP
佛得角	CV	挪威	NO
开曼群岛	KY	阿曼	OM
中非共和国	CF	巴基斯坦	PK
乍得	TD	帕劳共和国	PW
智利	CL	巴勒斯坦	PS
中国	CN	巴拿马	PA
巴拿马	CX	巴布亚新几内亚	PG
科科斯(凯林)群岛	CC	巴拉圭	PY
哥伦比亚	CO	秘鲁	PE
科摩罗	KM	菲律宾	PH
刚果	CG	皮特凯恩	PN
刚果民主共和国	CD	波兰	PL
库克群岛	CK	葡萄牙	PT
哥斯达黎加	CR	波多黎各	PR
科特迪瓦	CI	卡塔尔	QA
克罗地亚	HR	留尼旺	RE
古巴	CU	罗马尼亚	RO
库拉索岛	CW	俄罗斯联邦	RU
塞浦路斯	CY	卢旺达	RW
捷克共和国	CZ	圣巴托洛缪岛	BL
丹麦	DK	圣赫勒拿提升和特里斯坦-达库尼亚	SH
吉布提	DJ	圣基茨和尼维斯	KN
多米尼加岛	DM	圣卢西亚岛	LC
多米尼加共和国	DO	圣马丁(法国)	MF
厄瓜多尔	EC	圣皮埃尔和密克隆群岛	PM
埃及	EG	圣文森特和格林纳丁斯	VC
萨尔瓦多	SV	萨摩亚	WS
赤道几内亚	GQ	圣马力诺	SM
厄立特里亚国	ER	圣多美与普林希比共和国	ST
爱沙尼亚	EE	沙特阿拉伯	SA
埃塞俄比亚	ET	塞内加尔	SN
福克兰群岛(马尔维纳斯)	FK	塞尔维亚	RS
法罗群岛	FO	塞舌尔	SC

续表

国家或地区名称	代码	国家或地区名称	代码
斐济	FJ	塞拉利昂	SL
芬兰	FI	新加坡	SG
法国	FR	圣马丁岛	SX
法属圭亚那	GF	斯洛伐克	SK
法属波里尼西亚	PF	斯洛文尼亚	SI
法属南半球领地	TF	所罗门群岛	SB
加蓬	GA	索马里	SO
冈比亚	GM	南非	ZA
格鲁吉亚	GE	南乔治亚岛和南三岛	GS
德国	DE	南苏丹	SS
加纳	GH	西班牙	ES
直布罗陀	GI	斯里兰卡	LK
希腊	GR	苏丹	SD
格陵兰	GL	苏里南	SR
格林纳达	GD	斯瓦尔巴和扬马延	SJ
瓜德罗普岛	GP	斯威士兰	SZ
关岛	GU	瑞典	SE
危地马拉	GT	瑞士	CH
根西岛	GG	阿拉伯叙利亚共和国	SY
几内亚	GN	中国台湾	TW
几内亚比绍	GW	塔吉克斯坦	TJ
圭亚那	GY	坦桑尼亚联合共和国	TZ
海地	HT	泰国	TH
赫德岛和麦克唐纳群岛	HM	东帝汶	TL
教廷(梵蒂冈城)	VA	多哥	TG
洪都拉斯	HN	托克劳	TK
中国香港	HK	汤加	TO
匈牙利	HU	特立尼达和多巴哥	TT
冰岛	IS	突尼斯	TN
印度	IN	土耳其	TR
印度尼西亚	ID	土库曼斯坦	TM
伊朗伊斯兰共和国	IR	特克斯和凯科斯群岛	TC
伊拉克	IQ	图瓦卢	TV
爱尔兰	IE	乌干达	UG
英国属地曼岛	IM	乌克兰	UA
以色列	IL	阿拉伯联合酋长国	AE
意大利	IT	英国	GB
牙买加	JM	美国	US
日本	JP	美国本土外小岛屿	UM

续表

国家或地区名称	代码	国家或地区名称	代码
泽西岛	JE	乌拉圭	UY
约旦	JO	乌兹别克斯坦	UZ
哈萨克斯坦	KZ	瓦努阿图	VU
肯尼亚	KE	委内瑞拉玻利瓦尔共和国	VE
基里巴斯	KI	越南	VN
朝鲜民主主义人民共和国	KP	英国维尔京群岛	VG
朝鲜民主共和国	KR	美国维尔京群岛	VI
科威特	KW	瓦利斯群岛和富图纳群岛	WF
吉尔吉斯斯坦	KG	西撒哈拉	EH
老挝人民民主共和国	LA	也门	YE
拉脱维亚	LV	赞比亚	ZM
黎巴嫩	LB	津巴布韦	ZW
莱索托	LS		

附件X的附件2

水果类农产品的分类,包括代表性农产品的选择(2012年CAC通过)

类型:01 水果		代表农产品		亚组中的具体作物
组	亚组	组	亚组	
001 柑橘类水果 (FC 0001)	001A 亚组 柠檬和酸橙 (FC 0002)	柠檬或酸橙、柑橘、橘子和柚子或葡萄柚	柠檬或酸橙	FC 2201 澳洲血橙 FC 2202 澳洲沙漠橙 FC 2203 澳洲圆橙 FC 2204 布朗河指橙 FC 0202 枸橼 FC 2206 泰国柠檬 FC 0303 金橘 FC 0204 柠檬 FC 0205 酸橙 FC 2205 甜橙 FC 2207 莱姆金橘 FC 2208 山白柠檬 FC 2209 新几内亚野生酸橙 FC 2210 罗素河酸橙 FC 2211 塔希提酸橙 FC 2212 柚
	001B 亚组 柑橘 (FC 0003)		柑	FC 0201 四季橘 FC 0206 柑橘 FC 2213 温州橘
	001C 亚组 橘(甜、酸) (FC 0004)		橘	FC 0207 酸橘 FC 0208 甜橘 FC 2214 枳橘
	001D 亚组 柚子		柚子或葡萄柚	FC 0203 葡萄柚 FC 0209 柚子
002 仁果类水果 (FP 0009)		苹果或梨		FP 0226 苹果 FP 2220 山楂果 FP 2221 木瓜 FP 0227 山楂 FP 0228 枇杷 FP 2222 夏花山楂 FP 0229 欧楂果 FP 0230 梨 FP 0307 柿子(日本) FP 0231 榅桲 FP 2223 墨西哥山楂 FP 2224 野洋梨
003 核果类水果 (FS 0012)	003A 亚组 樱桃 (FS 0013)	甜樱桃或酸樱桃、李子或西梅子或桃或杏	甜樱桃或酸樱桃	FS 2230 黑樱桃 FS 2231 山樱桃 FS 0243 酸樱桃 FS 0244 甜樱桃 FS 2232 野樱桃

续表

类型：01 水果		代表农产品		亚组中的具体作物
组	亚组	组	亚组	
003 核果类水果 （FS 0012）	003B 亚组 李子 （FS 0014 李子（包括西梅））		李子或西梅	FS 0241 西洋李子 FS 0242 樱桃李 FS 0302 红枣 FS 2233 克拉玛斯李子 FS 2234 李子 FS 2235 海滨李 FS 0248 奇克索李 FS 2236 李杏 FS 0249 黑刺李
	003C 亚组 桃子 （FS 2001）		桃子或杏	FS 0240 杏 FS 2237 梅子 FS 0245 油桃 FS 0247 桃
004 浆果和其他小果 （FB 0018）	004A 亚组 蔓藤类浆果（FB 2005）	黑莓或树莓、蓝莓或醋栗（黑、红或白色）、接骨木莓、葡萄和草莓	黑莓或树莓	FB 0264 黑莓 FB 0266 欧洲木莓 FB 0272 树莓（红、黑）
	004B 亚组 灌木类浆果（FB 2006）		蓝莓或醋栗（黑、红或白）	FB 0019 越橘果 FB 0020 蓝莓 FB 2240 野生醋栗 FB 2241 野樱莓 FB 0260 熊果 FB 0261 欧洲越橘 FB 0262 水越橘 FB 0263 红越橘 FB 2242 醋栗浆果 FB 2243 智利番石榴 FB 0021 醋栗（黑、红、白） FB 0278 醋栗（黑） FB 0279 醋栗（红、白） FB 0268 鹅莓 FB 2244 欧洲小檗 FB 2245 黑果木 FB 2246 杂交醋栗 FB 0270 花楸 FB 2247 原生醋栗 FB 2248 红莓 FB 0273 玫瑰果 FB 2249 沙龙白珠树果 FB 2250 沙棘果
	004C 亚组 大型灌木或树类浆果 （FB 2007）		接骨木莓	FB 2250 月桂树的果实（山桃） FB 2251 水牛莓 FB 2252 爬山虎 FB 0267 接骨木果 FB 2253 绣球花果 FB 0271 桑葚 FB 2254 扁担草 FB 0274 康棣 FB 2255 俄罗斯银莓

续表

类型：01 水果		代表农产品		亚组中的具体作物
组	亚组	组	亚组	
004 浆果和其他小果（FB 0018）	004D 亚组 小型爬藤类水果（FB 2008）		葡萄	FB 2256 软枣猕猴桃 FB 2257 黑龙江葡萄 FB 0269 葡萄 FB 2258 五味子 FB 1235 鲜食葡萄 FB 1236 酿酒葡萄
	004E 亚组低矮浆果（FB 2009）		草莓	FB 0265 蔓越莓 FB 0277 云莓 FB 2259 原生蔓越莓 FB 2260 蔓虎刺果 FB 0275 草莓 FB 0276 野草莓
005 各类热带和亚热带水果-果皮可食用(FT 0026)	005A 亚组 热带和亚热带小果，果皮可食用（FT 2011）	橄榄、无花果或番石榴和椰枣	橄榄	FT 2300 非洲莓 FT 2301 古德伯杏仁 FT 2302 苹果浆果 FT 0286 野草莓 FT 0287 巴巴多斯樱桃 FT 2303 红杨梅 FT 2304 五月茶 FT 2305 面包树果 FT 2306 黄嘉宝果 FT 2307 刺黄果 FT 2308 锡兰铁木 FT 2309 锡兰橄榄 FT 2310 里约大樱桃 FT 0293 中国橄榄(黑、白) FT 2311 海南肖楝 FT 0294 可可李子 FT 0296 沙枣 FT 2312 海檀木 FT 2313 破木子 FT 2314 阿比西尼亚鹅莓 FT 2315 锡兰鹅莓 FT 2316 刺篱木 FT 0298 巴西樱桃 FT 2317 樱桃 FT 2318 番石榴浆果 FT 0299 黄槟榔青 FT 2319 伊拉瓦拉李 FT 2320 文定果 FT 0339 海南蒲桃 FT 0340 莲雾 FT 2321 非洲李 FT 2322 卡卡杜果 FT 2323 亚洲醋栗 FT 0290 刺黄果 FT 2324 柠檬杨 FT 2326 窄叶李 FT 2327 山樱桃

续表

类型：01 水果		代表农产品		亚组中的具体作物
组	亚组	组	亚组	
005 各类热带和亚热带水果-果皮可食用(FT 0026)	005A 亚组 热带和亚热带小果，果皮可食用 （FT 2011）	橄榄、无花果或番石榴和椰枣	橄榄	FT 0306 醋栗 FT 2328 黑柿 FT 2329 南美荔枝 FT 2330 朗姆果 FT 0310 海葡萄 FT 2331 Sete-capote FT 2332 银白杨 FT 0311 红果仔 FT 0305 鲜食橄榄 FT 2333 水苹果 FT 2334 水浆果 FT 2335 水梨
	005B 亚组 热带和亚热带中到大果，果皮可食用 （FT 2012）		无花果或番石榴	FT 0285 沙梨 FT 2350 亚马逊梨 FT 2351 洋木瓜 FT 0288 三敛酸果 FT 2352 腰果（类水果） FT 2353 肯布卡 FT 0289 杨桃 FT 0291 角豆 FT 0292 腰果梨 FT 2354 洋李子 FT 2355 戴维森棕榈 FT 0297 无花果 FT 2356 余甘子 FT 0336 番石榴 FT 2357 巴西番石榴 FT 2358 草莓番石榴 FT 2359 哥斯达黎加番石榴 FT 2360 帕拉番石榴 FT 2361 西班牙柠檬 FT 2362 喜林芋 FT 2363 蒲式耳 FT 0300 嘉宝果 FT 0301 印度枣 FT 2364 白桂木 FT 2365 曼加巴 FT 2366 玛利亚棕榈 FT 2367 马来黄酸枣 FT 2368 紫酸枣 FT 2369 面包果 FT 2370 南斯果 FT 0304 纳塔尔李子 FT 2371 橄树 FT 2372 山番木瓜 FT 0308 马六甲蒲桃 FT 2373 南巴果 FT 0309 蒲桃 FT 0364 仙都果 FT 2374 莲雾

续表

类型：01 水果		代表农产品		亚组中的具体作物
组	亚组	组	亚组	
005 各类热带和亚热带水果-果皮可食用(FT 0026)	005C 亚组 各类热带和亚热带棕榈类水果,果皮可食用(FT 2013)		椰枣	FT 2400 巴西莓 FT 2401 岩石椰 FT 2402 巴卡巴酒实棕 FT 2403 巴卡巴酒棕榈 FT 0295 椰枣 FT 0333 埃及姜果棕 FT 2404 布迪椰子 FT 2405Patauá FT 2406 刺棒棕
006 各类热带和亚热带水果,果皮不可食用(FT 0030)	006A 亚组 热带和亚热带小果,果皮不可食用(FT 2021)	荔枝、桂圆或西班牙酸橙、鳄梨、石榴或杧果、香蕉和番木瓜、杂交番荔枝、菠萝、火龙果、刺梨、猕猴桃或西番莲果和 Muriti 或巴尔米拉棕榈	荔枝、桂圆或西班牙酸橙	FI 2450Aisen FI 2451 椢梓柑 FI 2452 木奶果 FI 2453Ingá FI 0343 荔枝 FI 0342 龙眼 FI 2454 马德拉斯荆棘 FI 2455Manduro FI 2456Matisia FI 2457 牧豆树果 FI 2458 蒙刚果 FI 2459 小花木瓜 FI 2460 金叶小鳞山榄木 FI 2461 塞拉利昂酸角 FI 0366 西班牙柠檬 FI 0369 罗望子 FI 2462 毡毛罗望子 FI 2463 黄皮果 FI 2564 白牛奶果
	006B 亚组 热带和亚热带大果,果皮光滑不可食用(FI 2022)		鳄梨、石榴或杧果、香蕉和番木瓜	FI 2480 黄金果 FI 0325 西非荔枝 FI 0326 鳄梨 FI 2481 木奶果 FI 0327 香蕉 FI 2482 宾再果 FI 0715 可可(浆) FI 0330 蛋黄果 FI 2483 古布阿苏 FI 2484 南美果 FI 0335 费约果 FI 2485 南美红檀 FI 2486 南非醋栗 FI 2487 印度藤黄 FI 2488 枇杷 FI 2489 兰竹果 FI 2490 果榄 FI 2491Mabolo FI 0345 杧果 FI 2492 马杧果 FI 2493 塞班杧果 FI 0346 山竹果

续表

类型：01 水果		代表农产品		亚组中的具体作物
组	亚组	组	亚组	
006 各类热带和亚热带水果，果皮不可食用（FT 0030）	006B 亚组 热带和亚热带大果，果皮光滑不可食用（FI 2022）		鳄梨、石榴或杧果、香蕉和番木瓜	FI 0349 酒橙 FI 2494 菠萝 FI 0350 番木瓜 FI 2495 木瓜 FI 2496 巴西油桃 FI 2497 巴西树果 FI 0352 美国柿子 FI 0355 石榴 FI 2498 檀香 FI 0360 黑美果榄 FI 0361 绿美果榄 FI 0363 白美果榄 FI 2499 臭豆 FI 0367 金星果 FI 0312 树番茄 FI 2500 印度酸角 FI 2501 野生枇杷
	006C 亚组 热带和亚热带大果，果皮粗糙或多毛且不可食用（FI 2023）		杂交番荔枝和菠萝	FI 2520 杂交番荔枝 FI 2521 霹雳果 FI 0329 面包果 FI 2522 小木菠萝 FI 0331 番荔枝 FI 0332 南美番荔枝 FI 0334 榴莲 FI 0371 象橘 FI 0337 多形叶荔枝 FI 0338 菠萝蜜 FI 0344 马米杏 FI 2523 极香面包果 FI 0347 美洲格尼帕树果 FI 2524 猴面包树 FI 0353 菠萝 FI 2525 Poshte FI 0357 葡萄桑 FI 0358 红毛丹 FI 0359 人参果 FI 0362 片油果美果榄 FI 2526 露兜树 FI 2527 紫香荔枝 FI 0365 刺果番荔枝 FI 0368 番荔枝 FI 2528 阳光美果榄
	006D 亚组 热带和亚热带带刺类水果，果皮不可食用（FI 2024）		火龙果和刺梨	FI 2540 火龙果 FI 0356 刺梨 FI 2541 树形仙人掌

续表

类型：01 水果		代表农产品		亚组中的具体作物
组	亚组	组	亚组	
006 各类热带和亚热带水果，果皮不可食用（FT 0030）	006E 亚组 热带和亚热带爬藤类水果，果皮不可食用（FI 2025）		猕猴桃或西番莲	FI 2560 西番莲果 FI 2561 大果西番莲 FI 0341 猕猴桃 FI 2562 蓬莱蕉 FI 2563 翅茎西番莲 FI 2564 香蕉西番莲果 FI 0351 西番莲果
	006F 亚组 热带和亚热带棕榈类水果，果皮不可食用（FI 2026）		布里奇果或巴尔米拉棕榈	FI 2580 椰青 FI 2581 新西兰牡荆 FI 2582 茉莉果 FI 2583 布里奇果 FI 2584 扇叶树头榈果 FI 2585 蛇皮果

附件Ⅹ的附件 3

泡茶和加工茶的试验条件

1　中国人泡茶的步骤

取 3 g 绿茶/红茶（6 g 乌龙茶），用 150 mL 的沸水冲泡茶叶。将茶叶泡 5 min，过滤茶叶、获得茶汤。剩下的茶叶冲泡 2 次（总共 3 次）。分析茶汤和浸泡后的茶叶。

浸泡因子的计算如下：用干茶中的原始残留量减去茶汤中的残留量。茶汤中的残留量用 mg/kg 浸泡前的干茶重量。

2　日本人泡茶的步骤

在日本，考虑最差的转化速率，用 50 倍干茶重量的沸水（90℃）去浸泡茶叶。茶叶和水混合物搅拌 5 min 来表示最差情景的转化情况。也就是说 1 g 茶，用 50 mL 水。

3　绿茶中的农药残留试验标准

3. 1 茶树栽培：常规方式

3. 2. 茶树管理：除试验对象以外的其他农药可用于防治害虫，只要不妨碍对试验对象进行残留分析。

3. 3. 试验时间：应在控制目标害虫时施药。

3. 4. 采样和制样

3.5 分析部分和样品量：样品分为新鲜茶叶、加工后农产品（如烤茶）和茶汤。

最小样品量是 1 kg。

A. 采样部分（采集新鲜叶片）

5 月当新叶在茶树上出现开始，从枝头摘下 3～4 片叶子。

去除老叶，保证老叶没有混进采集的样品里。

B. 茶加工（烤茶）

1）一般要求

a. 在烤茶上开展实验

b. 根据烤茶制茶程序，先从空白对照样品开始，每组样品按照顺序进行，以减少交叉污染。

c. 烘烤过程进行 3 次并经过干燥过程后得到用于分析的样品。

d. 分好样品，以免在包装和储藏的过程中交叉污染。样品用塑料袋分好，写好标签，存放在冰箱中。

e. 加工过程的产量参考，烤茶 3 次之后的重量一般是新鲜茶叶重量的（21±2）％。一般情况下，烤茶次数越多，产量越低。

2）详细的生产取决于烤茶的类型

（A）手工制茶

a. 清洗和裁剪：茶叶无需清洗。如果必要，可将茶叶堆叠在一起裁剪成适当的大小。

b. 第一次烤茶：把新鲜的叶子放入一个大铁锅里，加热到（230±5）℃，维持（7±1）min。

c. 冷却：茶叶在第一次烘焙后立即取出，并分散均匀，冷却 5～10 min。

d. 揉捻：将烘烤过的茶叶用手揉捻 10 min，并向空中抛撒以进一步冷却。

e. 重复烤制和揉捻:烤茶过程(第二次烤茶在(175±5)℃下烤制 10 min,第三次在(95±5)℃下烤制 10min),揉捻过程同上。

f. 干燥:最后在(70±5)℃下低温加热处理干燥茶叶,直到最终产品的含水量降到(5±1)%。可调整干燥时间以达到目标含水量。

(B)机械制茶

a. 机械制茶最少需要 5 kg 新鲜茶叶

b. 第一次烤茶:将茶叶放入预热至(260±10)℃的烤箱中,并以 4~5 r/min 的转速烘烤(9±1)min,具体以茶叶的含水量为准。此时,风扇在前 2~3 min 保持不动,之后进行吸气。以 1~2 min 的间隔重复吸气和保持不动的步骤以散发水分。

c. 冷却:第一次烘烤之后迅速取出茶叶,并向空中抛撒冷却 10 min。

d. 揉捻:通过施加压力揉捻烘焙后的茶叶以破坏茶叶的细胞壁而非其表皮。该过程持续时间为一次 20 min。

e. 解块:将揉捻后粘在一起的茶叶块解块分开。此步骤在揉捻过程之后立即用手完成,以免在干燥时茶叶粘在一起。

f. 第一次干燥:将茶叶放入预热至100℃的烤箱中,然后将温度升至200~220℃。茶叶在 3~4 r/min 的转速下干燥 10 min。风扇在前 3~4 min 保持不动,然后进行吸气。以 1~2 min 的间隔重复吸气和保持的步骤。

g. 第二次干燥:将茶叶放入预加热至100℃的烤箱中,然后将温度逐渐升至150℃。茶叶在 3~4 r/min 的转速下干燥 10 min。

h. 最后一次干燥:将茶叶放入预加热至100℃的烤箱中,然后将温度逐渐升至120℃。茶叶在 3~4 r/min 的转速下干燥 15 min。

i. 初始含水量是 75%~80%,加工后的含水量是(5±1)%。

机械炒茶用炒茶机

处理过程		参考指南
采茶		
	• 1 个芽,3 个叶子 • 含水量:(80±2)% • 品种:小叶品种(*camellia sinensis* var. *sinensis*)	• 采集"1 个芽,3 个叶子" (茶园:5~10 年或更长时间。在长出第 3 片叶子后收获。)
炒茶		
	• 数量:(8±2)kg 茶叶 • 温度:(260±10)℃ • 时间:(9±1)min • 含水量:55%~60% • 重量降低 50%	• 烘箱(260±10)℃。 • 转速:4~5 r/min • 风扇操作:风扇在刚开始 2~3 min 暂停,然后打开进行吸气。以 1~2 min 的间隔重复吸气和保持的步骤。 • (去除水分是很重要的)

续表

处理过程		参考指南
冷却		
	• 目的：茶叶水分平衡 • 时间：10 min • 使茶冷却	• 烤茶之后迅速冷却 • 平展开茶叶
↓		
揉捻		
	• 目的：成型，破细胞壁 • 时间：20 min • 含水量：50％～55％	• 重量（初次烤茶之后）：5 kg • 揉捻时间：20 min • 通过施压破壁，而非表皮（保持茶叶的原始形状）
↓		
茶叶解块	时间：10 min	分开结块的茶叶
↓		
第一次干燥		
	• 温度：200～220℃ • 时间：10 min • 含水量：25％～30％	• 烘箱应预热到 100℃。 • 放茶之后加热 • 转速：3～4 r/min • 风扇操作：风扇在刚开始 2～3 min 暂停，然后打开进行吸气。以 1～2 min 的间隔重复吸气和保持的步骤。
↓		
二次干燥		
	• 温度：120～150℃ • 时间：10 min • 含水量：15％～20％	• 烘箱应先预热到 100℃ • 放入茶叶后逐渐将烘箱温度从 100℃升到 150℃。 • 转速：3～4 r/min
↓		

续表

处理过程		参考指南
最后一次干燥		
	·温度：100～120℃ ·时间：15 min ·含水量：(5±1)％	·烘箱应先预热到100℃。 ·放入茶叶后逐渐将温度从100℃逐渐升温到120℃。 ·转速：1～2 r/min

* 烤茶机型号：TW/S-B70-9H（中国台湾）

C. 分析样品

a. 新鲜茶叶：取5 g磨碎的茶叶样品进行分析。样本的大小取决于样本的性质和仪器的不同。

b. 干茶(农产品)：取5 g研磨的干茶样品，加入15～20 mL蒸馏水。待水分完全被吸收之后进行分析。蒸馏水和样品的数量可以根据样品或分析仪器的性质而变化。

c. 茶汤：茶汤用蒸馏水煮沸之后，冷却到80℃。将150 mL冷却的蒸馏水加入3 g烤茶中。煮茶3 min。茶汤样本用作分析。根据样品性质和分析仪器，水和样品的数量成比例的变化。

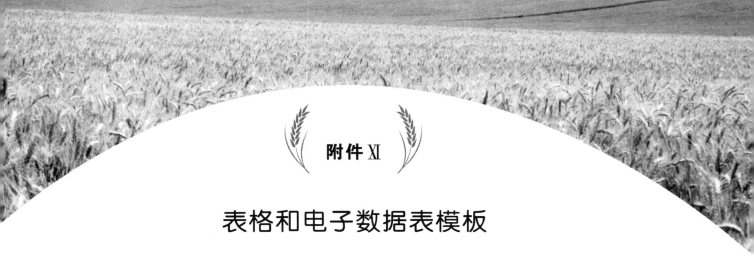

附件 XI

表格和电子数据表模板

内——容

表 XI.1 灭菌丹在番茄上的残留解释表,参见 5.2.6"规范残留试验资料解释表"

表 XI.2 农药使用 GAP 汇总表,参见 3.5"使用方式"

表 XI.3 规范残留试验资料汇总,参见 3.6"规范残留试验结果"

表 XI.4 长期膳食摄入量计算表格格式,参见 6.2"长期膳食摄入量"

表 XI.5 长期膳食摄入量计算表格格式(以腈菌唑为例),参见 6.2"长期膳食摄入量"

表 XI.6 普通人群 IESTI 计算表格格式(示例),参见 6.5"IESTI 表格"

表 XI.1 灭菌丹在番茄上的残留解释表

GAP 和田间试验条件比较对 MRL 和 STMR 评估是有效的(JMPR 1998)。

作物	国家	使用方式				试验	灭菌丹
		kg ai/hm²	kg ai/hL	施药次数	PHI d		(mg/kg)
番茄	智利 GAP	1.7	0.15		7		
番茄	智利 trial	1.7	1.5	7	7	试验编号	2.4
番茄	匈牙利 GAP		0.13		14		
番茄	匈牙利试验	0.65	0.13	3	14		< 0.05
番茄	匈牙利试验	0.65	0.13	3	14		< 0.05
番茄	匈牙利试验	0.65	0.13	3	14		< 0.05
番茄	匈牙利试验	0.66	0.13	3	14		< 0.05
番茄	匈牙利试验	0.63	0.12	5	14		< 0.02
番茄	墨西哥 GAP	2.0			不限		
番茄	墨西哥试验	2.0	0.67	5	2		1.0
番茄	墨西哥试验	2.0	0.71	5	2		1.6
番茄	墨西哥试验	2.0	0.66	5	2		1.8
番茄	墨西哥试验	2.0	0.71	5	2		0.45
番茄	墨西哥试验	2.0	0.72	5	2		1.3

续表

作物	国家	使用方式				试验	灭菌丹
		kg ai/hm²	kg ai/hL	施药次数	PHI d		(mg/kg)
番茄	葡萄牙 GAP		0.13		7		
番茄	葡萄牙试验	1.3	0.16	4	7		0.34
番茄	葡萄牙试验	1.3	0.16	4	7		0.58
番茄	西班牙 GAP		0.15		10		
番茄	意大利试验	1.2	0.13	4	10		0.60
番茄	意大利试验	1.3	0.13	4	10		0.70
番茄	意大利试验	1.3	0.13	4	10 (14)	注 [a]	0.80
番茄	意大利试验	1.2	0.13	4	10		0.43
番茄	西班牙试验	1.6	0.20	6	10		1.3
番茄	西班牙试验	2.5	0.16	6	10		1.2

[a] 14 d 的残留量(0.80 mg/kg)超过了 10 d 的残留量(0.62 mg/kg)

表XI.2 农药使用 GAP 汇总表
（适用于农业和园艺作物）

报告负责人（姓名,地址）：

农药通用名称：

CCPR 编码：

农药商品名称：

主要用途,例如杀虫剂,杀菌剂：

使用方式

日期：

页码：

国家或地区：

作物和/或使用情况(a)	F 或 G(b)	靶标害虫或害虫组(c)	制剂		施药			每次施药剂量			PHI (d)(k)	备注(1)
			类型 (d-f)	有效成分含量(i)	方法、种类 (f-h)	生长阶段 (j)	数量 (范围)	kg ai/ hL	用水量 (L/hm²)	kg ai/ hm²		

注：（仅在多页 GAP 摘要的第一页中需要注释说明）

只包含标签提供的信息

(a) 作物分类按照法典作物分类
(b) 室外或大田(F),或者温室(G)
(c) 例如,刺吸式口器害虫、土壤传播害虫、叶面真菌
(d) 例如可湿性粉剂(WP)、乳油(EC)、颗粒剂(GR)
(e) 在适当的地方使用 CIPAC/FAO 编码
(f) 所有缩略语应有解释

(g) 方法,例如大容量喷雾、小容量喷雾、撒施、喷粉、漫灌、浸种
(h) 种类,例如漫施、沟施、播撒、飞机喷雾、各植株单独施药、植物间施药
(i) g/kg 或 g/L
(j) 最后一次施药时作物生长阶段
(k) PHI 为安全间隔期
(l) 备注应该包括：使用范围、经济重要性、限制条件（例如局限、放牧）、施药最低间隔期

205

表 XI.3 规范残留试验资料汇总
(适用于农业和园艺作物)

有效成分: 作物/作物组:

报告负责人(姓名、地址):   提交日期:

国家或地区: 页码:

有效成分含量(g/kg 或 g/L):   室内/室外:

剂型(例如 WP):   制剂中其他有效成分:

商品名称: 通用名称及含量:

生产厂家: 残留以…计:

规范残留试验信息汇总表(以 Excel 表格电子附件形式提交)

试验地点信息							
项目编号	试验编号	农产品	国家或地区	年份	地点	品种	试验小区规格(面积或者植株数量)
ABC—1226	1226—1	梨	USA	2002	Soap Lake，WA	(Anjou)	6 棵树
						,	

施药信息										
方法	设备	制剂	次数	RTI (d)	剂量 (kg ai/hm²)	用水量 (L/hm²)	浓度 (kg ai/hL)	最后一次施药日期	最后一次施药时作物生育期
叶面喷雾	Back pack3-nozzle hand lance	200SC	2	14	0.44 0.43	1 600 1 500		2012 年 1 月 26 日	BBCH87

样品信息			分析方法信息						
样品大小	田间处理	取样后送冷冻时间(最大)	DAT	[目标物-1] 残留量-a (mg/kg)	[目标物-1] 残留量-b (mg/kg)	平均值 (mg/kg)	方法 (LOQ) (mg/kg)	％回收率 @添加浓度 (mg/kg)	冷冻样品储存时间
2.4 kg 24 个	去梗	5 h	0	0.22	0.16	0.19	0.02	80％～97％ @ 0.01 mg/kg	2.5 月
			3	0.12	0.14	1.13	0.02		
			7	＜0.02	＜0.02	＜0.02			

注:
可以根据需要添加列,例如增加需要单独确定的残留物组分。
应报告同时完成的回收率信息。
应给出具体的施药信息,例如施药剂量 kg ai/hm²、用水量 L/hm² 和施药浓度 kg ai/hL。

表XI.4　长期膳食摄入量计算表格式

法典编码	百菌清(8) 农产品	以…表示	国际估算每日摄入量(IEDI) STMR (mg/kg)	G01 膳食量	G01 摄入量	G02 膳食量	G02 摄入量	G03 膳食量	G03 摄入量	G04 膳食量	G04 摄入量	G05 膳食量	G05 摄入量	G06 膳食量	G06 摄入量
FS 0013	樱桃	RAC	0.39	0.92	0.36	9.15	3.57	0.10	0.04	0.61	0.24	0.10	0.04	6.64	2.59
—	桃和油桃	RAC	0.12	2.87	0.34	2.21	0.27	0.15	0.02	5.94	0.71	1.47	0.18	15.66	1.88
FB 0269	葡萄	RAC	0.955	12.68	12.11	9.12	8.71	0.10	0.10	16.88	16.12	3.70	3.53	54.42	51.97
—	酿酒葡萄汁	PP	0.134	0.33	0.04	0.13	0.02	0.10	0.01	0.10	0.01	0.10	0.01	0.10	0.01
DF 0269	葡萄干(=无核葡萄干,葡萄干和苏丹葡萄)	PP	0.248	0.51	0.13	0.51	0.13	0.10	0.02	1.27	0.31	0.12	0.03	2.07	0.51
JF 0269	葡萄汁	PP	0.134	0.14	0.02	0.29	0.04	0.10	0.01	0.30	0.04	0.24	0.03	0.10	0.01
—	葡萄酒(含苦艾酒)	PP	0.0096	0.67	0.01	12.53	0.12	2.01	0.02	1.21	0.01	3.53	0.03	4.01	0.04
FB 0275	草莓	RAC	2.05	0.70	1.44	2.01	4.12	0.10	0.21	1.36	2.79	0.37	0.76	2.53	5.19
VA 0384	韭葱	RAC	17.5	0.18	3.15	1.59	27.83	0.10	1.75	0.28	4.90	0.10	1.75	3.21	56.18
—	成熟鳞茎洋葱(干)	RAC	0.4	29.36	11.74	37.50	15.00	3.56	1.42	34.78	13.91	18.81	7.52	43.38	17.35
—	鲜洋葱	RAC	0.835	2.45	2.05	1.49	1.24	1.02	0.85	2.60	2.17	0.60	0.50	2.03	1.70
VB 0042	头状花序芸苔属蔬菜	RAC	5	2.96	14.80	0.57	2.85	0.10	0.50	4.17	20.85	7.79	38.95	3.64	18.20
SO 0697	花生(包括烘烤的,不含油,不含黄油)	RAC	0.01	0.46	0.00	1.21	0.01	6.64	0.07	2.52	0.03	1.25	0.01	1.83	0.02
—	—	—	—	—	—	—	—	—	—	—	—	—	—	—	—
总摄入量(μg/人)=				187.2		374.1		283.7		302.5		254.1		570.9	
体重/地区(kg bw)=				60		60		60		60		60		60	
ADI(μg/人)=				1 200		1 200		1 200		1 200		1 200		1 200	
%ADI=				15.6%		31.2%		23.6%		25.2%		21.2%		47.6%	
%ADI修约=				20%		30%		20%		30%		20%		50%	

注：表格仅列出了排在前6个地区的膳食量和部分农产品。

ADI=0~000 mg/(kg bw)

表Ⅺ.5　长期膳食摄入量计算表格格式(以腈菌唑为例)

腈菌唑(181):每日估计摄入量(**TMDI-IEDI** 混合计算)。**ADI＝0.03 mg/(kg bw)**或 **1 800 μg/人**

法典编码	农产品	MRL(mg/kg)	STMR 或 STMR-P (mg/kg)
FI 0327	香蕉		0.15
MM 0812	牛肉	0.01*	
ML 0812	牛奶	0.01*	
MO 0812	牛可食用内脏	0.01*	
FB 0278	黑穗醋栗		0.26
PE 0112	蛋	0.01*	
FB 0269	葡萄	1	
DH 1100	啤酒花(干)		0
FS 0014	李子(包括李子干)	0.2	
FP 0009	仁果类水果	0.5	
PM 0110	家禽肉	0.01*	
PO 0111	家禽可食用内脏	0.01*	
DF 0014	李子干	0.5	
FS 0012	核果类水果[a]		0.62
FB 0275	草莓		0.19
VO 0448	番茄		0.06
	番茄汁		0.05
	番茄酱		0.02

＊ LOQ 水平

[a] 李子除外

　　由于膳食表格包括(1)核果类水果和(2)李子的记录,核果类水果合理的消费量应该用核果类水果减去李子的消费量。对于 G01 列,相应的值为 10.82 和 2.40,核果类水果的消费量应为 10.82－2.40＝8.42。17 个地区的膳食计算值应插入 Excel 电子表格中。注意:新数据应逐个插入适当的单元格中,确保摄入量列中的公式不受影响。

表XI.6 普通人群 IESTI 计算表格格式（示例）

百菌清(81)
ARfD = 0.6 mg/kg bw (600 g/kg bw)

IESTI 最大%ARfD：
30% 全部
30% 普通人群
20% 儿童

法典编码	农产品	加工	STMR或STMR-P (mg/kg)	HR或HR-P (mg/kg)	DCF	国家或地区	人群	n	大部分膳食（g/人）	个体重量，可食用部分(g)	可变因子	实例	IESTI μg/kg·bw/day	30%全部 %ARfD 修约	30%普通人群 %ARfD 修约	20%儿童 %ARfD 修约
FS 0013	樱桃（全部农产品）	最高利用率：鲜食	0.39	1.8	1.000	DE	2~4岁儿童	24	187.50	7.2	NR	1	0.16~20.9	0%~3%	0%~3%	0%~3%
FS 0247	桃（全部农产品）	最高利用率：带皮鲜食（包括去皮食用）	0.12	1.1	1.000	JP	1~6岁儿童	76	306.00	255.0	3	2a	0.05~57.91	0%~10%	0%~4%	0%~10%
VA 0385	鳞茎洋葱（全部农产品）	最高利用率：去皮鲜食	0.4	0.69	1.000	JP	1~6岁儿童	748	102.00	244.4	3	2b	0.15~12.87	0%~2%	0%~1%	0%~2%
VA 0388	胡葱（例如收获后干小洋葱）（全部农产品）	最高利用率：去皮鲜食	0.4	0.69	1.000	CN	1~6岁儿童	480	115.81	51.4	3	2a	0.32~9.35	0%~2%	0%~1%	0%~2%
VO 0444	红辣椒（全部农产品）	最高利用率：干制（包括粉）	1.5	4.4~44	7.000	CN	大于1岁普通人群	1583	32.22	0.0	NR	1	0.03~186.44	0%~30%	0%~30%	0%~7%
VO 0445	甜椒（包括甘椒、青椒、红辣椒）（全部农产品）	最高利用率：带皮鲜食	1.5	4.4	1.000	CN	1~6岁儿童	1002	169.85	170.0	3	2b	0.27~138.95	0%~20%	0%~9%	0%~20%
VO 0448	番茄（全部农产品）	最高利用率：干制	0.011~0.11	2.8	5.000	AU	大于2岁普通人群	61	861.10	8.0	NR	1	0.06~179.93	0%~30%	0%~30%	0%~20%

注：只显示了表格的一部分

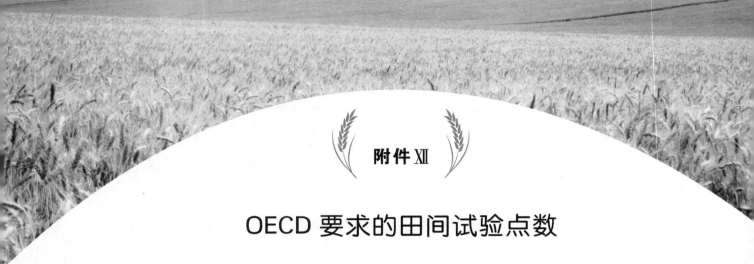

OECD 要求的田间试验点数

OECD 农药工作组详细制定了所有 OECD 国家或地区农药登记所需要田间试验的最少点数,成员方之间 GAP 需一致,如:关键的参数偏差不能超过 25%。这个提议的基本原则同样适用于 JMPR。每种作物的试验点数需能够反映该作物的经济价值或膳食重要性。因此,在提案中确定作物田间试验的最少点数时没有必要再考虑作物或农产品的生长面积或摄入量,或者因作物的生长面积、摄入量或贸易而确定其主要作物或小作物。

任何 OECD 成员方或作物产区的田间试验总数的减少可以通过联合提交数据集和扩大地域范围的田间试验来进行补充。

为保证联合提交的质量,所有作物田间试验必须满足以下标准:

a. 田间试验根据最大 GAP 来进行(施药剂量、次数或安全间隔期在 ±25% 范围内)。至少 50% 点数的田间试验在最大 GAP 或高于(25% 范围内)最大 GAP 的条件下进行。部分田间试验原计划按照最大 GAP 进行,但由于各种原因,比如:配置施药溶液出现偏差导致实际用药量低于最大 GAP 的 10%,这种情况是可以接受的。而且,有些田间试验根据国家或地区要求需要进行消解试验。

b. 田间试验需要覆盖每种作物的典型种植方式,包括可能产生最高残留的种植方式,比如:灌溉或不灌溉,搭架或不搭架,秋季种植或春季种植。

作物田间试验点数的减少应在各种植区域成比例地减少,比如,下面大麦田间试验点数减少 40% 的示例(表 Ⅻ.1)。表 Ⅻ.2 中给出了整个 OECD 国家或地区作物的试验点数,如果在特定的区域中需要改变点数,那么总的点数和减少的点数需做出相应的调整。

表 Ⅻ.1 根据作物种植地区计算田间试验最小点数的示例

国家/地区	USA/CAN	EU	JP	AUS	NZ	总计
法规规定点数	24	16	3	8	4	55
减少 40% 的点数	14	10	2	5	2	33

任何情况下,作物的田间试验点数都不能少于 2 点。

在联合提交的材料中任何作物的最少总点数不能少于 8 点,而且,试验的总点数不能少于每个地区规定的点数。

表 Ⅻ.2 中规定的是露天作物的田间试验点数要求,不包括温室(大棚)或收获后的处理。在相似的最大 GAP 下,联合提交的材料中最少应有 8 个温室试验点。温室试验可以不要求地理上的差异,但是对于有效成分对光敏感的药剂,需要在不同纬度的试验点进行试验。

采后处理的试验点数至少为 4 个,并且要把施药技术、储藏设施和包装材料等因素考虑在内。对于桶装或袋装样品,应至少有 3 个采集和分析重复。

表 XII.2　最大 GAP 下田间规范残留试验所需最少试验点数

	不同地区规定的田间试验点数						减少40％后不同地区的试验点数					
	NAFTA	EU	JP	AUS	NZ	总计	NAFTA	EU	JP	AUS	NZ	总计
西印度樱桃	1	4	2			7	1	2	2			5
苜蓿	18		2		4	24	11		2		2	15
杏仁	5	4	2	6	2	19	3	2	2	4	2	13
苹果	20	16	6	8	6	56	12	10	4	5	4	35
苹果,含糖高	2	4				8	2	2				6
杏	7	12	2	6	2	29	4	7	2	4	2	19
秘鲁胡萝卜	2	4	2			8	2	2	2			6
朝鲜蓟	3	4	2		2	11	2	2	2		2	8
朝鲜蓟,耶路撒冷	3	4	2		2	11	2	2	2		2	8
芦笋	10	8	2	4	4	28	6	5	2	2	2	17
杂交番荔枝	1	4	2		2	9	1	2	2		2	7
鳄梨	5	4_	2	8	2	21	3	2	2	5	2	14
香蕉	5	4	2	8		19	3	2	2	5		12
大麦	24	16	3	8	4	55	14	10	2	5	2	33
干豆类	13	16			2	33	8	10			2	22
荚可食豆类	8	16	2		4	30	5	10	2		2	19
干利马豆	3			2	2	7	2	10			2	16
青利马豆	8		2	8	2	20	5	5	2	5	2	19
绿豆	3		2		2	7	2	10			2	16
菜豆	9		2		2	13	5	10			2	19
豆类,多汁	8	16	3		2	29	5	10	2		2	19
甜菜	8	12	2		2	24	5	7	2		2	16
黑莓	5	4	2		2	13	3	2	2		2	9
蓝莓	11	4	2	4	2	23	7	2	2	2	2	15
小白菜	2		2		2	6	2		2		2	6
杂交草莓	2	4	2		2	10	2	2	2		2	8
西兰花	12	8	3	8	4	35	7	5	2	5	2	21
西兰花,中国	2		2		2	6	2		2		2	6
抱子甘蓝	3	8	2	4	2	19	2	5	2	2	2	14
荞麦	5		2		2	9	3		2		2	7
甘蓝	12	12	6	8	4	42	7	7	4	5	2	25
大白菜	3	4	6		2	15	2	2	4	3	2	13
可可豆	3	8	2			13	2	5	2			9
南瓜	2		2			4	2		2			4
金橘	1		2			3	1		2			3
芥花籽	22	16	2	8	2	50	13	10	2	5	2	32
甜瓜	8	12	2	8	2	32	5	7	2	5	2	21
杨桃	2	4	2		2	10	2	2	2		2	8
角豆	3	4	2			9	2	2	2			6
胡萝卜	12	16	6	8	4	46	7	10	4	5	2	28
木薯,苦的或甜的	2	4	2		2	10	2	2	2		2	8

续表

	不同地区规定的田间试验点数						减少40%后不同地区的试验点数					
菜花	11	16	2	8	2	39	7	10	2	5	2	26
芹菜	12	8	3	4	4	31	7	5	2	2	2	18
甜樱桃	8	12	2	3	4	29	5	7	2	2	2	18
酸樱桃	8	12	2	3	2	27	5	7	2	2	2	18
板栗	3	4	2	4	2	15	2	2	2	2	2	10
鹰嘴豆	3		2	4	2	11	2		2	2	2	8
菊苣	2	4	2		2	10	2	2	2		2	8
三叶草	12		2		4	18	7		2		2	11
椰子	5	4	2			11	3	2	2			7
咖啡	5	8	2	4		19	3	5	2	2		12
散叶甘蓝	5	8	2		2	17	3	5	2		2	12
大田玉米	20	16	2	2	4	44	12	10	2	2	2	28
玉米,爆米花	3		2			5	2		2			4
甜玉米	14	8	3	6	2	33	8	5	2	4	2	21
棉花	12	8	2	8		30	7	5	2	5		19
豇豆(去荚干豆)	5		2		2	9	3		2		2	7
豇豆(饲料)	3		2		2	7	2		2		2	6
鲜豇豆(去荚)	3		2		2	7	2		2		2	6
山楂	3	8	2		2	15	2	5	2		2	11
小红莓	6	4	2		2	14	4	2	2		2	10
水芹,山地	1	4	2			7	1	2	2			5
黄瓜	11	12	6	4	4	37	7	7	4	2	2	22
醋栗	2	8	2		2	14	2	5	2		2	11
蒲公英	1	8	2		2	13	1	5	2		2	10
芋头	2	4	2		2	10	2	2	2		2	8
椰枣	3	4	2			9	2	2	2			6
茴香(茴香籽)	2	8	2		2	14	2	5	2		2	11
茄子	3	8	6		2	19	2	5	4		2	13
接骨木果	3	4	2		2	11	2	2	2		2	8
菊苣	3	8	2		2	15	2	5	2		2	11
茴香		8	2			10		5	2			7
无花果	3	4	2		2	11	2	2	2		2	8
榛子	3	4	2		2	11	2	2	2		2	8
亚麻	10		2		2	14	6		2		2	10
饲用甜菜		16	2		4	22		10	2		2	14
大蒜	3	8	2		2	15	2	5	2		2	11
西班牙酸橙	1		2			3	1		2			3
姜	2	4	3			9	2	2	2			6
人参	3	4	2			9	2	2	2			6
醋栗	3	8	2		2	15	2	5	2		2	11
葡萄	16	16	3		6	41	10	10	2		4	26
鲜食葡萄		16	3	8	4	31		10	2	5	2	19
西柚	8	4	2	2	2	18	5	2	2	2	2	13

续表

不同地区规定的田间试验点数						减少 40％后不同地区的试验点数					
牧草	12		2		4	18	7		2		2	11
瓜尔豆	3		2			5	2			2		4
番石榴	2	4	2		2	10	2	2	2		2	8
香草		8	2			10		5	2			7
啤酒花	3	8	2		2	15	2	5	2		2	11
辣根	3	8	2		2	15	2	5	2		2	11
越橘	3	4	2		2	11	2	2	2		2	8
羽衣甘蓝	3	12	2		2	19	2	7	2		2	13
猕猴桃	3	8	3		6	20	2	5	2		4	13
球茎甘蓝	3	8	2		2	15	2	5	2		2	11
金橘	1	4	2		2	9	1	2	2		2	7
韭葱	3	12	6	4	2	27	2	7	4	2	2	17
柠檬	5	8	2	6	2	23	3	5	2	4	2	16
小扁豆	5	4	2		2	13	3	2	2		2	9
结球莴苣	13	16	6	8	3	46	8	10	4	5	2	29
叶用莴苣	8	16	2	8	3	37	5	10	2	5	2	24
酸橙	3	4	2		2	11	2	2	2		2	8
罗甘莓	2	8	2		2	14	2	5	2		2	11
桂圆	1	4	2			7	1	2	2			5
藕	1	4	3			8	1	2	2			5
荔枝	1	4	2	2		9	1	2	2	2		7
澳洲坚果	3	4	2	6	2	17	2	2	2	4	2	12
Mamey sapote	2	4	2			8	2	2	2			6
柑橘（橘黄色）	5	8	6	8	4	31	3	5	4	5	2	19
芒果	3	4	2	8		17	2	2	2	5		11
甜瓜		12	3		2	17		7	2		2	11
Melon，Casaba	3		3		2	8	2		2		2	6
克林萧甜瓜	3		3		2	8	2		2		2	6
蜜瓜	8		3		2	13	5		2		2	9
粟	8	8	2		2	20	5	5	2		2	14
薄荷	5	8	2		2	17	3	5	2		2	12
桑葚	3	8	2			13	2	5	2			9
蘑菇	3	4	2	6	2	17	2	2	2	4	2	12
香瓜	8		3		2	13	5		2		2	9
芥菜叶	8		2		2	12	5		2		2	9
中国芥菜	2		2		2	6	2		2		2	6
油桃	10	12	2	8	2	34	6	7	2	5	2	22
燕麦	26	16	2	6	2	52	16	10	2	4	2	34
秋葵	5	4	2		2	13	3	2	2		2	9
橄榄	3	8	2		2	15	2	5	2		2	11
洋葱，干	12	16	6	8	4	46	7	10	4	5	2	28
洋葱，鲜食	5	8	6	4	2	25	3	5	4	2	2	16
柑橘，酸的和甜的	16	8	2	8	4	38	10	5	2	5	2	24

续表

	不同地区规定的田间试验点数						减少40%后不同地区的试验点数					
番木瓜	3	4	2			9	2	2	2			6
欧芹	3	4	2	2	2	13	2	2	2	2	2	10
欧洲萝卜	3	8	2		2	15	2	5	2		2	11
百香果	2	4	2		2	10	2	2	2		2	8
木瓜	3	4	2			9	2	2	2			6
豌豆,中国	1		2		2	5	1		2		2	5
干豌豆,去荚	11	16	2	8	2	39	7	10	2	5	2	26
豌豆,荚可食	8	8	2	6	2	26	5	5	2	4	2	18
豌豆,荚可食	3		2		2	7	2		2		2	6
豌豆,大田(饲料)	3		2	8	2	15	2		2	5	2	11
豌豆,多汁	10	16	2		2	30	6	10	2		2	20
桃	16	12	3	8	4	43	10	7	2	5	2	26
花生	12	4	2	8		26	7	2	2	5		16
花生,多年生	3		2			5	2		2			4
梨	11	16	6	8	4	45	7	10	4	5	2	28
美国山核桃	5	4	2	4	2	17	3	2	2	2	2	11
辣椒(不包括甜椒)	3		2		2	7	2		2		2	6
甜椒	12	16	3		2	33	7	10	2		2	21
柿子	3	4	6		4	17	2	2	4		2	10
西班牙甜椒	2	4	2		2	10	2	2	2		2	8
菠萝	8	4	2			14	5	2	2			9
开心果	3	4	2			9	2	2	2			6
芭蕉	3	4	2			9	2	2	2			6
李子	11	16	2	8	2	39	7	10	2	5	2	26
石榴	3	4	2			9	2	2	2			6
马铃薯	26	16	6	8	4	60	16	10	4	5	2	37
南瓜	5	8	3	4	2	22	3	5	2	2	2	14
榅桲	3	8	2		2	15	2	5	2		2	11
萝卜	7	8	2		2	19	4	5	2		2	13
萝卜,东方	2	6			2	10	2	4			2	8
油菜籽	3	16	2		2	23	2	10	2		2	16
树莓,黑的和红的	6	8	2		2	18	4	5	2		2	13
大黄	3	8	2		2	15	2	5	2		2	11
水稻	16	8	6	6		36	10	5	4	4		23
野生水稻	5		2			7	3		2			5
芜菁	5		2		2	9	3		2		2	7
黑麦	10	16	2		2	30	6	10	2		2	20
红花	7	4	2		2	15	4	2	2		2	10
红豆草	3		2		2	7	2		2		2	6
蒜叶婆罗门参	3	8	2		2	15	2	5	2		2	11
芝麻	3	4	2			9	2	2	2			6
大葱	1	8	2		2	13	1	5	2		2	10
高粱	12	8	2	6	2	30	7	5	2	4	2	20

续表

作物	不同地区规定的田间试验点数						减少40％后不同地区的试验点数					
干大豆	20	16	6	8	4	54	12	10	4	5	2	33
香辛料		8	2			10		5	2			7
菠菜	11	8	6		2	27	7	5	4		2	18
南瓜,夏	10	12	2		4	28	6	7	2		2	17
南瓜,冬	5	8	3		2	18	3	5	2		2	12
草莓	10	16	3	8	4	41	6	10	2	5	2	25
甜菜	15	16	3	2		36	9	10	2	2		23
甘蔗	8		3	8		19	5		2	5		12
向日葵	10	16	2	8	2	38	6	10	2	5	2	25
甘薯	8	4	6		2	20	5	2	4		2	13
瑞士叶甜菜	3	8	2		2	15	2	5	2		2	11
橘柚	3	4	2		2	11	2	2	2		2	8
芋头	2		2			4	2		2			4
茶叶		8	6			14		5	4			9
烟草	8	4	2		2	16	5	2	2		2	11
番茄	27	16	6	8	4	61	16	10	4	5	2	37
黑麦		16	2	4	2	24		10	2	2	2	16
萝卜	5	8	3		4	20	3	5	2		2	12
萝卜地上部分(叶)	5	8	3		2	18	3	5	2		2	12
胡桃,黑色的和英国的	3	8	2		2	15	2	5	2		2	11
豆瓣菜	2	8	2		2	14	2	5	2		2	11
西瓜	8	16	6	4	2	36	5	10	4	2	2	23
小麦	33	16	6	12	4	71	20	10	6	7	2	43
山药	3	4	3		2	12	2	2	2		2	8

1 国际食品法典分类完成修订后将对作物进行重新整理

2 额外的加拿大信息(与美国试验不交叉)

3 在欧洲,尽管已经制定了规则允许根据饲料种植面积(hm²)、产量(t)来确定饲料作物的试验点数,但不同国家之家的试验点数并未统一。

4 日本政府根据农产品产量和消费量调整了农药登记残留数据要求,这些规定从 2014 年开始生效。

5 考虑到在 OECD 成员方中只有 2 个试验时不会缩减试验点数,因此要求在联合提交时最少的试验点数是 8 个。

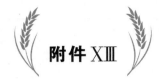

附件 XⅢ

MANN-WHINEY 和 KRUSKAL WALLIS 的检验法则

1 Mann-Whitney U-检验

检验统计量(U_1和U_2)是通过两个残留数据集的单独结果计算出来的，然后将 U_1 和 U_2 中较小的检验统计量与表格中的临界值对比（$\alpha_2 = 5\%$）。如果检验统计量小于等于临界值，则认为两个中位数无差异。

JMPR 同意将有相似 GAP 和 U-检验中位数的残留数据集合并，并用合并后的群去评估最高残留水平和 STMR 值。如果残留数据集有差异，在两个评估中只使用含有最高有效残留值的群。

例如：虫酰肼

以意大利和西班牙的柑橘果肉和橙子果肉的残留数据集为例，用 Mann-Whitney U-检验来分析两个群是否有差异。

柑橘果肉残留值：0.069，0.076，0.082，0.092，0.14，0.18 mg/kg

橙子果肉残留值：0.021，0.03，0.04，0.04，0.05，0.053，0.11，0.13，0.13，0.15 mg/kg

检验统计量 U_1、U_2 的计算如下：

$$U_1 = n_1 n_2 + [n_1(n_1 + 1)]/2 - \sum R_1$$
$$U_2 = n_1 n_2 + [n_2(n_2 + 1)]/2 - \sum R_2$$

其中：

- n_1、n_2 分别是群 1 和群 2 中数据点的数目（当样品数量不同时，n_1 和 $\sum R_1$ 分别代表样品较小的群）。

- $\sum R$ 是相应残留值的秩和

Mann-Whitney U-检验的计算见表 XⅢ.1

1. 表中列出了从低到高的所有残留值。用加粗或变色字体区分两组数据。

表 XⅢ.1　举例计算 Mann-Whitney U-验证

残留值（mg/kg）	柑橘的秩	橙子的秩
0.021		1
0.03		2
0.04		3.5
0.04		3.5
0.05		5
0.053		6

续表

残留值(mg/kg)	柑橘的秩	橙子的秩
0.069	7	
0.076	8	
0.082	9	
0.092	10	
0.11		11
0.13		12.5
0.13		12.5
0.14	14	
0.15		15
0.18	16	
∑Rank	64	72
U values	$U_1 = 17$	$U_2 = 43$
临界值($n_1 = 6$，$n_2 = 10$，$\alpha_2 = 5\%$)		11
$U_1 > 11$	两个群无差异	

2. 在各群的列中，填入残留值的秩，相同残留值的秩取其平均值，如 0.04 和 0.04 的秩是 3.5 和 3.5，不是 3 和 4。

3. 计算各群的秩和。

4. 用上述公式计算 U 值（$U_1 = 17$；$U_2 = 43$）。

5. 检验计算结果的正确性（$U_1 + U_2 = n_1 n_2$）。

6. 用较小的 U 值与表中对应的临界值对比（见附件 XIII）。临界值为 11（$n_1 = 6$，$n_2 = 10$）。因为 $U_1 > 11$，所以可以得出结论：两个样本可能来自有相同中位数的群。

U_1 值较小，U_2 值比临界值 11 大很多，可以得出结论：两个群分布相似，可以合并起来评估 STMR 值。结论对于计算残留的长期膳食摄入有用，对于合并后的群，各群的中位数分别是：柑橘果肉 0.087 mg/kg、橙子果肉 0.051 5 mg/kg 而不是 0.079 mg/kg。

2. Kruskal-Wallis H-检验

Kruskal-Wallis H-检验假设样本来自无显著差异的连续样品群，各残留值的误差是独立的。当数据组 ≥ 4 时，适用于独立样本集 k。出于检验的目的，如果规范残留试验在不同地点进行，样品是独立的。

假设 H_0：独立样本集 k 来自相同的母体群。备择假设：样本来自不同的群。但是如果虚假设被拒绝，就不能确定群的中位数、形状和方差是否有差异。

表 XIII.2 给出了举例计算，以叶类蔬菜（2002 JMPR）中溴氰菊酯的残留值为例：

残留值来自 k 个数据集，包含 N_i 个残留值，用不同的颜色或字体区分。

表 XIII.2　Kruskal-Wallis 检验 举例计算多个独立样本

	独立残留数据组			所有残留数据	校正的秩	样本组的校正秩			重复点	T_j
	羽衣甘蓝	莴苣	菠菜			羽衣甘蓝	莴苣	菠菜		
数量	8	10	16	34	34	8	10	16		
秩和 R_i					595	160	215.5	219.5	17	156
R_i^2 / N_i						3 200	4 644.02	3 011.27		

续表

	独立残留数据组			所有残留数据	校正的秩	样本组的校正秩			重复点	T_j
	羽衣甘蓝	莴苣	菠菜			羽衣甘蓝	莴苣	菠菜		
	0.07	0.07	0.03	0.03	1.5			1.5	2	6
	0.08	0.12	0.03	0.03	1.5			1.5		
	0.1	0.13	0.04	0.04	3			3		
	0.11	0.15	0.06	0.06	4			4		
	0.32	0.18	0.08	0.07	5.5	5.5			2	6
	0.32	0.18	0.09	0.07	5.5		5.5			
	0.34	0.25	0.09	0.08	7.5	7.5			2	6
	0.39	0.26	0.1	0.08	7.5			7.5		
		0.29	0.1	0.09	9.5			9.5	2	6
		0.41	0.1	0.09	9.5			9.5		
			0.1	0.1	13	13			5	120
			0.14	0.1	13			13		
			0.17	0.1	13			13		
			0.2	0.1	13			13		
			0.5	0.1	13			13		
			1	0.11	16	16				
				0.12	17		17			
				0.13	18		18			
				0.14	19			19		
				0.15	20		20			
				0.17	21			21		
				0.18	22.5		22.5		2	6
				0.18	22.5		22.5			
				0.2	24			24		
				0.25	25		25			
				0.26	26		26			
				0.29	27		27			
				0.32	28.5	28.5			2	6
				0.32	28.5	28.5				
				0.34	30	30				
				0.39	31	31				
				0.41	32		32			
				0.5	33			33		
				1.0	34			34		

将 k 个数据组中的残留值合并成一个 $N = \sum N_i$ 的残留数据集,从小到大升序排列残留数据。

在各数据组中,列出残留值的相应秩(r_i),如果排序后的残留值相同,那么相同数据的秩应是相同的(秩取数组的平均值)。计算出各数据组的秩和(R_i)。

统计数据量 H、C_f(校正因子)的计算如下:

$$H = \frac{12}{N(N+1)} \sum_{i=1}^{k} \left(\frac{R_i^2}{N_i} \right) - 3(N+1)$$

经计算 H 为 4.465

$$C_f = 1 - \frac{\sum_j T_j}{N^3 - N}$$

其中：$T_j = t^3 - t$，如残留值 0.03 使用 2 次，所以 $t = 2$，$T_j = 2^3 - 2 = 6$；残留值 0.1 出现 5 次，所以 $t = 5$，$T_j = 5^3 - 5 = 120$。

校正量 H_c 的计算如下：

$$H_c = \frac{H}{C_f}$$

经计算 C_f 为 0.996 0，H_c 为 4.482 9

H_c 值与相应 $\nu = k - 1$（自由度）下的 χ^2（卡方分布）比较，如果 $Hc \leq \chi^2_{0.05, \nu}$，那么假设保留，说明残留值群无显著差异，可以合并起来评估最高残留水平和 STMR 值。

临界值 $\chi^2_{0.05}$：

ν	2	3	4	5	6
$\chi^2_{0.05}$	5.991 5	7.814 7	9.487 7	11.070 5	12.591 6

示例中的 $\nu = 3 - 1 = 2$，相应的临界值为 5.99，可知 3 组被检验的群之间无显著差异，可以合并。

可以用 Excel 表格来帮助 Kruskal-Wallis 检验计算。在输入数据集的残留值，并将每一组数据中的重复数据调整后，Excel 表格可以进行 7 组数据的计算。

如果校正秩和等于样本总数，说明校正准确。

MANN-WHITNEY U-检验的临界值($A_2=0.05$)

n_1, n_2分别是残留值群1和群2中样本的项数,当n_1, n_2不同时,n_1代表较小的项数。如果计算出的U_1大于表中相应的临界值,那么样本来自具有相似中位数的群(两群无明显差异)。

n_2 \ n_1	3	4	5	6	7	8	9	10	11	12	13	14	15	16	17	18	19	20	21	22	23	24	25
4	—	0																					
5	0	1	2																				
6	1	2	3	5																			
7	1	3	5	6	8																		
8	2	4	6	8	10	13																	
9	2	4	7	10	12	15	17																
10	3	5	8	11	14	17	20	23															
11	3	6	9	13	16	19	23	26	30														
12	4	7	11	14	18	22	26	29	33	37													
13	4	8	12	16	20	24	28	33	37	41	45												
14	5	9	13	17	22	26	31	36	40	45	50	55											
15	5	10	14	19	24	29	34	39	44	49	54	59	64										
16	6	11	15	21	26	31	37	42	47	53	59	64	70	75									
17	6	11	17	22	28	34	39	45	51	57	63	69	75	81	87								
18	7	12	18	24	30	36	42	48	55	61	67	74	80	86	93	99							
19	7	13	19	25	32	38	45	52	58	65	72	78	85	92	99	106	113						
20	8	14	20	27	34	41	48	55	62	69	76	83	90	98	105	112	119	127					
21	8	15	22	29	36	43	50	58	65	73	80	88	96	103	111	119	126	134	142				
22	9	16	23	30	38	45	53	61	69	77	85	93	101	109	117	125	133	141	150	158			
23	9	17	24	32	40	48	56	64	73	81	89	98	106	115	123	132	140	149	157	166	175		
24	10	17	25	33	42	50	59	67	76	85	94	102	111	120	129	138	147	156	165	174	183	192	
25	10	18	27	35	44	53	62	71	80	89	98	107	117	126	135	145	154	163	173	182	192	201	211

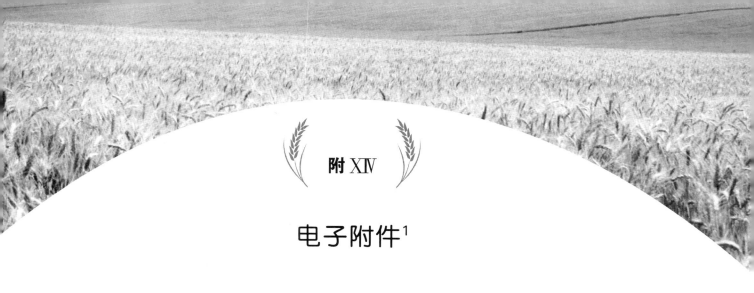

附 XIV

电子附件[1]

XIV.1 附件Ⅶ的附件 规范残留试验资料的总结模板 xlsx

XIV.2 IESTI 2014 指南. pdf

XIV.3 IESTI 计算器 15 种方式_最终版. xlsx

XIV.4 IESTI 数据综述. xlsx

XIV.5 IEDI 计算器 02_17 膳食区. xlsx

XIV.6 OECD MRL 计算器_多组分. xlsx

XIV.7 OECD MRL 计算器_单个. xlsx

XIV.8 OECD MRL 计算器 白皮书. pdf

XIV.9 OECD MRL 计算器 用户指南. pdf

XIV.10 OECD 饲料计算器 V1_5. xlsx

XIV.11 Kruskal Wallis 检验_说明

XIV.12 Kruskal_Wallis 电子计算数据表

[1]：文件下载地址

http：//www. fao. org/agriculture/crops/core-themes/theme/pests/jmpr/jmpr-rep/en/.